Christophe
POURCELOT

Maxence
VIDAL

HIIT

HOCHINTENSIVES INTERVALLTRAINING

COPRESS
SPORT

Danksagung

Ich bedanke mich bei den Éditions Amphora und insbesondere bei Renaud Dubois für das Interesse und das Vertrauen, das Sie meinem Projekt entgegengebracht haben. Danken möchte ich auch »Monsieur ICT«», Christophe Pourcelot, für seine Sachkenntnis, seine Zusammenarbeit im Rahmen dieses Buches und dafür, dass er für alle Sportbegeisterten eine Quelle der Inspiration ist. Dank an alle, die im Cercle Haltérophile Musculation von Châteauroux meine Kurse besuchen und meiner Beratung folgen. Ohne sie hätte ich die Idee zu diesem Projekt vielleicht nie gehabt. Meinen Angehörigen, meiner Familie danke ich für die regelmäßige Ermutigung, die sie mir von dem Moment an, wo die Idee entstand, bis zur Fertigstellung dieses Buches haben zukommen lassen. Allen, die immer – oder im Gegenteil nie – an mich geglaubt haben, ebenfalls ein großes Danke. Jede und jeder einzelne waren eine zusätzliche Motivation: Dieses Buch ist nun das fertige Ergebnis. Ihnen, den Lesern, wünsche ich frohgemutes Leiden mit der Würze des HIIT, entwickeln Sie sich weiter und teilen Sie Ihre Erfahrungen. Dank an den ruhenden Pol in meinem Leben, meine bessere Hälfte, die mich tagtäglich mit Freude unterstützt. Und schließlich Dank an meinen Sohn Flavien, der seine ersten stolzen Schritte gemacht hat, während ich dieses Buch schrieb.

Maxence Vidal

Halte dich fern von denjenigen, die versuchen, deinen Ehrgeiz herabzusetzen. Kleingeister tun das immer, aber die wirklich Großen geben dir das Gefühl, dass auch du selbst groß werden kannst.
(Mark Twain)

First published in 2016
by Éditions Amphora

Titel der Originalausgabe:
HIIT ENTRAÎNEMENT FRACTIONNÉ À HAUTE INTENSITÉ
Umschlagfotos: ©Snaptitude - Fotolia
Fotos im Innenteil und Backcover: Denis Boulanger

Bibliografische Information der Deutschen Nationalbibliothek
Die Deutsche Nationalbibliothek verzeichnet diese Publikation in der Deutschen Nationalbibliografie; detaillierte bibliografische Daten sind im Internet http://dnb.dnb.de abrufbar.

Übersetzung aus dem Französischen:
Christa Trautner-Suder, Dr. Iris Klofat (Fachberatung)

Satz und Redaktion der deutschen Ausgabe: Verlags- und Redaktionsbüro München, www.vrb-muenchen.de

ISBN 978-3-7679-1208-3
Printed in Germany

HIIT

VORWORT

HIIT

Wenn Sie dieses Buch in der Hand halten, haben Sie – ob Mann oder Frau – offenbar viel Freude an intensiver sportlicher Betätigung, Leistung und Herausforderung. Dieses Buch richtet sich aber nicht nur an Menschen, die sich für ein sportliches Erscheinungsbild und eine Verbesserung ihrer Gesundheit interessieren, sondern auch an Abenteurer, die starke Empfindungen lieben, sich gerne selbst übertreffen und die sportliche Herausforderung suchen.

Maxence, ein junger Trainer, der in seinem Interesse für das hochintensive intermittierende Training neugierig und erfinderisch an die Technik herangeht, und Christophe Pourcelot, der Wegbereiter des Cross-Trainings in Frankreich, haben sich mit ihrem Wissen und ihrer Leidenschaft für das Unterrichten zusammengetan, um Ihnen ein starkes, gut nachvollziehbares und prickelndes Buch zu liefern: knapp gefasst im fachlichen Inhalt, sorgfältig in der Methodik sowie innovativ in Ansatz und Konzept.

Wenn auch Sie sich für das Training mit dem Eigenkörpergewicht und kleinen Trainingsgeräten begeistern, so zögern Sie nicht, in diese vielfältigen angepassten Trainingsprogramme einzusteigen: Dieses Buch ist für Sie!

EINLEITUNG

Etwas Erfahrung, Neugier und vor allem viel Kreativität!

HIIT

Nach einem für meinen Geschmack viel zu theorielastigen Studium brauchte ich etwas Konkretes und ein bisschen Action. Deshalb ging ich als Sporttrainer für die verschiedenen Dienstgrade zum Militär. Eine etwas extreme Wahl, bei der ich jedoch die Freuden der natürlichen Methode, den Geist der Findigkeit und die ständige Anpassungsfähigkeit je nach Operationsziel entdecken konnte. Ohne einen wirklichen Mentor zu finden, habe ich dort auch schöne Begegnungen gehabt, die mich anregten und meiner Arbeitsphilosophie eine Richtung gaben. Allerdings setzte mir, da ich häufig einen avantgardistischen Ansatz verfolge, die hierarchische Ordnung schnell Grenzen. Meine Lust, etwas zu erkunden und autonom zu sein, war stärker. Deshalb tauschte ich nach sieben Jahren Militärdienst das Heer wieder gegen die zivile Welt ein.

Meine Stärke war schon immer eine unersättliche Neugier: Im Lauf der Jahre habe ich die verschiedensten Trainingsmethoden getestet, nach neuen Übungen oder Sportgeräten gesucht und diese ausprobiert. Ich wollte vor allem, dass meine Kurse bei den Ausübenden auch tatsächlich Wirkung zeigen. Ich betrachte den Sport als einen Moment der Entfaltung und der Erfahrung. Selbst heute, im Rahmen der Fitness-Einrichtung, für die ich arbeite, möchte ich, dass jede Person, die an meinen Kursen teilnimmt, davon nicht nur auf sportlichem Gebiet profitiert, sondern auch etwas über sich selbst erfährt.

Ich bin sehr kreativ und versuche immer alles möglichst schnell und effizient zu erledigen. In meinem Bestreben, anderen etwas weiterzugeben und sie auf dem Weg zu ihren persönlichen Zielen zu begleiten, mache ich ständig Fortschritte. Ich hinterfrage das Erreichte immer wieder und verwerfe Lösungen, die nicht spielerisch und anregend genug sind. So gelingt es mir, meine eigene individuelle Arbeitsmethode zu gestalten. Es war daher nur natürlich, dass ich mein Glück in der Ausübung des Hochintensiven Intervalltrainings gefunden habe, kurz HIIT genannt.

Ich behaupte nicht, HIIT entwickelt zu haben, sondern stelle Ihnen hier in aller Bescheidenheit meine Version davon vor – so, wie ich es für mein Training und die Gruppenkurse angewandt habe. Es war mir eine Ehre, mit dem Cross-Trainer Christophe zusammenarbeiten zu können, um diese besondere und authentische Methode zu konzipieren. Da diese weder Geräte noch einen spezifischen Ort für die Ausführung verlangt, ist die Freude an der Ausübung umso authentischer und natürlicher.

Die Arbeit mit dem Eigenkörpergewicht stimuliert innerhalb sehr kurzer Zeit ein Maximum an Muskelgruppen. Die Gesamtheit der vorgestellten Programme deckt ein sehr breites Spektrum an Muskelbeanspruchungen ab, die sich auf Ihren Stoffwechsel (Verbesserung der kardiorespiratorischen Ausdauer) und Ihre muskuläre Komponente (Verbesserung der Nervenstärke, der Kraftausdauer, sportliches Aussehen) auswirken werden.

Ich habe dieses Buch wie eine Coaching-Sitzung aufgebaut. Alles wird gut verständlich erklärt, ohne die sportwissenschaftlichen Aspekte der Methode zu vernachlässigen. Jedes Programm, jede Sitzung beinhaltet einen Kommentar mit Tipps oder einer Ermutigung, wie Sie Höchstleistungen beim Hochintensiven Intervalltrainig erreichen können.

Nun bleibt mir nur noch, Ihnen guten Mut zu wünschen. Mit diesem Buch halten Sie etwas in Ihren Händen, mit dem Sie sich körperlich und mental selbst übertreffen können. Profitieren Sie von seinem Inhalt und zögern Sie nicht, ihn sich individuell anzueignen und so zu gestalten, dass Sie mehr als zufrieden sein werden.

Maxence

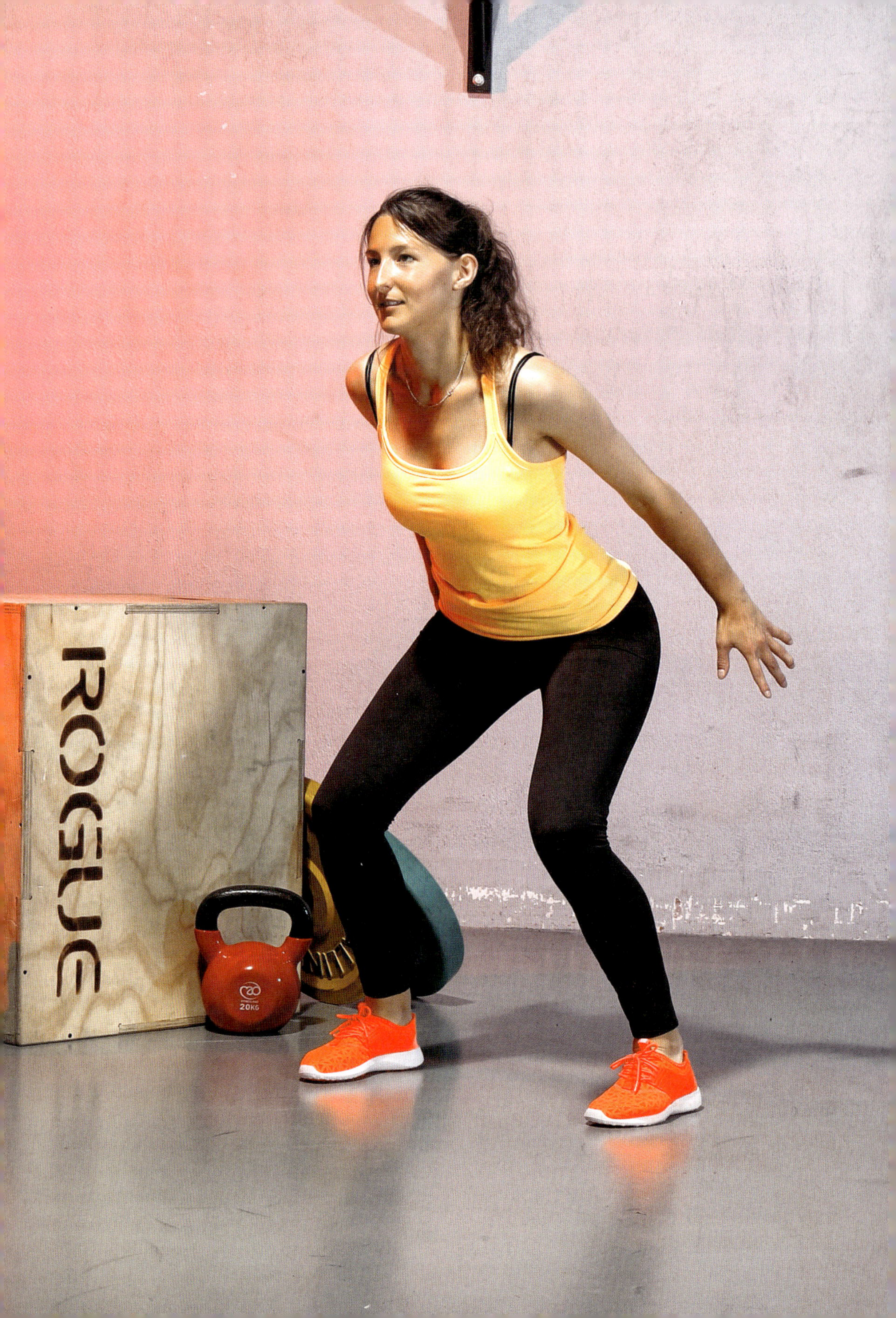
ROGUE
20KG

ALLGEMEINE BEGRIFFE

Eine moderne und effiziente Methode

HIIT

HIIT, was ist das?

HIIT ist das Akronym von High Intensity Interval Training, was auf Deutsch Hochintensives Intervalltraining bedeutet. Bei diesem Trainingsprogramm werden Übungen maximaler Intensität aneinandergereiht, unterbrochen von Ruhephasen oder Übungen geringer bis mäßiger Intensität. HIIT ist das Ergebnis zahlreicher Forschungen etwa des japanischen Wissenschaftlers Izumi Tabata; eine moderne, wirksame und anerkannte Methode. In den letzten Jahren hat diese Praxis einen Aufwärtstrend erlebt und ist wegen ihrer Wirksamkeit und ihren bemerkenswerten Ergebnissen schnell eine feste Größe geworden. HIIT regt sehr schnell den Muskelaufbau an und verbrennt Fett, wenn Sie bereit sind, über Ihre Grenzen zu gehen.

Dieser Trainingsansatz kann auf zahlreiche Übungen und verschiedene Sportarten angewandt werden: Die einzige Voraussetzung ist, dass Sie in der Lage sind, die Trainingsintensität zu steigern. Mit diesem Buch als Begleiter können Sie die Freuden des HIIT genießen – bei Trainingseinheiten mit dem eigenen Körpergewicht genauso wie bei Varianten mit kleinen Trainingsgeräten zum Muskeltraining.

HIIT hat auch großen Einfluss auf körperliche Verbesserungen und die damit verbundene Leistungsfähigkeit. So ist es ein nützliches Werkzeug für Training und Fitness. Natürlich haben die traditionelleren »Cardio«-Trainingseinheiten auch weiterhin ihren Nutzen, und nichts kann das Bodybuilding mit schweren Gewichten ersetzen, wenn es darum geht, viel Muskelmasse aufzubauen. Aber das HIIT vereint all diese erwünschten Effekte innerhalb sehr viel kürzerer Zeit.

Wie funktioniert es?

Was geschieht in unserem Organismus und welche Mechanismen kommen ins Spiel, damit diese Trainingseinheiten von durchschnittlich 30 Minuten Dauer so viele günstige Effekte haben können? Um das zu verstehen, befassen wir uns mit dem erklärenden Teil des HIIT, analysieren die Methode und die Kettenreaktionen, die eintreten, wenn man eine hochintensive Aktivität ausübt. Der Körper braucht Energie, um zu funktionieren und Bewegungen auszuführen. Dabei kommt das Adenosintriphosphat (ATP) ins Spiel. ATP ist ein Molekül mit hohem energetischem Potenzial. Seine Hauptaufgabe ist es, Energie zu liefern, die für die chemischen Reaktionen in den Zellen benötigt wird. ATP dient vor allem dazu, die Energie zu speichern und durch den Körper zu transportieren.

Jede Muskelzelle enthält eine bestimmte Menge an ATP. Dieses ermöglicht es uns, in Notsituationen oder bei reflexartigen Reaktionen rasch und wirksam zu handeln. Die Reserve ist jedoch begrenzt und wird in maximal zwei oder drei Sekunden verbraucht. Die Muskeln enthalten weitere Reserven, um länger funktionieren zu können: Kreatinphosphat (CP) und Glykogen. Kreatinphosphat enthält ebenfalls sehr viel Energie, wobei auch ATP produziert wird. Mit dieser Energie kann eine intensive Belastung bis zu etwa 15 Sekunden durchgehalten werden. Dann übernimmt das Glykogen (es ist in den Muskeln und in der Leber vorhanden) die Ablösung. Damit die Belastung beibehalten werden kann, liefert nun dieses Molekül, das aus Zucker entsteht, ATP. Diese Arten der Energieproduktionen erfolgen anaerob, das heißt ohne Zufuhr von Sauerstoff.

Wenn die Muskeln unter dem Einfluss der so produzierten Energie funktionieren, können sie eine maximale oder sehr intensive Belastung ungefähr eineinhalb Minuten lang durchhalten. Danach können die Muskeln und der Körper weiter aktiv sein, aber mit geringerer Intensität, indem ATP aerob produziert wird, das heißt in Anwesenheit von Sauerstoff. Die etwas längere Produktionsdauer von Energie in dieser Form erklärt, warum Sie bei Ihren kurzen, aber hochintensiven Anstrengungen so außer Atem geraten. Um die Sauerstoffschuld auszugleichen, die zu Beginn der Übungen entsteht und über die Nutzung der anaeroben Reaktionskette abgedeckt wird, werden Sie tatsächlich noch einige Minuten außer Atem sein, nachdem Sie die Anstrengung beendet haben.

Im Rahmen Ihrer hochintensiven Trainingseinheiten besteht die Herausforderung in der bevorzugten Nutzung des ATP aus Glykogen, das aus der anaeroben-laktaziden Produktionskette hervorgeht. Die Produktion von Laktat (Milchsäure) führt zu chemischen Reaktionen wie einer Zunahme des Wachstumshormons oder von Testosteron. Im Hinblick auf Ihre Ziele – Verbesserung der Silhouette oder Verbesserung der körperlichen Fähigkeiten, ohne Muskelmasse zu verlieren – ist dies sehr interessant. Durch die aktive oder passive Erholungsphase bei Ihren Trainingseinheiten werden die Muskeln nicht mit Milchsäure übersättigt, sodass Sie die Anstrengung fortsetzen können. Daher haben Christophe und ich Trainingseinheiten erarbeitet, um Sie bei Ihren Zielen zu begleiten und dennoch die richtige Balance zwischen intensivem Training und Erholung zu finden. Diese Balance entsteht durch die Wahl der Bewegungen, der Geräte und deren Nutzung innerhalb der Trainingseinheiten.

Der Afterburn-Effekt

Es wird nun Zeit, einen wichtigen Punkt anzusprechen: das Ausgleichen der Sauerstoffschuld durch den Körper. In Sportkreisen hört man auch den Begriff EPOC (für »excess postexercise oxygen consumption« = Sauerstoffmehraufnahme nach Arbeitsende) oder »afterburn effect« (deutsch: Nachbrennphase). Dabei handelt es sich ganz einfach um den noch höheren Kalorienverbrauch nach einer hochintensiven Trainingseinheit, der sich noch bis zu 48 Stunden nach dem Ende des Trainings fortsetzen kann.

Bei hochintensiven Trainingseinheiten wird der Körper einer Belastung unterworfen, die sich folgendermaßen äußert:

- Zunahme der Herzfrequenz;
- höherer Sauerstoff- und Energieverbrauch;
- leichte Erhöhung der Körpertemperatur;
- muskuläre Mikrotraumen.

Der Organismus reagiert darauf, indem er die Energiereserven wieder auffüllt, die von der Anstrengung traumatisierten Muskeln repariert, Abfallprodukte des Stoffwechsels ausscheidet, die üblichen Sauerstoff-»Reserven« im Blut und die Körpertemperatur wiederherstellt sowie die »normale« Herz- und Atemfrequenz wieder aufnimmt. Um sich zu erholen nutzt der Organismus daher die Fettreserven, aber auch die Reserven in Form von »Zucker«, während er mehr Sauerstoff verbraucht, bis das Gleichgewicht wiederhergestellt ist.

Folglich müssen Sie sich zu 100 Prozent (oder nah an Ihren maximalen Möglichkeiten) einbringen, um alle Effekte zu erzielen, die bei der Ausübung des HIIT angestrebt werden. Dieser Einsatz löst Stoffwechselreaktionen aus. Für alle, die sich eine Gewichtsabnahme wünschen, die insbesondere Fett abnehmen wollen, ist der Afterburn-Effekt eine ausgezeichnete Trumpfkarte. Die Wirksamkeit des Trainings hängt jedoch auch davon ab, welche Übungen für dieses Ziel ausgewählt werden. Um bessere Ergebnisse zu erzielen, müssen möglichst viele Muskelgruppen hochintensiv trainiert werden, um diesen zusätzlichen Kalorienverbrauch nach der Anstrengung zu erzeugen. Und genau auf dieses Ziel hin haben wir unsere Trainingseinheiten und -programme zugeschnitten.

Eine Verbesserung der Gesundheit!

Nachdem Sie nun schon etwas mehr darüber wissen, wie das HIIT funktioniert, wird es Zeit, von den Vorteilen dieses Trainings zu sprechen. Welche Wirkungen, welche Vorteile und welche Veränderungen werden sich im Verlauf Ihrer Erfahrung mit dieser Art von Training einstellen?

HIIT ruft in den Muskeln eine Anpassung des Stoffwechsels hervor, die der des traditionellen Trainings ähnelt, jedoch mit einer geringeren Muskelarbeit und mit Verbesserungen der entsprechenden Muskelleistung.

Diese Verbesserungen betreffen die aeroben und anaeroben Leistungen. Um im anaeroben Bereich zu bleiben, muss innerhalb einer genau definierten Zone hart trainiert werden. Dies trägt dazu bei, den Ruhestoffwechsel anzuregen, denn die Sauerstoffschuld wird erhöht und die maximale Sauerstoffaufnahme (VO_2max) verbessert

VO_2max steht für die maximale Sauerstoffmenge, die bei einer Belastung verbraucht wird, d.h. für das maximale Sauerstoffvolumen, das aus der Lunge stammt und von den Muskeln pro Zeiteinheit verbraucht wird. Dieser Wert ist ein Indikator, mit dem die Ausdauer einer Person eingeschätzt werden kann. Je höher die VO_2max ist, desto größer ist Ihre Fähigkeit, einen gewissen Prozentsatz dieser VO_2max bei Ihrer sportlichen Aktivität beizubehalten. Es handelt sich um einen guten Indikator für die kardiovaskuläre Gesundheit. Ihre Fähigkeit, hochintensive körperliche Belastungen beizubehalten und fortzusetzen, ist übrigens in der Regel ein guter Indikator für Ihre Gesundheit und Lebenserwartung.

HIIT beschleunigt nicht nur Ihren Stoffwechsel, sondern verbessert auch Ihre kardiovaskulären Leistungen, Ihre Muskelfunktionen und Ihr Nervensystem sowie die Ausschüttung verschiedener Hormone. Letztere sind Quellen des Wohlbefindens und der Stressabwehr (Endorphine ...). Ihre körperlichen Kapazitäten werden sich weiter verbessern, sodass Sie noch intensiver und länger trainieren können. Auf diese Weise entsteht ein sehr positiver Kreislauf für Ihre Gesundheit.

Tschüss Fett, hallo Muskeln!

Haben Sie genug davon, stundenlang zu joggen, um Ihre Ziele zu erreichen? Oder haben Sie einfach nicht die Zeit für diese Art des Trainings? Dann ist HIIT genau das Richtige für Sie.

Wie wir bei der Erklärung der Methode gesehen haben, wird nach den hochintensiven Trainingseinheiten noch lange nach der Belastung Fett verbrannt. HIIT geht also weiter als jede andere Trainingsform und kann problemlos in jedes andere Fitnessprogramm integriert werden. Es lässt sich tatsächlich auf alle Sportarten anwenden, die man sich nur vorstellen kann.

Die Mobilisierung der Reserven ist für den Organismus vorrangig. Bei einer gut ausgeführten HIIT-Einheit können, verglichen mit anderen Trainingsformen, bis zu 40 Prozent Kalorien zusätzlich verbrannt werden. Der Organismus nutzt die Fettreserven für die Erholungsphase. Auch hier ist das HIIT allen anderen Trainingsformen überlegen.

HIIT lässt nicht nur Fett dahinschmelzen, sondern baut auch Muskelmasse auf. Unter dem Einfluss intensiver Übungen schüttet der Organismus – wie wir weiter oben gesehen haben – mehr Wachstumshormon und Testosteron aus. Das Wachstumshormon hilft, Fett abzubauen und die durch die Anstrengung beschädigten Muskeln zu reparieren. Testosteron ist eine wesentliche Substanz, um den Muskelaufbau anzuregen und die Muskelkraft zu verbessern. Das bedeutet, dass Sie innerhalb kürzester Zeit dank des Anstiegs Ihres Ruhestoffwechsels Fettmasse verlieren und gleichzeitig Muskelmasse aufbauen.

Schnell, spielerisch und effizient!

Der moderne Lebensstil und der ewige Zeitmangel hindern uns daran, uns ausreichend um unsere Gesundheit zu kümmern. Reduzieren Sie langsame und lange Cardio-Trainingseinheiten wie auch zeitintensive körperliche Aktivitäten und bevorzugen Sie stattdessen die Methode HIIT. Die Ergebnisse machen sich schnell bemerkbar, und diese Methode kostet Sie zwei bis vier Mal wöchentlich durchschnittlich nur 30 Minuten. Sie können sie zu Hause, im Fitness-Studio oder im Freien praktizieren, und für den Großteil der vorgeschlagenen Trainingseinheiten benötigen Sie keinerlei Geräte.

Für Ihre künftigen Einheiten haben wir viele Übungen so ausgewählt, kombiniert und aneinandergereiht, dass Sie ihrer nicht müde werden.

Bei jeder Einheit haben Sie Gelegenheit, eine Bewegung oder die Nutzung eines Fitnessgerätes zu entdecken, intensiv und mit Temposteigerung, angepasst an die verschiedenen Leistungsstufen des Ausübenden.

Zudem sind die einzelnen Programmeinheiten so gestaltet, dass Ihre Motivation gefördert wird. Es wird als große Belohnung empfunden, nach einem erfolgreich absolvierten Programm zum nächsthöheren übergehen zu können. Sie werden Ihre Fortschritte spüren, Ihre Anstrengungen werden belohnt, und Ihr Interesse für das HIIT wird noch weiter zunehmen.

Erreichen Sie Ihre Ziele

Ohne alle Ihre Gewohnheiten auf den Kopf stellen zu wollen, geben wir Ihnen in diesem Teil einige Ratschläge, die es Ihnen ermöglichen werden, Ihr HIIT und seine erwünschten Effekte zu optimieren.

Voraussetzungen

Wie für jede Sportausübung muss man auch für dieses Training gesund sein. Dies gilt umso mehr, wenn Sie diese intensiven Aktivitäten weiterhin regelmäßig ausüben wollen. Konsultieren Sie am besten Ihren Arzt, bevor Sie mit dieser für das Herz-Kreislaufsystem anspruchsvollen Methode beginnen. Sie müssen in der Lage sein, das Tempo zu wechseln, müssen »ganz einfach« Ihre Komfortzone verlassen. Das HIIT verlangt Einsatz, wenn Sie mehr Erfolg damit haben wollen. Wichtiger als die Quantität der ausgeführten Bewegungen ist deren Qualität: An diesen Punkt werden wir bei den Trainingseinheiten oft erinnern.

Mit dieser Methode werden Sie an Ihre Grenzen stoßen – aber Sie werden sich auch gar nicht vorstellen können, welche Fähigkeiten Sie besitzen! Ihr Gefühl für Anstrengung wird sich verändern, und Sie werden lernen, auch bei Schwierigkeiten nicht aufzugeben. Alle diese Qualitäten kommen Ihnen auch im Alltag zugute, und Sie werden aus dieser Erfahrung sowohl mental als auch körperlich gestärkt hervorgehen.

Körperbautypen

Jeder Mensch hat seinen speziellen Körperbau, der mehr oder weniger leicht zu erkennen ist. Das genetische Erbe spielt dabei eine große Rolle. Auch was den Muskelaufbau oder die Fettzunahme und die Fähigkeit zur Fettverbrennung angeht, sind nicht alle Menschen gleich.

Kennt man seinen Morphotyp, kann man seine tägliche Ernährung anpassen, aber auch den Umgang mit dem Körper individuell gestalten und optimieren. Es gibt drei wichtige Morphotypen. Vielleicht ist Ihr Profil eine Mischung aus zwei Typen – wichtig ist vor allem, dass Sie erkennen, welcher Typ Ihnen am ehesten entspricht.

Der ektomorphe Typ

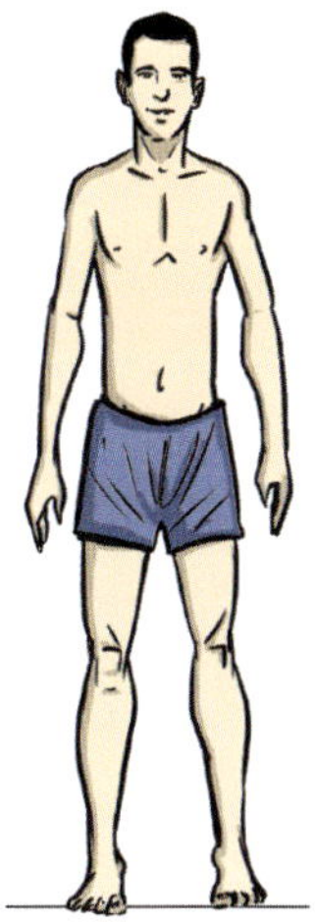

Ektomorphe Menschen sind eher schlank mit ziemlich feinem Knochenbau. Sie verbrennen viel Fett und haben einen hohen Grundumsatz. Ihr Erscheinungsbild ist deutlicher muskulöser konturiert. Häufig haben sie ein nervöses Temperament. Ihr Vorteil ist ihre Fähigkeit, gut abnehmen zu können. Wegen der für sie typischen guten Nährstoffresorption tun sie sich jedoch schwer damit, Muskelmasse aufzubauen.

Für diesen Typ
gilt die folgende tägliche Nährstoffzufuhr:

- 4–5 Mahlzeiten/Tag;
- 25 % Eiweiß;
- 55 % Kohlenhydrate;
- 20 % Fett.

Der mesomorphe Typ

Mesomorphe Menschen besitzen dauerhafte körperliche Vorteile, um ihren Körper zu modellieren. Sie haben in der Regel eine prägnante Silhouette und eine gut ausgeprägte Grundmuskulatur. Ihre Nährstoffresorption ist gut, ohne zuviel Fett anzulagern. Äußerlich sind sie durch einen V-förmigen Oberkörper gekennzeichnet, bei Frauen entspricht die Schulterbreite der Beckenbreite (Sanduhrform). Sie bauen rasch und schnell Muskelmasse auf, können auch leichter mehrere Sporteinheiten aneinanderreihen. Zudem erholen sie sich rascher und sind stärker belastbar.

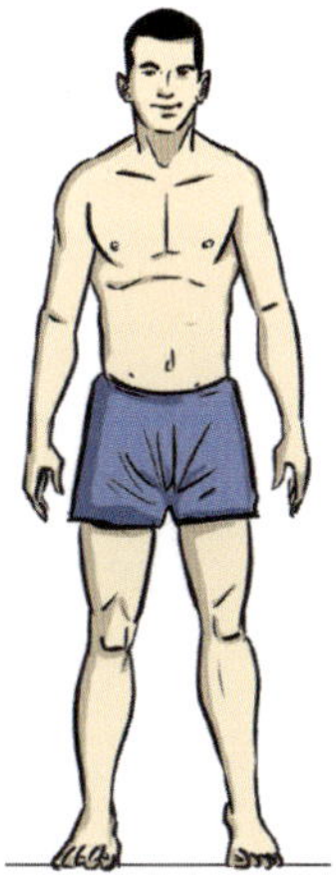

Für diesen Typ
gilt die folgende tägliche Nährstoffzufuhr:

- 5–6 Mahlzeiten/Tag;
- 30 % Eiweiß;
- 55 % Kohlenhydrate;
- 15 % Fett.

Der endomorphe Typ

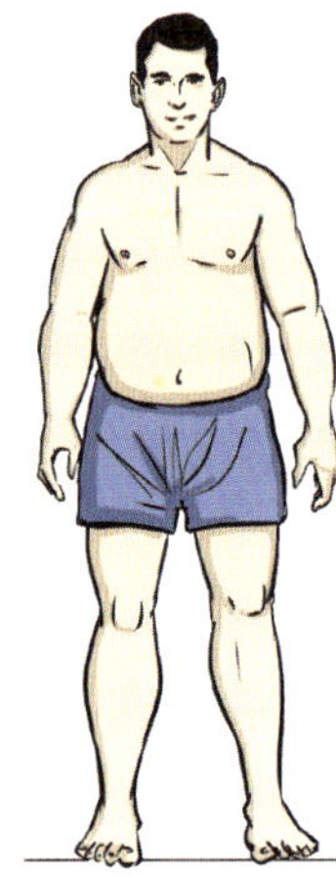

Endomorphe Menschen wirken untersetzter, haben einen langsamen Stoffwechsel und neigen schnell zu Gewichtszunahme. Im Rahmen eines Sporttrainings haben sie den Vorteil, problemlos eine lange Reihe von Übungen hintereinander ausführen zu können. Sie können daher ein höheres Trainingsvolumen absolvieren.

Für diesen Typ
gilt die folgende tägliche Nährstoffzufuhr:

- 6–8 kalorienarme Mahlzeiten/Tag;
- 45 % Eiweiß;
- 3 % Kohlenhydrate;
- 20 % Fett.

Ernährung und HIIT

Diese sportliche Aktivität verlangt viel Energie. Ihr Körper muss in der Lage sein, unser Training dauerhaft durchzuhalten. Wenn Sie Ihre Ziele möglichst schnell erreichen wollen, ist eine gute Ernährung sehr wichtig.

Vermeiden Sie es, vor dem Training eine zu reichliche, schwer verdauliche Mahlzeit einzunehmen, die Ihre Leistungsfähigkeit bremsen würde. Bevorzugen Sie eine Mahlzeit mit ausgewogener Zufuhr an Kohlenhydraten und Eiweiß.

Nach dem Training muss sich der Organismus erholen und seine Reserven neu auffüllen. Gönnen Sie sich eine etwas eiweißreichere Mahlzeit, sie unterstützt die Erholung der Muskeln.

Vermeiden Sie Nahrungsergänzungsmittel (siehe S. 42): Lernen Sie lieber, ausgewogene Mahlzeiten zusammenzustellen, die vor allem Ihrem Lebensstil und Ihrer Trainingsform entsprechen.

Die 4 plus 2 plus 1-Regel

Die von dem französischen Ernährungswissenschaftler Albert-François Creff erarbeitete 4 plus 2 plus 1-Regel liefert den Schlüssel für den Erfolg einer ausgewogenen Mahlzeit. Sie wurde von der UNESCO und dem französischen Gesundheitsministerium empfohlen. Diese einfache und wirksame Regel erinnert uns daran, woraus jede Mahlzeit bestehen sollte:

- 4 Portionen Kohlenhydrate;
- 2 Portionen Eiweiß;
- 1 Portion Fett.

Kohlenhydrate

Variieren Sie zwischen langsamen Kohlenhydraten (Nudeln, Reis, Getreide, Kartoffeln, Brot …) und schnellen Kohlenhydraten, wie sie etwa in Honig und Marmelade, aber auch in Obst und Hülsenfrüchten (essentielle Vitamine) sowie in Mineralstoffen enthalten sind. Meiden Sie Naschereien und weitere Quellen raffinierten Zuckers ohne jeden Nährwert.

Proteine

Sie sind in Fleisch, Fisch, Eiern, aber auch in Milchprodukten enthalten.

Fette

Wählen Sie zu gleichen Teilen tierische Fette (Butter und Fette aus Milchprodukten) und pflanzliche Fette (Öle).

Hier ein praktisches Beispiel:

4 Portionen Kohlenhydrate	1 Portion Rohkost (rohes Obst und Gemüse)
	1 Portion gekochtes Gemüse
	1 Portion stärkehaltige Nahrungsmittel (Getreide, Brot, Nudeln, Reis …)
	1 Portion zuckerhaltige Produkte (Schokolade, Konfitüre …)
2 Portionen Eiweiß	1 Portion Milchprodukte (Joghurt, Käse)
	1 Portion laktosefreie Produkte (Fleisch, Fisch, Eier …)
1 Portion Fett	1/2 Portion Fett tierischen Ursprungs (Butter, Sahne …)
	1/2 Portion Fett pflanzlichen Ursprungs (Öl, Margarine)

Diese Nährstoffe sollten in jeder Mahlzeit ausgewogen enthalten sein, sodass diese Formel gewahrt bleibt. Die 4 plus 2 plus 1-Regel liefert die elementaren Grundlagen, um eine komplette und ausgewogene Mahlzeit zusammenzustellen. Allerdings sind Ihre Bedürfnisse nicht jeden Tag identisch. Und noch weniger innerhalb eines Tages, wo sich die Mahlzeiten und die Bedürfnisse des Organismus vom Morgen bis zum Abend verändern. Sie unterscheiden sich auch je nach Ihrem Morphotyp, wie wir zuvor gesehen haben. Diese Methode dient daher als Richtwert: Übertreiben Sie nichts!

Achtung Zucker!

Je mehr Zucker man isst, desto mehr Zucker will der Körper. Wissenschaftler haben nachgewiesen, dass Zucker ebenso süchtig macht wie bestimmte harte Drogen. Wir wollen Ihnen keine Angst machen, aber Sie sollten sich vor dem Verzehr von raffiniertem Zucker hüten. Dies gilt besonders, wenn Sie sich entschlacken wollen, denn große Mengen Zucker werden häufig in Form von Fett abgespeichert. Was noch alarmierender ist: Ein zu hoher Konsum von raffiniertem oder industriell verarbeitetem Zucker erhöht das Risiko für Diabetes und andere Krankheiten.

Gewichtsabnahme

Wenn Ihr Ziel eine Gewichtsabnahme ist, muss die Kalorienzufuhr kontrolliert werden. Beim HIIT verbrennen Sie sehr viele Kalorien. Um abzunehmen müssen Sie jedoch mehr verbrennen, als Sie am Tag aufnehmen. Das wesentliche Ziel ist eine Erhöhung des Grundumsatzes. Dieser steht für die Energie, die Ihr Körper braucht, um tagtäglich in Ruhe zu funktionieren, also ohne körperliche Aktivität. Durch das HIIT werden Sie Ihren Grundumsatz auf einem sehr hohen Stufe halten können. Bringen Sie aber keine zu großen Opfer: Essen soll eine Freude bleiben. Wenn man dem Organismus etwas versagt, muss um jeden Preis das Phänomen der Kompensation vermieden werden: Der Jojo-Effekt ist verhängnisvoll und vor allem ungeeignet für die Ausübung des HIIT, denn diese verlangt Leistungsfähigkeit und Regelmäßigkeit beim Training.

Also denken Sie daran: Es ist wichtig, dass Sie Ihren Körper auf einer hohen Aktivitätsstufe halten und ihn nicht in den »Energiesparmodus« abtauchen lassen, der langfristig kontraproduktiv ist! Meiden Sie Diäten, und halten Sie sich an das HIIT, um dauerhafte Ergebnisse zu erzielen.

10 gute Gründe,
HIIT *zu praktizieren*

1 **Kurze Trainingszeit**: 15–45 Minuten maximal.

2 **Thermogenese** (Wärmebildung): Nach dem Training wird noch bis zu 24/48 Stunden Fett verbrannt.

3 **Modellierung** des Körpers: Seine Wirksamkeit, die Muskeln zu formen und zu kräftigen ist nachgewiesen.

4 **Ventilfunktion**: Intensiv, spielerisch, entwicklungsfähig und multidisziplinär.

5 **Wohlbefinden**: Verbessert rasch die körperliche Grundkondition.

6 **Wirksamkeit**: Je stärker Sie sich bei den Trainingseinheiten verausgaben, desto sichtbarer die Ergebnisse.

7 **Motivation**: Es erweitert die Grenzen Ihrer körperlichen und mentalen Fähigkeiten. Und Sie werden noch über diese Grenzen hinauswachsen!

8 **Vielfalt**: Wird mit oder ohne Geräten, im Freien, im Fitness-Studio oder zu Hause trainiert.

9 **Regulierung**: In Kombination mit einer gesunden Ernährung, einer guten Erholung und einem erholsamen Schlaf wird das Training Ihren Körper positiv verwandeln.

10 **Vielseitig** kombinierbar: Ergänzt Ihre Fitness-Aktivitäten bei spezifischeren Trainingsformen.

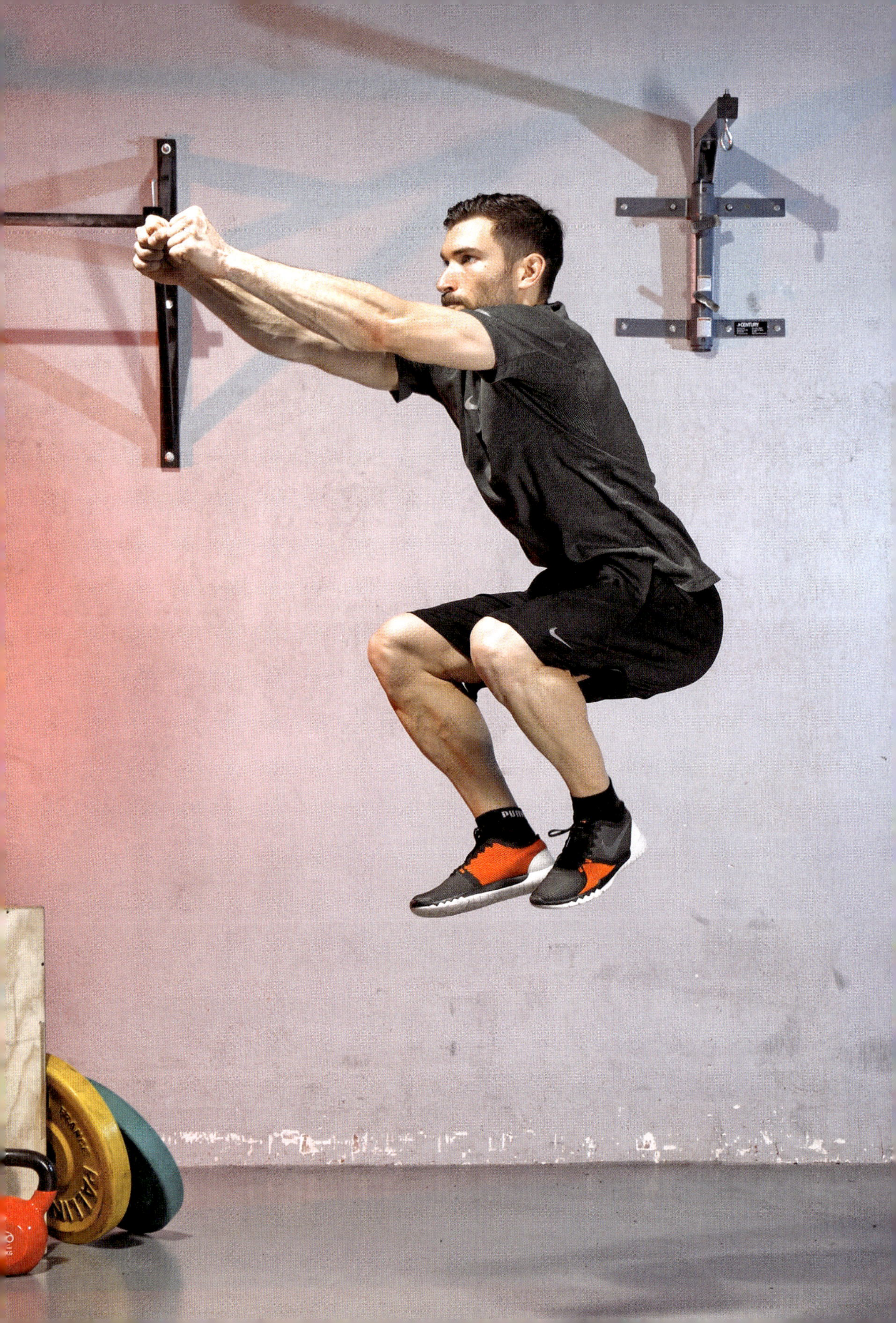

ZUM GEBRAUCH DIESES BUCHES

Fertigmachen zum Start!

HIIT

In diesem Buch liefern wir Ihnen alle nötigen Werkzeuge für Ihre sportlichen Fortschritte und die Verwirklichung Ihrer persönlichen Ziele. Wie auch immer Ihre Ziele aussehen (Gewichtsabnahme, körperliche Fitness ...): Eine sehr konsequente Trainingszeit und sehr konsequente Trainingsprogramme werden Ihnen zum Erfolg verhelfen. Wenn Sie bereits Bodybuilding oder CrossFit betreiben oder an »traditionellen« Gruppenkursen teilnehmen, bildet diese Methode eine effiziente Ergänzung, die nicht zu unterschätzen ist.

Das Hochintensive Intervalltrainig ist keine klassische Neuinterpretation einer Muskeltrainings-Methode, sondern geht sehr viel weiter. Die Methode zeichnet sich durch eine Kombination von Muskeltraining und Herz-Kreislauf-Training aus, das in der Ausführung einer Kräftigungsübung besteht, die anschließend in maximaler Trainingsintensität ausgeführt wird.

In den Kapiteln Trainingspläne (S. 215–287) und thematische Trainingseinheiten (S. 343–376) wird der jeweilige Schwierigkeitsgrad durch das Verhältnis zwischen der maximalen Belastungsdauer und der Ruhezeit (zwischen den Übungen) dargestellt: die Ratio. Je höher die Intensität der Trainingseinheiten wird, desto höher wird die Ratio zu Gunsten der maximalen Belastungsdauer.

*Hier noch ein **Hinweis zur deutschen Ausgabe**: Wie im französischen Original wurden die englischen Namen der jeweiligen Übungen beibehalten, da diese allgemein gebräuchlich und in der Regel so auch im Internet zu finden sind, wenn man sich etwa die entsprechenden Youtube-Videos ansehen will. Die französischen Namen wurden ins Deutsche übersetzt.*

Testtraining für einen guten Start

Das Hochintensive Intervalltraining verlangt einige Voraussetzungen, die wir bereits erwähnt haben – etwa einen Besuch bei Ihrem Arzt, damit Sie wissen, dass Sie unbesorgt mit diesem Buch arbeiten dürfen. Darüberhinaus dürfte es für Sie sehr interessant sein, Ihre aktuelle körperliche Kondition zu bestimmen, damit Sie die verschiedenen Trainingsprogramme bestmöglich wählen können.

Wir schlagen Ihnen daher eine Testeinheit in Form von vier Grundübungen vor, die Sie im Übungsführer (S. 45) finden.

Diese Trainingseinheit dient als Orientierung bei den Trainingsplänen für das HIIT mit dem eigenen Körpergewicht. Der gesamte Teil »Trainingsprogramme mit kleinen Geräten« (S. 287–341) ist sehr entwicklungsfähig: So können Sie – je nach Ihren Kenntnissen über Übungen mit Geräten – mit einem mehr oder weniger komplexen Programm beginnen. Wenn Sie keine Erfahrung auf dem Gebiet des Cross-Trainings oder Muskelaufbautrainings haben, raten wir Ihnen, bei dieser Methode mit Stufe 1 zu beginnen, dem Programm Sweat (S. 287).

Ziehen Sie Sportkleidung an, halten Sie einen Zeitmesser, Papier und Stift bereit – und los geht's! Jede Übung wurde sorgfältig ausgewählt, um jede Muskelgruppe zu testen und Ihre allgemeine Körperfitness zu beurteilen.

Diesen Test können Sie im Lauf der Wochen gerne wiederholen, um festzustellen, was für Fortschritte Sie machen.

Los geht's!

Nach einem 5-minütigen Aufwärmen von Muskeln und Gelenken

Maximale Belastungsdauer: 30 s

Ruhephase zwischen den Übungen: 30 s

Übung 1 PLANK 88

Halten Sie diese Übung so lange Sie können, notieren Sie dann auf Ihrem Blatt Papier, wie lange Sie die Position gehalten haben. Nach 30 Sekunden Ruhephase beginnen Sie mit Übung 2.

Übung 2 PUSH-UP 144

Führen Sie während 30 Sekunden möglichst viele Push-ups so sauber wie möglich aus und notieren dann das Ergebnis. Nach 30 Sekunden Ruhephase beginnen Sie mit Übung 3.

Übung 3 SQUAT 122

Hier gilt dasselbe Prinzip wie beim Push-up, auch hier wieder möglichst viele Übungen sauber ausführen. Nach 30 Sekunden notieren Sie, wie viele Squats Sie geschafft haben, nach 30 Sekunden Ruhephase beginnen Sie schließlich mit Übung 4.

Übung 4 JUMPING JACK 46

Führen Sie auch hier die Übung während 30 Sekunden möglichst oft aus und notieren Sie das Ergebnis.

ERGEBNISSE

Übung 1 Suchen Sie Ihr Ergebnis in der Tabelle und vermerken Sie auf Ihrem Blatt die Punktzahl, die Sie damit erreicht haben

0 – 30 s	31 s – 1 min 30 s	1 min 31 s – 2 min 30 s	> 2 min 30 s
10 Punkte	20 Punkte	30 Punkte	40 Punkte

Übungen 2, 3 und 4 Jede Wiederholung bringt einen Punkt. Das notierte Ergebnis entspricht also der Punktzahl pro Übung. Addieren Sie alle Punkte. Je nach Ergebnis und für Mann und Frau unterschiedlich finden Sie hier das Programm, das wir Ihnen für den Start als »Hiiter(in)« empfehlen.

Für Frauen

0–100 Punkte:

Beginnen Sie mit dem Programm Einführung Stufe 1 (S. 215).

101–130 Punkte:

Beginnen Sie mit dem Programm Spartiat Stufe 2 (S. 221).

Für Männer

0–120 Punkte:

Beginnen Sie mit dem Programm Einführung Stufe 1 (S. 215).

121–150 Punkte:

Beginnen Sie mit dem Programm Spartiat Stufe 2 (S. 221).

Die Stufen 3 und 4 sind sehr intensiv und technisch komplizierter. Falls Sie mit diesem Schwierigkeitsgrad beginnen wollen, empfehlen wir Ihnen dies nur dann, wenn Sie wirklich sehr sportlich sind. Das gilt auch für die höheren Schwierigkeitsgrade der Trainingsprogramme mit kleinen Geräten.

Die HIIT-Trainingseinheiten

Das Testtraining erlaubt Ihnen zwar eine bestmögliche Orientierung, aber Sie können dieses Buch nach Belieben nutzen. Es ist so konzipiert, dass Sie es sich aneignen und dabei Ihre Erfahrungen mit dem HIIT individuell gestalten können.

Die Trainingsprogramme sind für Sie gemacht, wenn Sie gerne auf Ihrem gesamten Trainingsweg angeleitet werden möchten – ob bei Übungen mit dem eigenen Körpergewicht oder mit Bodybuilding-Geräten nach dem Konzept von Christophe Pourcelot.

Sie können sich auch die Trainingseinheiten anschauen und unter ihnen auswählen. Bedenken Sie jedoch, dass jedes Trainingsprogramm so konzipiert wurde, dass es die Vorteile des HIIT optimal gewährleistet.

Im Übrigen verlangt jedes Trainingsprogramm eine gewisse Regelmäßigkeit und Konsequenz bei Ihren Übungseinheiten. Wenn Sie Fortschritte machen wollen, nützt es nichts, das Training nur zur Hälfte zu absolvieren, was sich als wenig produktiv erweist. Je mehr Sie sich engagieren, desto besser werden Ihre Ergebnisse sein.

Jede Übungseinheit ist mit einem Kommentar, einem Tipp und einer Ermunterung versehen, um Sie zu unterstützen.

Wenn Sie das HIIT punktuell praktizieren möchten, empfehlen wir Ihnen die thematischen Trainingseinheiten. Diese lassen sich übrigens jedem Leistungsniveau vom Anfänger bis zum sehr Fortgeschrittenen anpassen. Dazu müssen Sie lediglich jeweils die entsprechende Trainingsintensität bei jeder Einheit wählen.

Kreativität erwünscht

Dieses Buch kann Ihr ganz persönliches Werkzeug werden!

Wenn Sie jede Trainingseinheit, jedes Programm des Buches absolviert haben oder Ihre HIIT-Erfahrung einfach individueller gestalten wollen, können Sie sich Ihre Trainingseinheiten selbst zusammenstellen.

Der Übungsführer (S. 45) ist sehr umfassend: Sie können ihn nach Belieben nutzen und Übungen, Aneinanderreihungen oder Themen kombinieren. Alles ist möglich, wobei Sie die Ratio, also die Intensität Ihrer Trainingseinheiten, selbst in der Hand haben. Große Freiheiten haben Sie auch bei der Wahl der Übungen je nach der Sportart, die Sie ausüben. So können Sie Kompetenzen auf andere Bereiche übertragen, was Ihre Fortschritte fördert.

Anhand der folgenden vier Parameter können Sie Ihre Trainingseinheiten durchführen und haben deren Schwierigkeitsgrad und Kohärenz bestmöglich in der Hand:

- Wahl mehr oder weniger komplexer Übungen;
- verwendete Geräte;
- Ratio zwischen der maximalen Belastungsdauer und der Ruhezeit zwischen den einzelnen Übungen;
- Anzahl der Übungsreihen und Erholungszeit zwischen diesen Reihen.

Die Dauer einer Trainingseinheit beträgt höchstens 45 Minuten.
1 Minute ist die obere Grenze sowohl bei der maximalen Belastungsdauer als auch bei der Ruhezeit

Nutzen Sie die Tabelle als Anleitung!

Um Ihnen die Orientierung im Buch zu erleichtern, hat jeder Schwierigkeitsgrad seine eigene Farbe:

Stufe 1	Stufe 2	Stufe 3	Stufe 4
LEICHT	SCHWIERIG	SEHR SCHWIERIG	EXTREM SCHWIERIG

Stufe 1 LEICHT Ratio 1/2	Stufe 2 SCHWIERIG Ratio 1/1	Stufe 3 SEHR SCHWIERIG Ratio 2/1	Stufe 4 EXTREM SCHWIERIG Ratio 3/1
Passive oder aktive Erholungszeit doppelt so lange wie die Dauer der maximalen Belastung	Dauer der maximalen Belastung genauso lang wie die aktive oder passive Erholung	Dauer der maximalen Belastung doppelt so lange wie die Ruhezeit	Dauer der maximalen Belastung dreimal so lange wie die Ruhezeit
Beispiele 10 s/20 s 15 s/30 s ...	Beispiele 15 s/15 s 30 s/30 s ...	Beispiele 30 s/15 s 40 s/20 s ...	Beispiele 30 s/10 s 45 s/15 s ...

- **Orientieren Sie sich an den Trainingseinheiten im Buch**, um Ihr Programm zusammenzustellen.
- **Setzen Sie sich ein Ziel**: Das begünstigt die Ausgewogenheit Ihrer Trainingseinheiten.
- **Trainieren Sie Ihren gesamten Körper** bei Ihren ersten eigenen Programmzusammenstellungen. Anschließend setzen Sie Ihre muskulären und/oder sportlichen Ziele entsprechend der Schwierigkeitsstufe, in der Sie das HIIT beherrschen.

PRAKTISCHER RAT

Die richtige Ausführung des Hochintensiven Intervalltrainings

HIIT

Mit Gerät ... oder ohne

Für alle Übungen im Teil »100 Prozent Eigenkörpergewicht« brauchen Sie keinerlei spezielle Geräte zum Muskeltraining. Es steht Ihnen frei, anschließend die Schwierigkeit beispielsweise durch eine Gewichtsweste zu erhöhen.

Die einzigen nützlichen Accessoires für Ihre Trainingseinheiten sind:

- gute, leichte Sportkleidung und angemessene Schuhe: bevorzugen Sie auch dabei leichte, eher minimalistische Schuhe mit dünner Sohle;
- je nachdem, wo Sie trainieren, eine Schaumstoffmatte für Ihre persönliche Bequemlichkeit;
- ein Handtuch für alle Unannehmlichkeiten des Schwitzens;
- und, am wichtigsten, eine Uhr oder einen Zeitmesser – beim HIIT unverzichtbar. Es gibt auch Apps in Form einer Timerfunktion, die Sie für Ihre Trainingseinheiten konfigurieren können.

Die Geräteaufstellung für Trainingseinheiten »mit kleinen Trainingsgeräten« ist im Teil Trainingspläne (S. 288) und im Übungsführer (S. 164/165) enthalten.

Geeignete Trainingsorte

Sie können das HIIT wegen der leichten Durchführbarkeit überall trainieren.

Dennoch sollten Sie einen Ort bevorzugen, der Ihnen für Übungen im Vierfüßlerstand oder mit Sprüngen genügend Bewegungsfreiheit lässt. Vermeiden Sie rutschige Flächen wie Fliesen, dort könnten die Übungen gefährlich werden, falls Sie den Halt verlieren. Sorgen Sie gegebenenfalls dafür, dass Ihre schwitzigen Hände keinen Bodenkontakt bekommen.

Wenn Sie das HIIT in einem Fitness-Studio praktizieren, brauchen Sie sich keine Gedanken zu machen: In der Regel sind dort alle Voraussetzung für Ihr Training gegeben.

Aufwärmen ist unverzichtbar

Man kann es gar nicht oft genug wiederholen: Vor Beginn einer körperlichen Aktivität – ob intensiv oder nicht – ist das Aufwärmen unverzichtbar, um für die Belastung in guter Form zu sein. Bevor wir Ihnen einige Aufwärmbeispiele nennen, nachfolgend eine Auflistung der Vorteile durch gutes Aufwärmen:

Kardiovaskuläre Anpassung (Erhöhung der Herzfrequenz): Die allmähliche Erhöhung der Herzfrequenz in der Aufwärmphase bereitet Ihr Herz auf eine mehr oder weniger intensive Belastung vor.

Muskuläre Anpassung: Eine höhere Temperatur steigert die muskuläre Effizienz. Das Ansteigen der Temperatur führt zu einer Erweiterung der Blutgefäße, sodass mehr Blut und damit auch mehr Sauerstoff zu den Muskeln transportiert wird. Durch die Wärme sinkt auch der Widerstand des Binde- und Muskelgewebes, wodurch die Elastizität des Muskels gefördert wird.

Anpassung des Nervensystems: Die Nervenimpulse werden bei einer höheren Temperatur im Muskel schneller weitergeleitet. Daraus resultiert eine verbesserte Koordination und folglich auch Effizienz Ihrer Bewegungen.

Gelenkanpassung: Wärme macht den natürlichen Schmierstoff (Synovia) in den Gelenken geschmeidiger und fördert damit deren Bewegungsumfang und Beweglichkeit.

Mentale Anpassung: Ihre Konzentration wird durch die allmählich Erwärmung Ihres Körpers verbessert. Machen Sie keinen Kaltstart!

Zuletzt ist an dieser Stelle noch darauf hinzuweisen, dass eine gute Vorbereitung der Muskeln und Gelenke erheblich dazu beiträgt, das Verletzungsrisiko zu reduzieren.

Gelenkmobilisierung mit oder ohne Stange

Führen Sie etwa 5 Minuten Gelenkmobilisation und einige der für Sie im Übungsführer (S. 45) ausgewählten Aufwärmübungen durch, bevor Sie mit dem HIIT beginnen. Ein gut aufgewärmter Körper ist häufig durch leichtes Schwitzen gekennzeichnet.

Beispiele für Aufwärmzirkel

Nach der Gelenkmobilisierung: 2–3 Durchgänge

ZIRKEL 1	ZIRKEL 2	ZIRKEL 3
Squat x 10 122	Squat x 10 122	X-jack x 5 47
Ferse zum Gesäß: 30 s 117	Stuhl: 30 s 100	Plank: 30 s 88
Push-up x 10 144	Jumping jack x 10 46	Ausfallschritt x 10/Bein 137
Kangourou: 30 s 118	Push-up x 10 144	Ginga: 1min 116
Ginga: 1 min 116	Talons-fesses 117	Push-up 144

Sie kennen inzwischen das Prinzip: **Während der Phase der maximalen Belastung sollen möglichst viele Wiederholungen** durchgeführt werden, **anschließend folgt während der Ruhephase die Erholung**. Zu berücksichtigen ist eine eventuelle Erholungspause zwischen den Durchgängen. Während dieser Erholungsphasen gehen Sie umher, atmen Sie gut und trinken Sie etwas. Optimieren Sie diese Phase, um während der Phasen mit maximaler Belastung auch maximal leistungsfähig zu sein.

Jede Beschreibung einer Trainingseinheit enthält einen Kommentar. Sie finden dort Angaben zum Ablauf, und uns gibt er die Möglichkeit, Sie zu begleiten und zu ermutigen, als stünden wir Ihnen ganz persönlich zur Seite.

Auf die Anstrengung folgt die Erholung

Vernachlässigen Sie die Erholung nicht, sie ist für Ihre Fortschritte sehr wichtig. Um Ihnen auf diesem Weg zu helfen, finden Sie hier einige wichtige Dehnübungen, die Sie nach oder unabhängig von Ihren Trainingseinheiten durchführen können, um Ihre Leistungen zu verbessern und damit das Verletzungsrisiko zu minimieren.

Denken Sie bei jeder Position daran, Ihren Körper maximal anzuspannen, atmen Sie hauptsächlich durch die Nase ein und durch den Mund aus, während Sie diese Positionen halten. Vermeiden Sie ruckartige Bewegungen, und sobald Sie die Dehnung spüren, halten Sie diese.

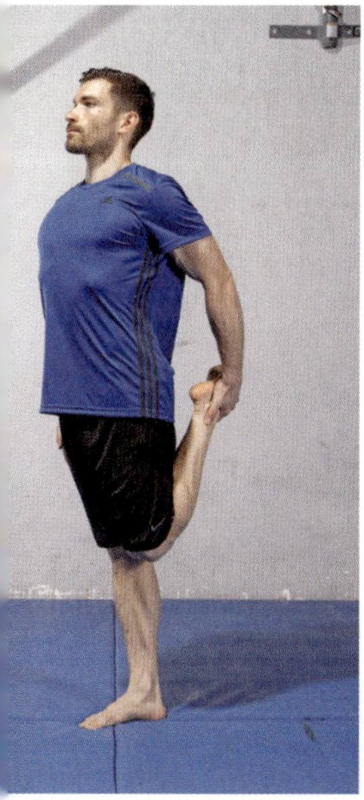

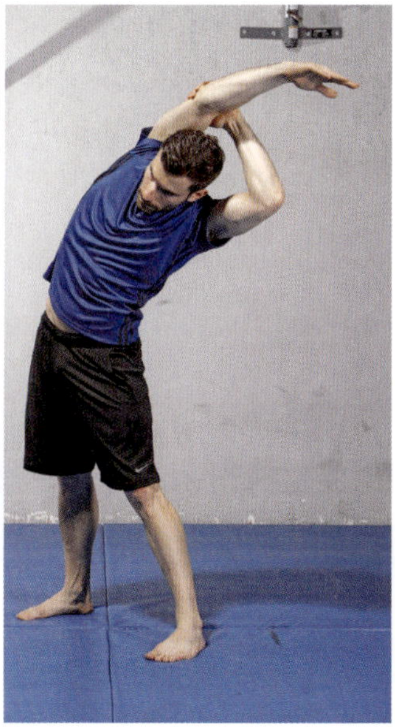

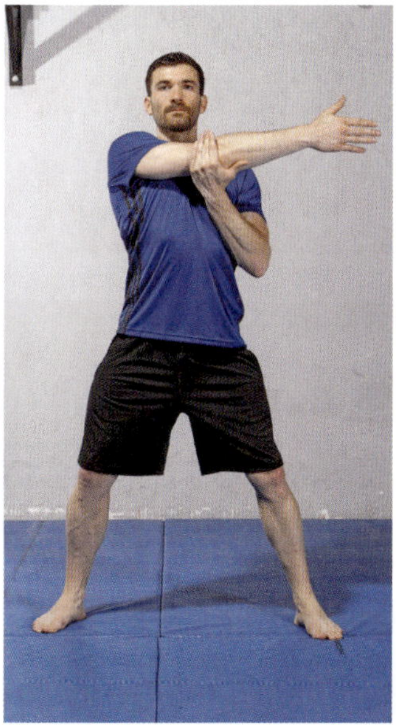

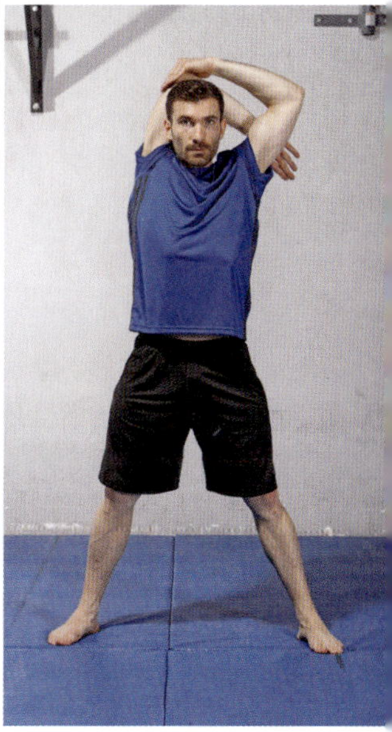

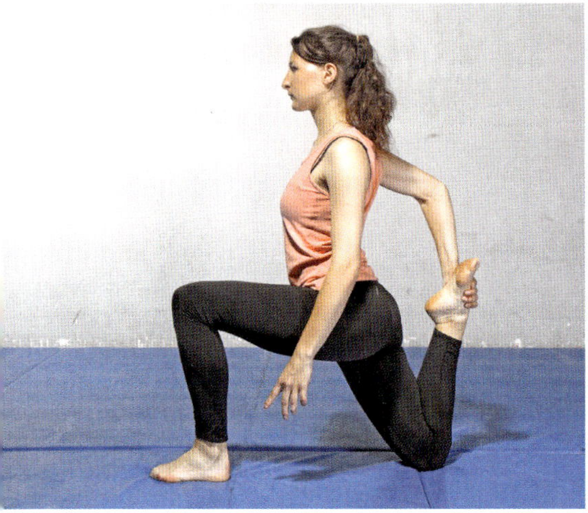

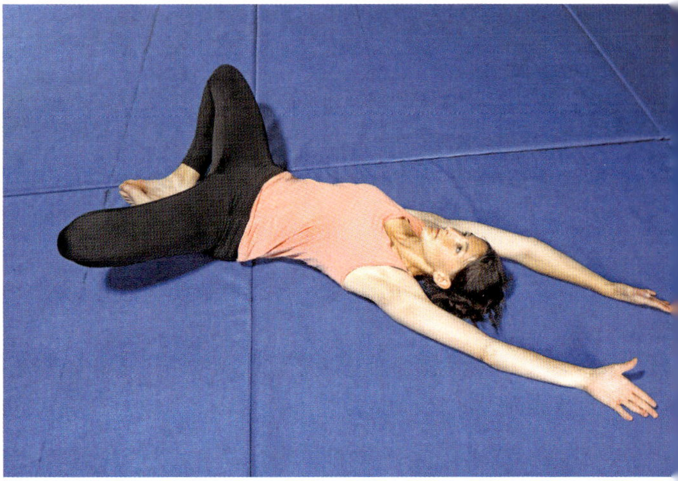

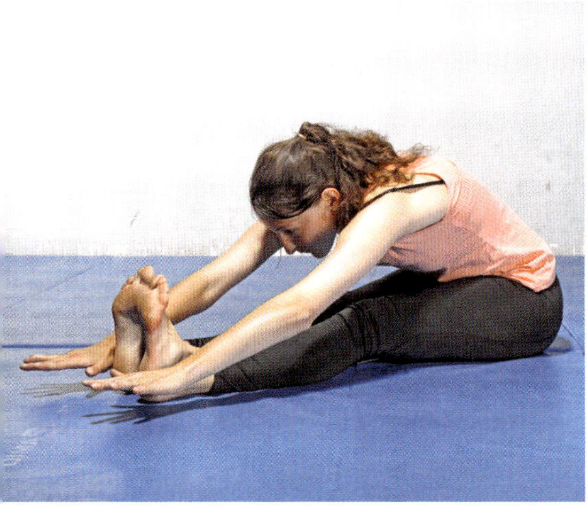

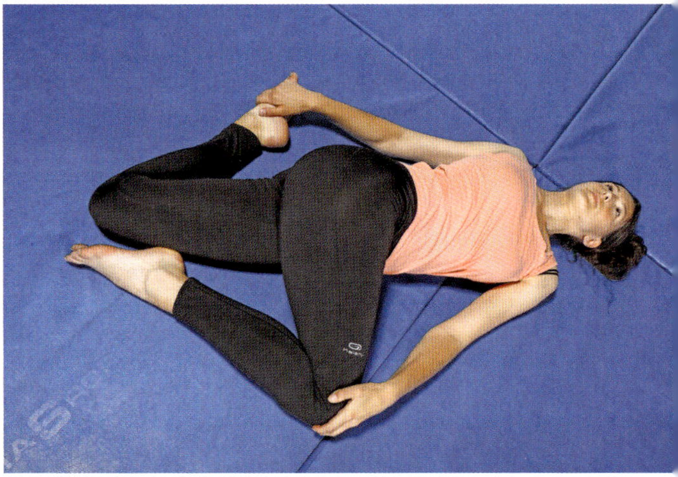

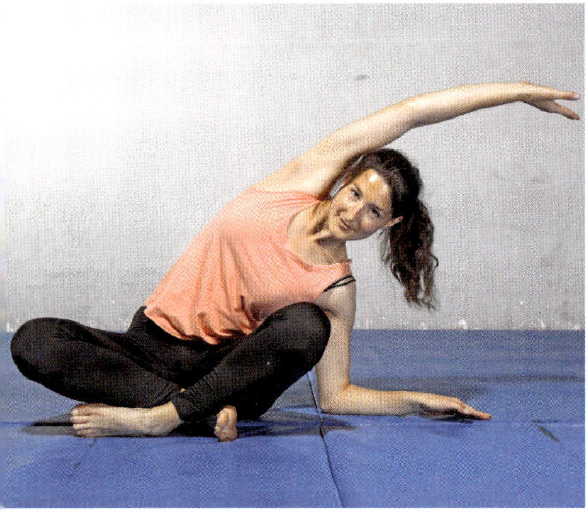

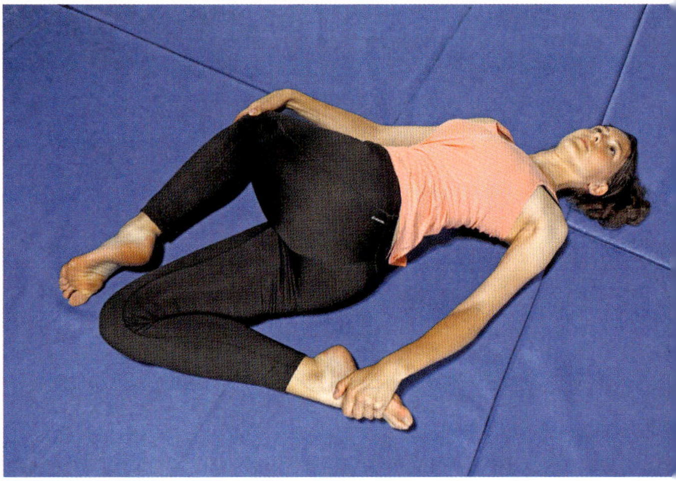

Flüssigkeitszufuhr und Erholung

Wie bei jeder sportlichen Aktivität ist es auch beim HIIT wichtig, vor, während und nach der Anstrengung für eine ausreichende Flüssigkeitszufuhr zu sorgen. Durchschnittlich braucht der Organismus jeden Tag 35 g Wasser/kg Körpergewicht, was einer Wassermenge zwischen 2,5 und 3 Litern pro Tag entspricht.

Obgleich ein Drittel oder sogar bis zur Hälfte des Tagesbedarfs an Wasser in der Nahrung enthalten ist, ist es nötig, außerhalb der Mahlzeiten zu trinken. Schon eine geringfügige Dehydrierung – etwa 2 % Wasserverlust – führt im Sport zu einer Leistungsabnahme von 20 %. Steigt der Wasserverlust auf 4 %, kann die Leistungsabnahme je nach Umgebungstemperatur zwischen 40 und 60 % betragen. Und je wärmer es ist, desto mehr geht die Leistung zurück. Vermeiden Sie folglich sehr intensive Belastungen in der Gluthitze.

In der Praxis beträgt der Zeitaufwand für das HIIT weniger als eine Stunde: In diesem Fall reicht es, wenn Sie einmal trinken, um Ihren Bedarf während der Trainingseinheit zu decken. Wenn Sie das Bedürfnis verspüren, oder sich von der Belastung etwas schneller erholen wollen, hier nun ein einfaches Rezept für ein Sportgetränk, das von Sportmedizinern stammt: Mischen Sie zu gleichen Teilen stilles Mineralwasser und frisch gepressten Fruchtsaft oder 100 % reinen Fruchtsaft. Zur fertigen Mischung geben Sie pro Liter Fertiggetränk eine Prise Salz.
Beispiel: 500 ml stilles Mineralwasser + 500 ml Fruchtsaft + 1 Prise Salz.

Schlaf

Ein weiterer wichtiger Punkt in Zusammenhang mit der Erholung und einer guten Lebenshygiene ist der Schlaf. Er ist unverzichtbar, damit Ihr Körper gut funktionieren kann. Schlafen Sie lange genug: Abgesehen davon, dass Sie damit Ihre Müdigkeit reduzieren, ist dies die Zeit, in der sich Ihre Muskeln von hochintensiven Trainingseinheiten erholen. Wer Fortschritte erzielen möchte, muss für ausreichenden Schlaf sorgen.

Die durchschnittliche Schlafdauer beträgt etwa 8 Stunden pro Tag, kann sich aber von Mensch zu Mensch unterscheiden. Wir verbringen beinahe ein Drittel unseres Lebens im Schlaf: Unterschätzen Sie die wohltuenden Wirkungen des Schlafes nicht. Hier nennen wir Ihnen drei davon, die Sie dabei bestärken sollten, diese wichtige Phase des Tages zu optimieren:

- Im Schlaf erholen sich Körper und Nerven.
- Die Muskeln regenerieren sich, die Muskelzellen werden mit neuer Energie versorgt.
- Im Schlaf wird das Wachstumshormon ausgeschüttet, das den Muskelaufbau fördert.

Das HIIT verlängert die Tiefschlafphase mit langsamer Hirnstromfrequenz. In dieser Phase entspannt sich der Körper völlig, Giftstoffe werden leichter ausgeschieden, das Immunsystem wird gestärkt.

Nahrungsergänzungsmittel

Brauchen Sie diese Produkte wirklich?

Wenn Sie beim HIIT Fortschritte machen wollen – und das Training vielleicht noch durch weitere sportliche Aktivitäten ergänzen möchten – lautet die einfache Regel: Essen Sie ausreichend und ausgewogen, das reicht völlig aus.

Der problemlose Gebrauch all dieser Pulver verstärkt natürlich die positive Meinung mancher Leute, aber es ist irritierend, dass häufig der Eindruck erweckt wird, solche Produkte seien für den Erfolg unverzichtbar.

Physiologisch betrachtet kann der Organismus nur eine begrenzte Menge an Eiweiß oder Kreatin pro Tag verwerten. Die einzige Möglichkeit, seine Leistungen zu steigern, ist die Einnahme von Anabolika, die verboten und sehr gefährlich sind.

Ihre Nieren werden die überschüssigen Mengen an Eiweiß und Kreatin ausscheiden, die Sie sich zugeführt haben. Im Klartext heißt das, dass Ihre lebenswichtigen Organe dadurch auf Hochtouren laufen und damit frühzeitig ermüden.

Es ist ein Irrtum zu glauben, dass »Wunder«-Mittel der Schlüssel zu Ihrem Erfolg und zu Ihren Fortschritten sein könnten. Ihre Fortschritte beim HIIT und jeder anderen sportlichen Tätigkeit sind das Ergebnis Ihres persönlichen Einsatzes und der Qualität Ihres Trainings. Vertrauen Sie darauf!

Selbstmassage

Zur Vorbereitung auf die Anstrengung oder die Erholung gibt es inzwischen mehrere Geräte für die Selbstmassage: Massagerollen, -stäbe und -bälle. Damit können Sie die Knötchen – in Sportkreisen werden sie auch als »Triggerpunkte« bezeichnet – gezielt angehen, die sich in den Muskelfasern bilden. Sie werden diese bei Berührung sehr schmerzhaften Punkte leicht finden. Nicht zu verwechseln sind sie mit dem Muskelkater.

Nachfolgend verschiedene Situationen, in denen die Selbstmassage nützlich sein kann:

- Vorbeugend: Massieren Sie die großen Muskelgruppen 1–2 Minuten pro Tag.
- Beim Aufwärmen: Massieren Sie gezielt vor allem die Rückenmuskulatur.
- In der Erholungsphase, um schmerzenden Muskeln Erleichterung zu verschaffen.
- Um Erleichterung bei einer verstärkten Kyphose (einem Rundrücken) zu bekommen und dieser Krümmung der Wirbelsäule entgegenzuwirken.
- Für Sportler zur Leistungsoptimierung.

Kleiner Tipp, bevor Sie mit diesen Geräten arbeiten: Die Verwendung einer Massagerolle setzt eine gute Grundspannung und die Fähigkeit voraus, sich zu entspannen.

Finden Sie heraus, was Sie brauchen, um die richtige Massagerolle auszusuchen. Es gibt zwei entscheidende Unterschiede: glatt oder mit Noppen. Einige haben sogar beides. Ziel der glatten Massagerollen ist eine sanftere Massage, um die Durchblutung anzuregen. Die Massagerollen mit Noppen zielen vor allem auf die Triggerpunkte ab. Hinsichtlich der Produktqualität sollten Sie Rollen bevorzugen, die weder zu weich noch zu hart sind und die sich bei Gebrauch nur begrenzt verformen.

Für Massagestäbe und Massagebälle gilt: Wenn Sie momentan nichts investieren wollen, erfüllen auch ein Besenstiel, ein Tennisball oder ein anderer kleiner Ball ihren Zweck.

Falls Sie zudem unsicher sind (Hautprobleme, Schwangerschaft ...), was den Gebrauch von Hilfsmitteln zur Selbstmassage betrifft, konsultieren Sie einen Arzt.

Verschiedene Positionen und Methoden, um auf möglichst viele Muskeln einzuwirken.

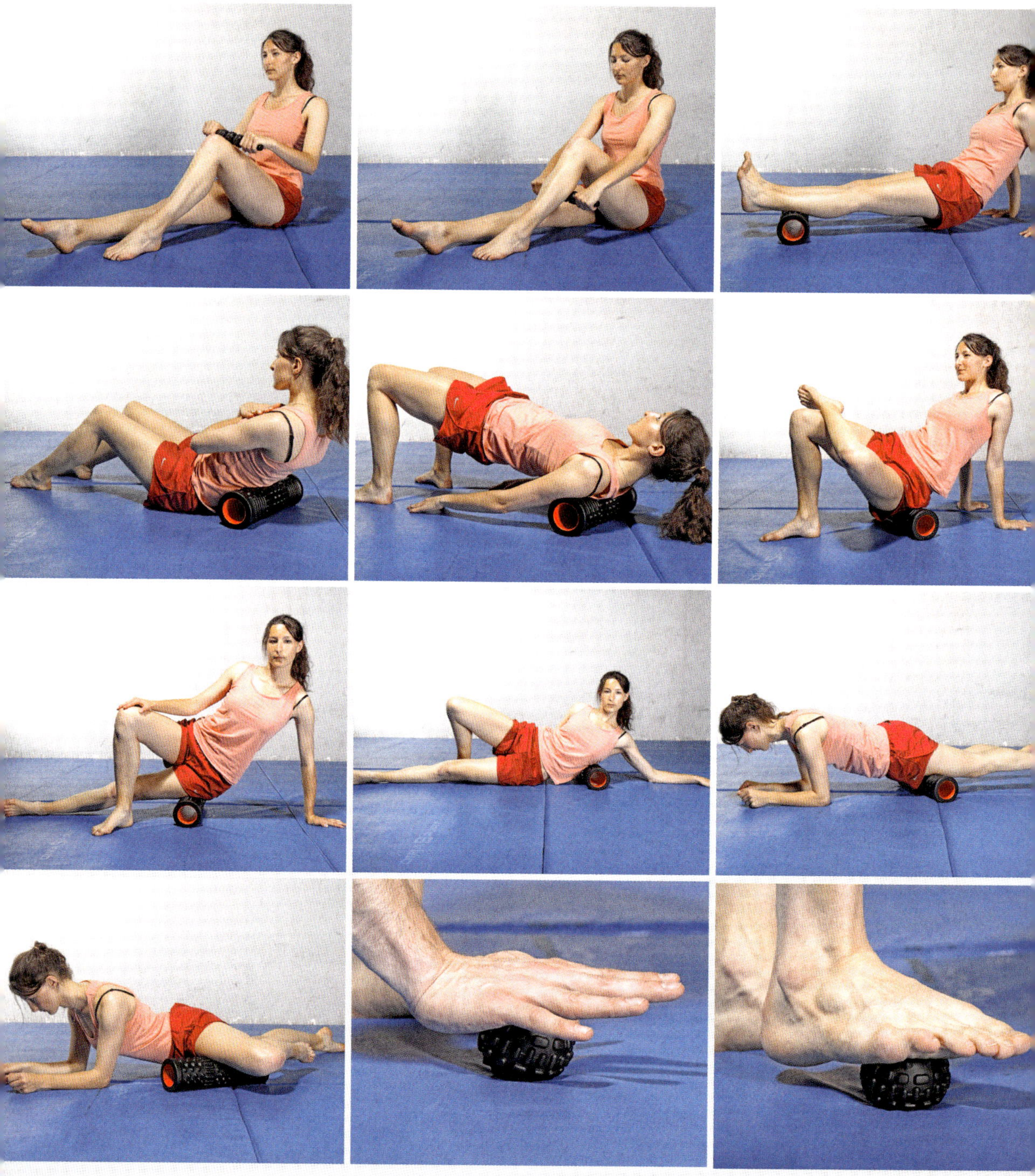

ÜBUNGSFÜHRER

ÜBUNGEN MIT 100 PROZENT EIGENGEWICHT

Cardio-Übungen

HIIT

JUMPING JACK

Hier handelt es sich um den klassischen »Hampelmann« . Ob die Übung zum Aufwärmen oder im Rahmen einer Trainingseinheit ausgeführt wird – sie wird Sie immer auf Touren bringen! Bei späteren Trainingsprogrammen wird eine Version »90°« verlangt. Dafür müssen Sie sich lediglich zwischen den Übungen, bei denen Sie nach vorne blicken, abwechselnd nach rechts und links wenden.

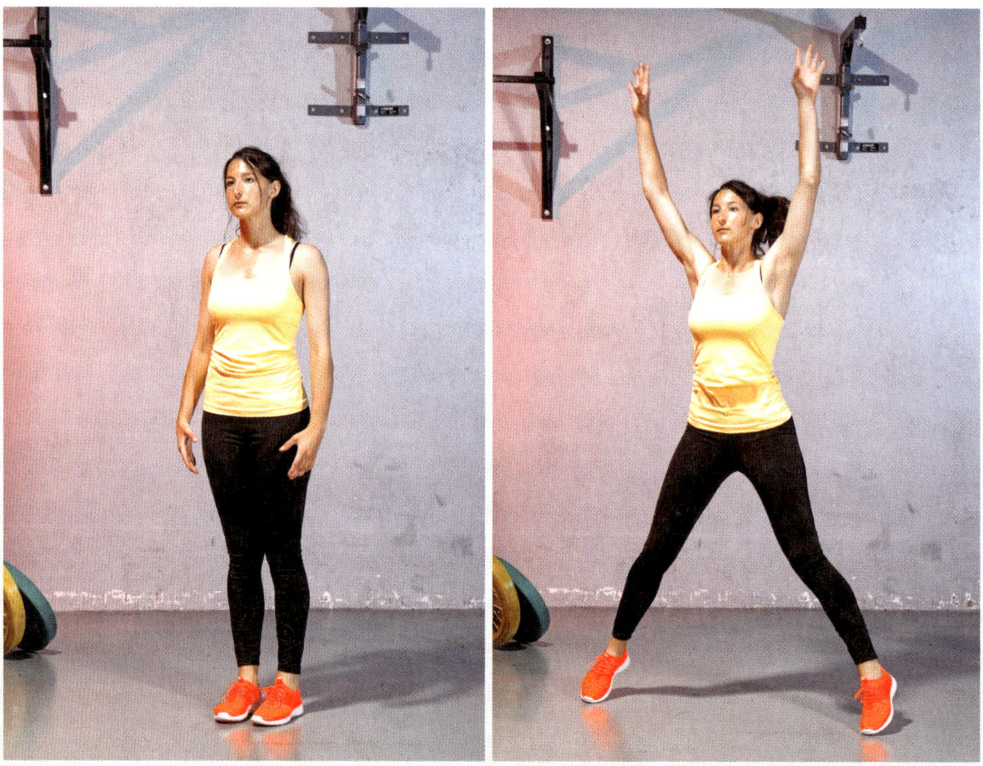

X-JACK

Anstatt die Arme über den Kopf zu heben wie beim Jumping Jack, kreuzen Sie diese hier intensiv und kontrolliert vor dem Körper.

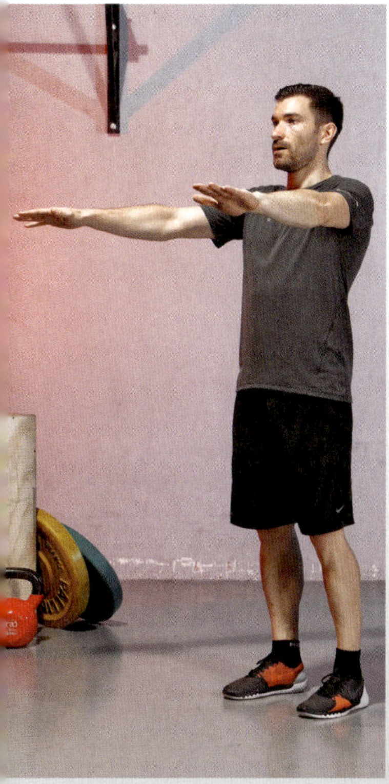

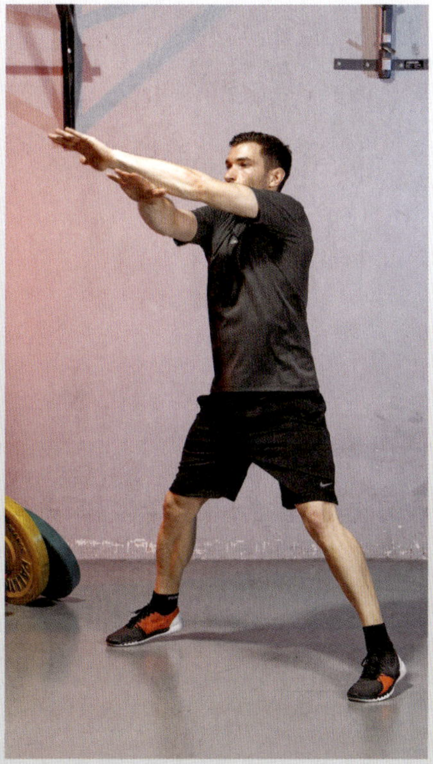

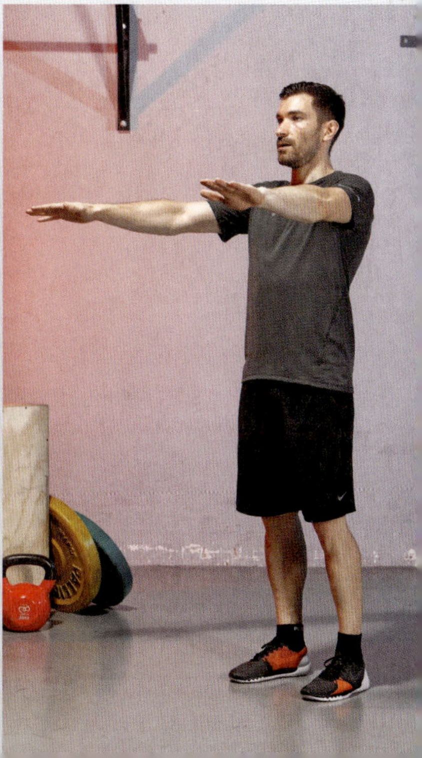

SEAL JACK

Bei dieser Übung werden die Arme nicht vor dem Körper gekreuzt, sondern mit flach ausgestreckten Händen rasch zusammengeführt. Anschließend öffnen Sie die Arme so weit es geht nach hinten, dabei werden die Schulterblätter fixiert. Den letzten Schliff erhält die Übung, wenn Sie sie auf Zehenspitzen beenden.

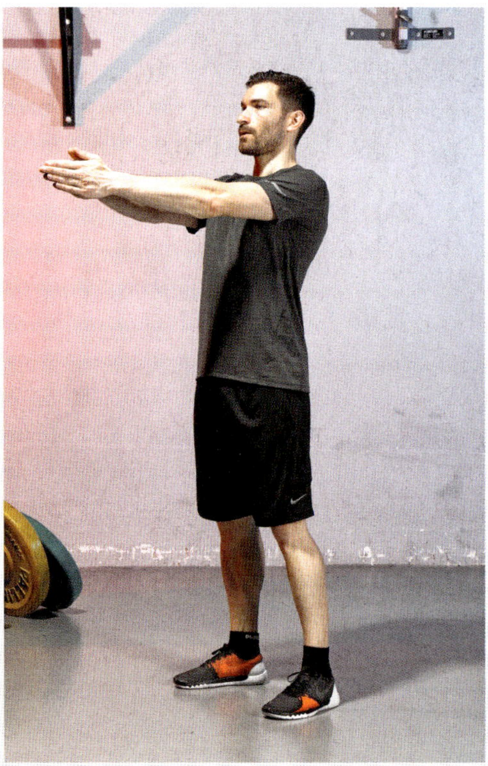

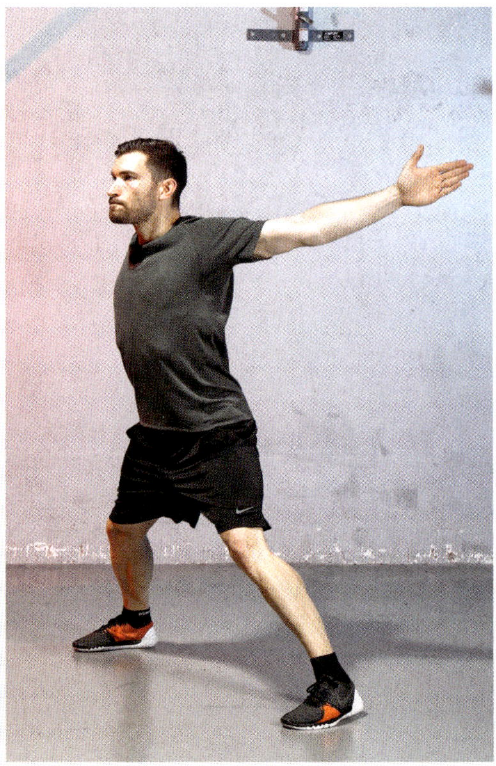

MOUNTAIN CLIMBER

Wie der Burpee (S. 72–73) beansprucht auch diese Übung einen wichtigen Teil der Gesamtmuskulatur und aktiviert spürbar die kardiorespiratorischen, Herz und Atmung betrefenden Funktionen.

Die Ausübung mit einer Gewichtsweste (10 kg) führt zu einer günstigen Intensivierung der Übung; vorausgesetzt, der Rücken wird nicht gekrümmt. Ziehen Sie die Knie möglichst schnell abwechselnd zur Brust.

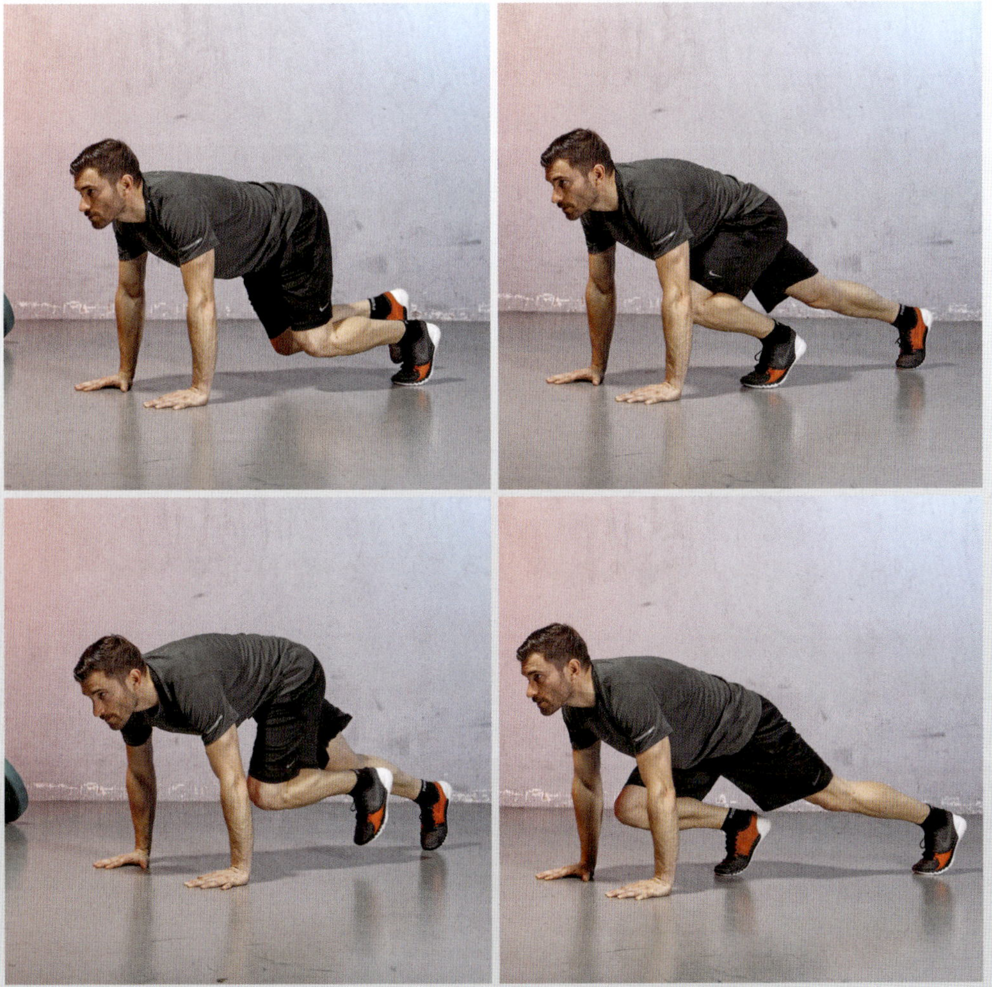

ADVANCED MOUNTAIN CLIMBER

Es gilt das gleiche Prinzip wie beim einfachen Mountain Climber (S. 49), nur werden die Knie gleichzeitig zur Brust gezogen.

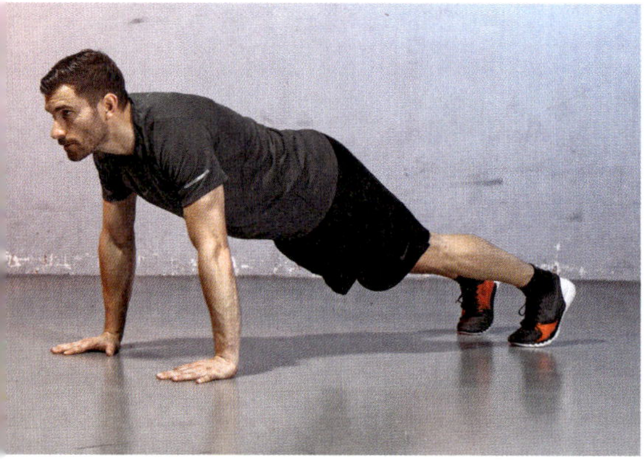

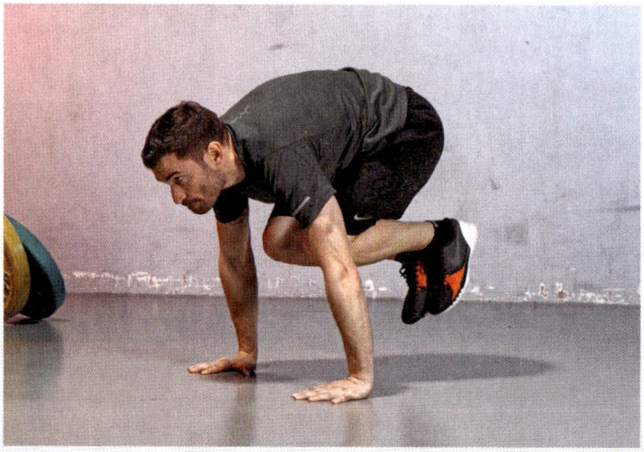

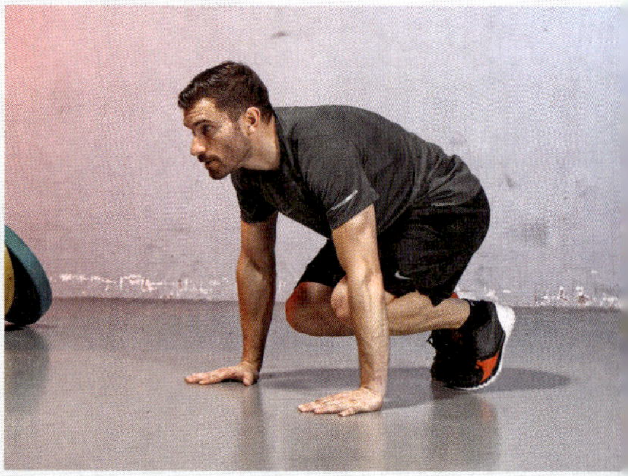

WIDE STANCE MOUNTAIN CLIMBER

Auch hier ist die Mechanik grundsätzlich die gleiche, nur die Bewegungsamplitude ändert sich. In der Ausgangsposition stellen Sie das Bein außen neben der Hand ab, die sich auf den Boden stützt. Anschließend wechseln Sie die Beine mit hoher Schnellkraft.

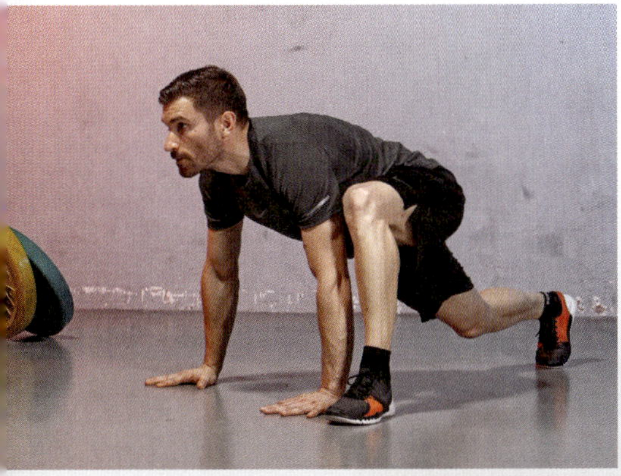

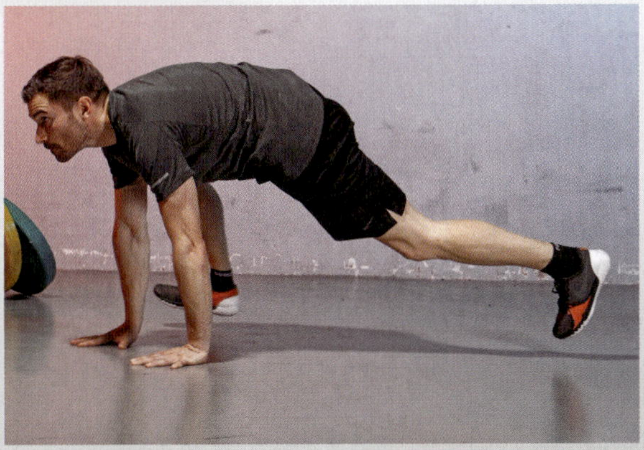

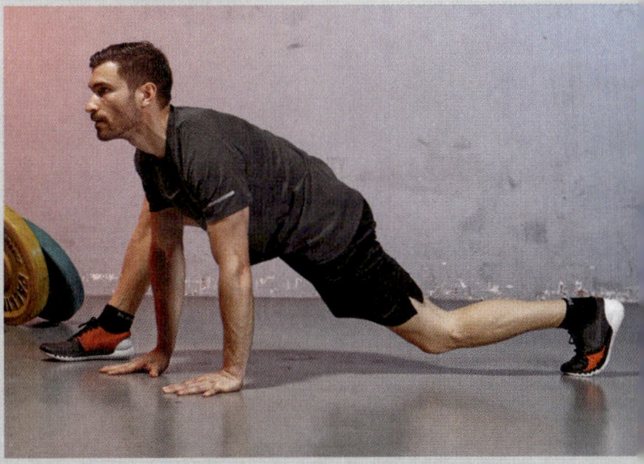

LATERAL KNEE

Im Stehen öffnen Sie die linke Hüfte, anschließend heben Sie das linke Knie seitlich Richtung Ellenbogen. Nach diesem Prinzip immer wieder die Seiten wechseln. Während der Annäherung von Knie und Ellenbogen gut ausatmen.

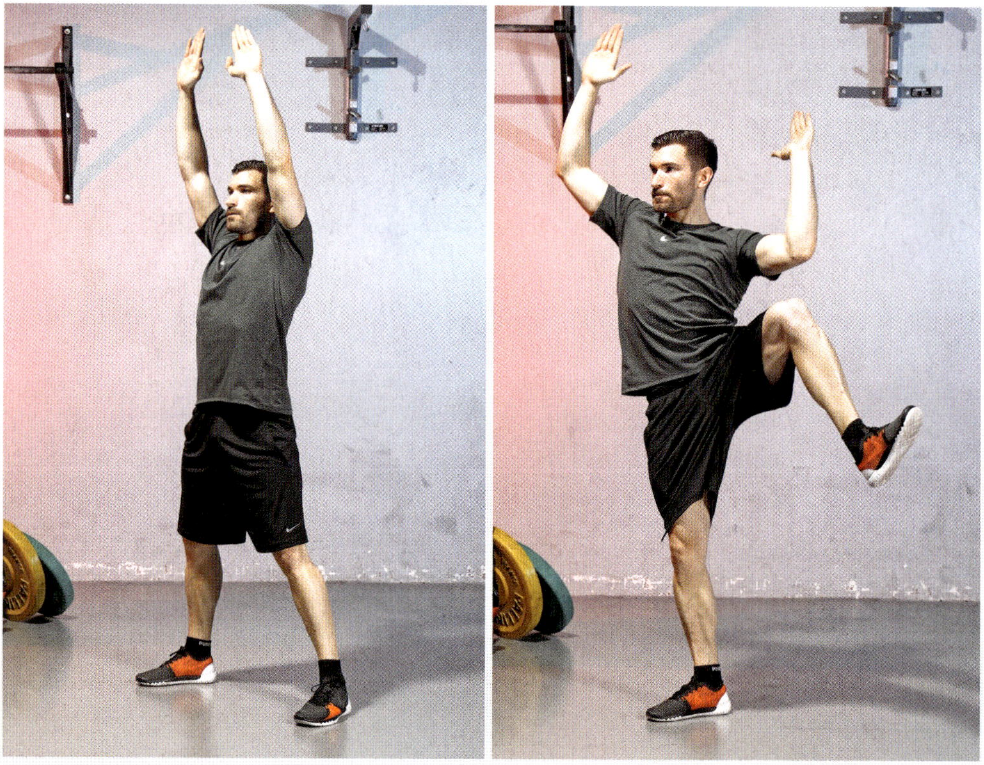

FAUSTSCHLAG NACH VORNE

Bei dieser Übung geht es darum, möglichst viele Faustschläge nach vorne auszuführen. Stehen Sie fest auf Ihren Beinen, atmen Sie korrekt und nehmen Sie eine Deckungshaltung ein wie auf dem Foto, um sich ganz in die Übung zu vertiefen.

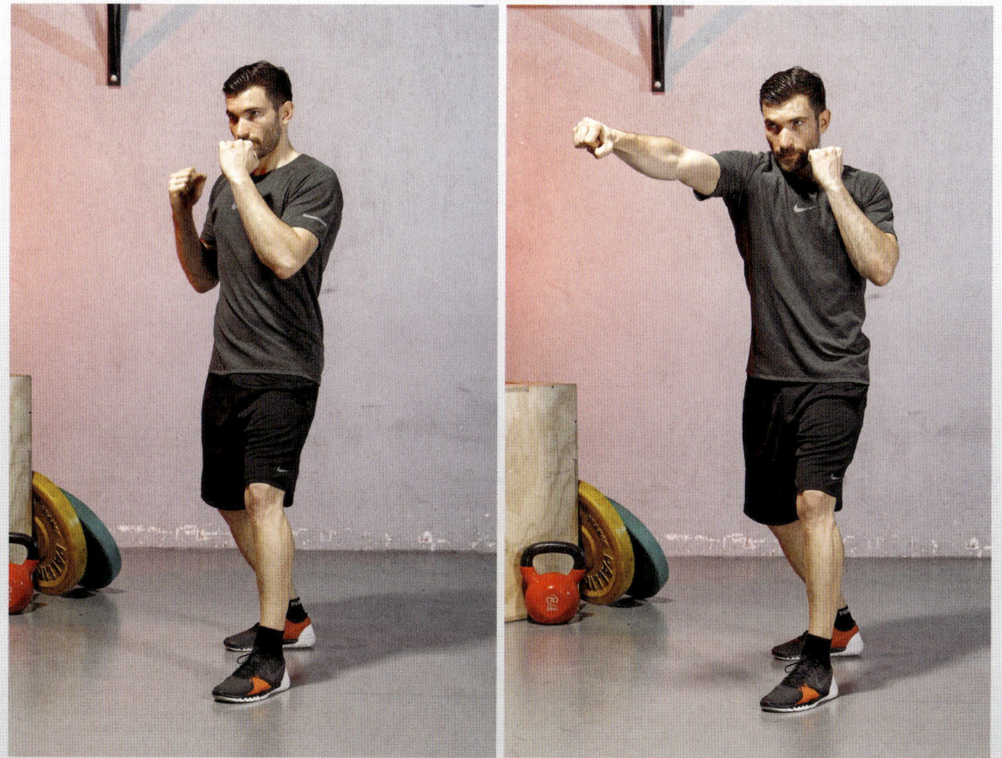

OVERHEAD PUNCH

Bei dieser Übung gehen die Faustschläge nach oben. Stabilisieren Sie sich wieder mit den Beinen und geben Sie alles: So wird die Schultermuskulatur erwärmt.

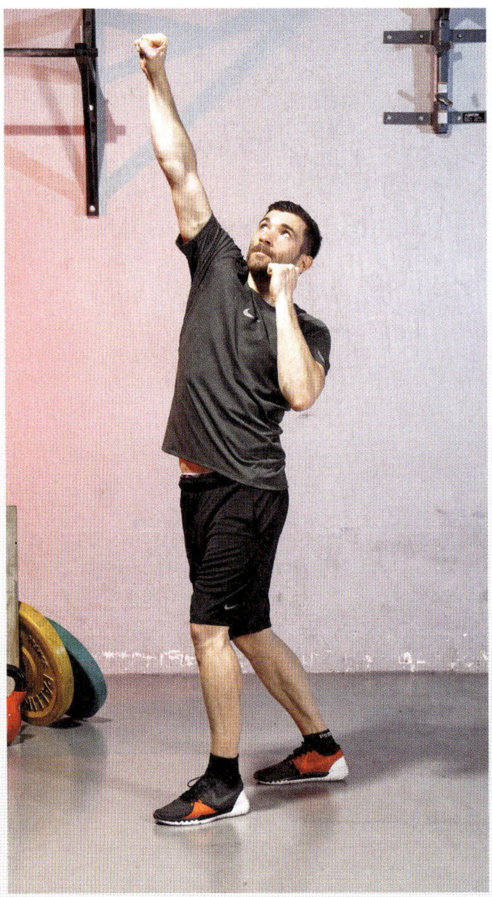

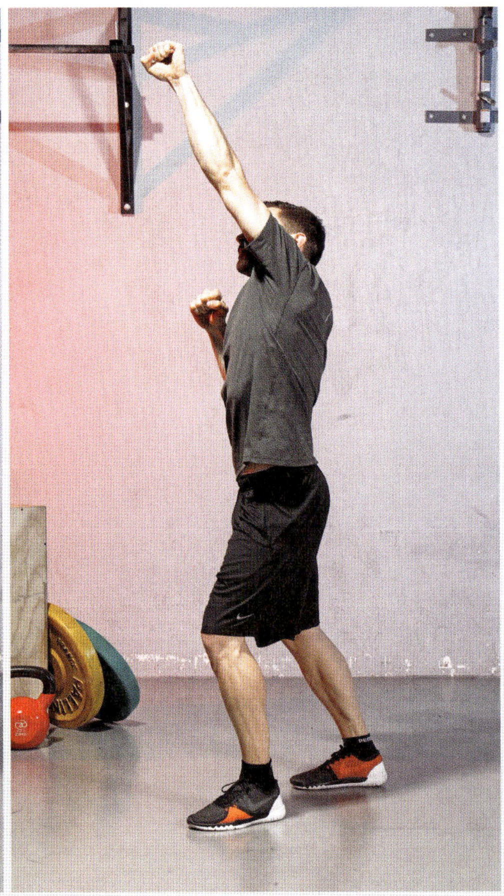

HAKEN

Eine weitere Übung direkt aus dem Boxring: Reihen Sie möglichst viele Haken aneinander. Platzieren Sie Ihre Haken gut, stellen Sie sich vor, Sie haben einen Gegner vor sich und schlagen Sie so, dass Sie seine Abwehr umgehen.

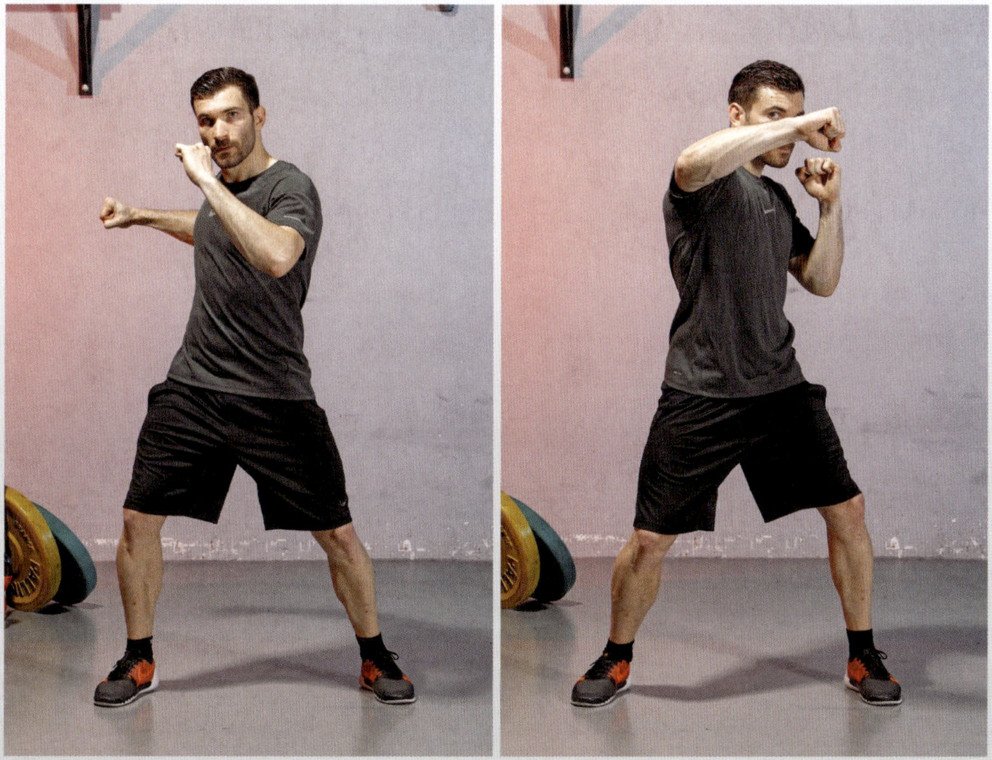

UPPERCUT

Dies ist eine sehr technische Boxerbewegung. Senken Sie den Arm zum Schlag nicht zu sehr ab, führen Sie dann mit der Faust eine kreisförmige Bewegung von unten nach oben aus. Schauen Sie sich auch Videos im Internet an, um Ihre Kampfgesten zu verfeinern: Je mehr Sie üben, desto besser beherrschen Sie die Bewegungen.

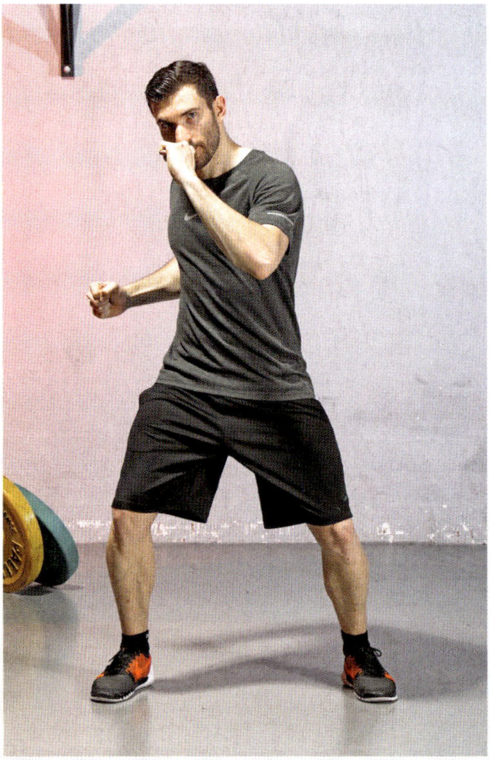

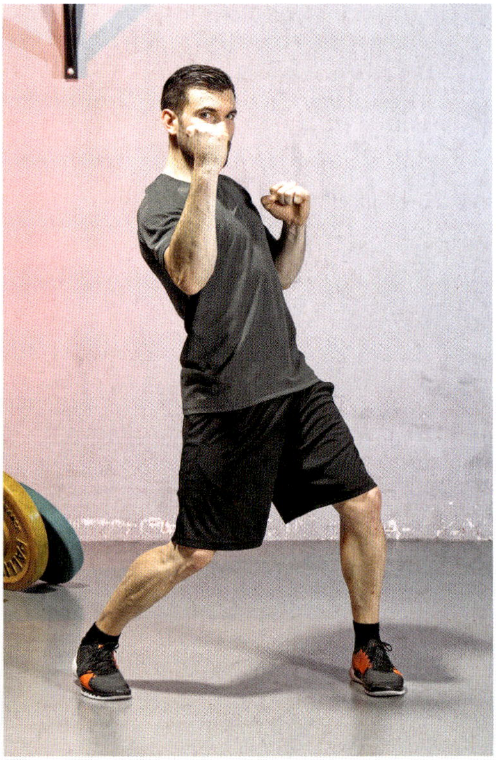

JUMP FORWARD/BACKWARD

Aus dem sicheren Stand, Füße beckenbreit geöffnet, dynamisch nach vorne springen, anschließend sofort mit einem Sprung nach hinten in die Ausgangsposition zurückkommen. Die Bewegung gut kontrollieren – setzen Sie die Arme ein, um Ihre Bewegung zu koordinieren und um vor allem das Gleichgewicht zu behalten.

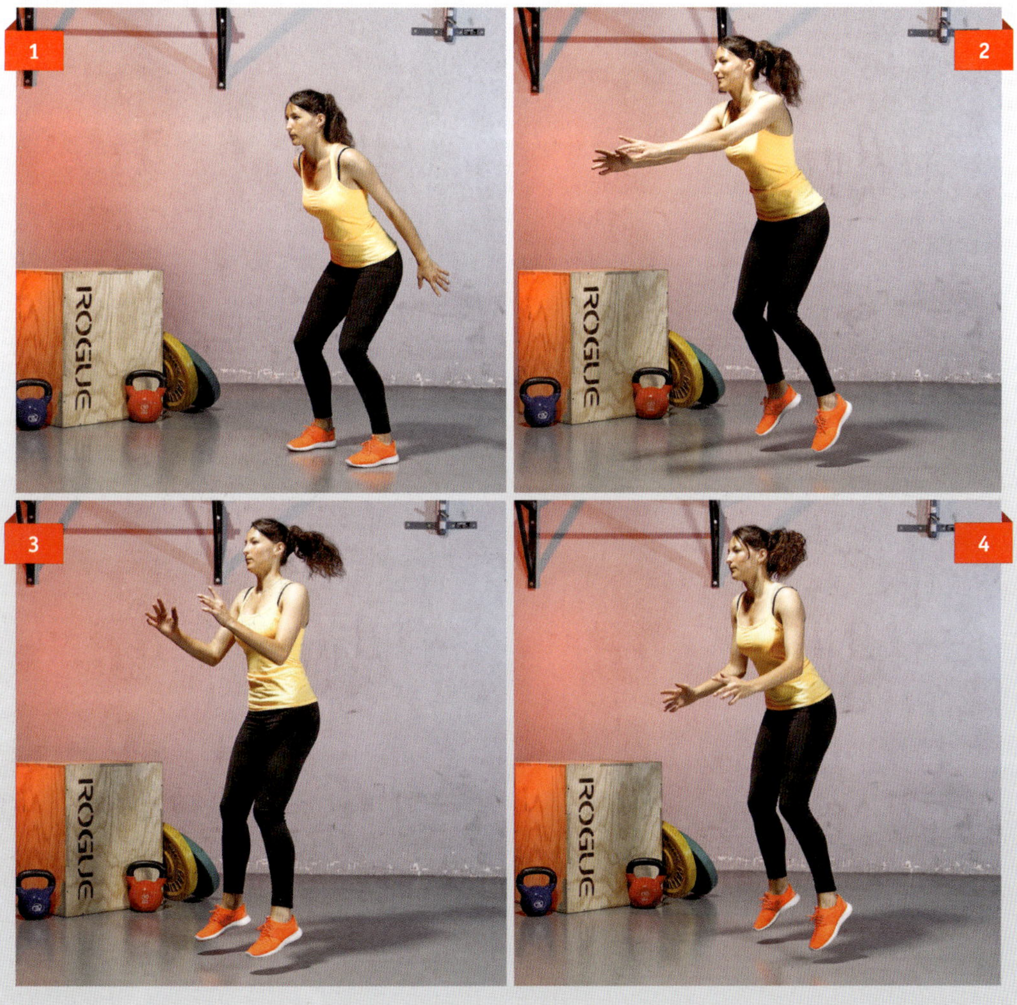

SPRUNG NACH RECHTS/NACH LINKS

Springen Sie jetzt zur Seite, nach links oder rechts. Anschließend so schnell wie möglich in die Ausgangsposition zurückspringen und den Ablauf ständig wiederholen.

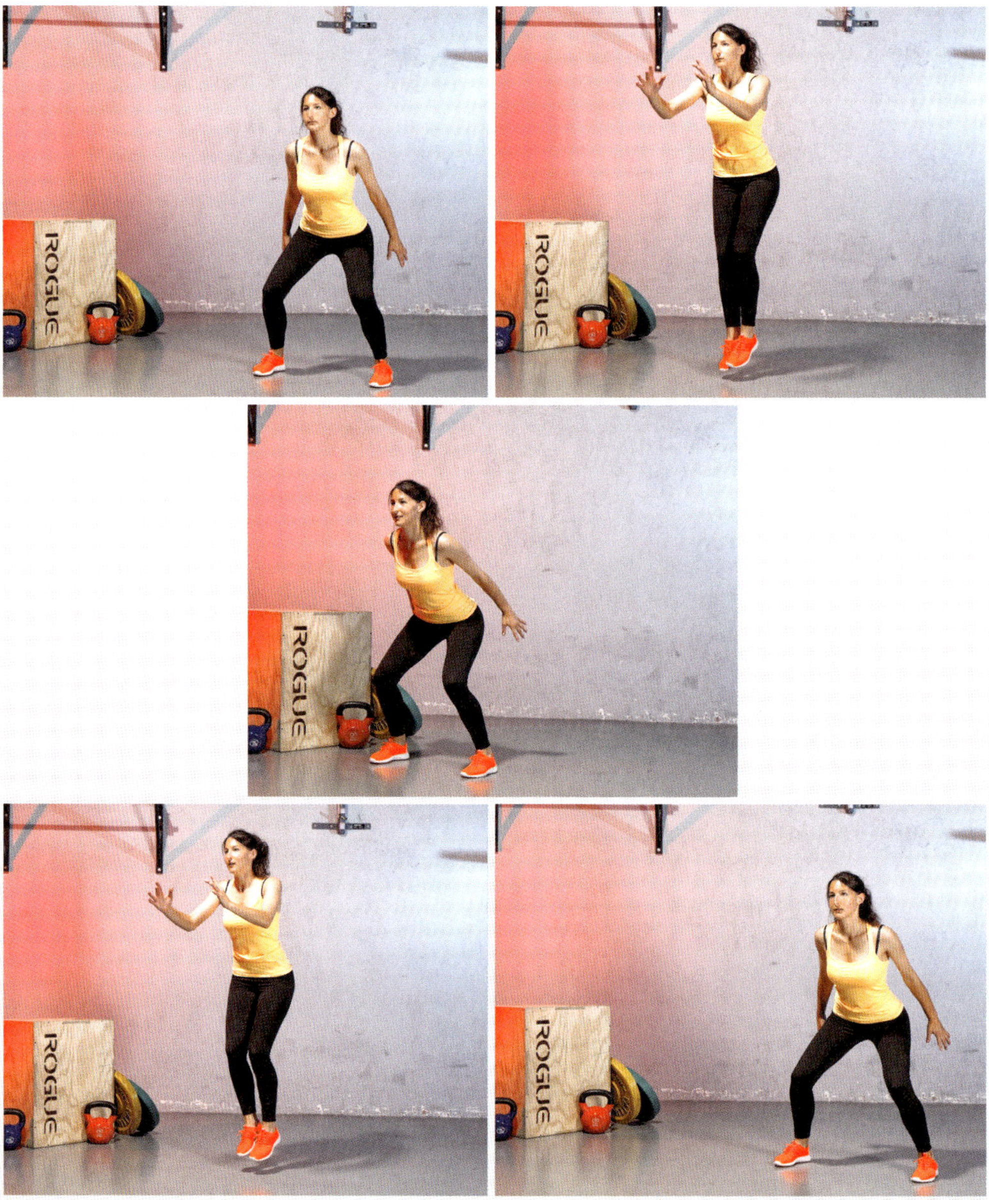

FRONT KICK

Gehen Sie auch hier wieder in Deckungshaltung, um ganz in die Bewegung einzutauchen. Heben Sie das rechte Knie und treten dann mit der Ferse nach vorne. Die Bewegung gut kontrollieren, lassen Sie sich von dem Fußtritt nicht mitreißen. Anschließend mit dem anderen Bein wiederholen. Atmen Sie begleitend zu dieser Bewegung kräftig aus.

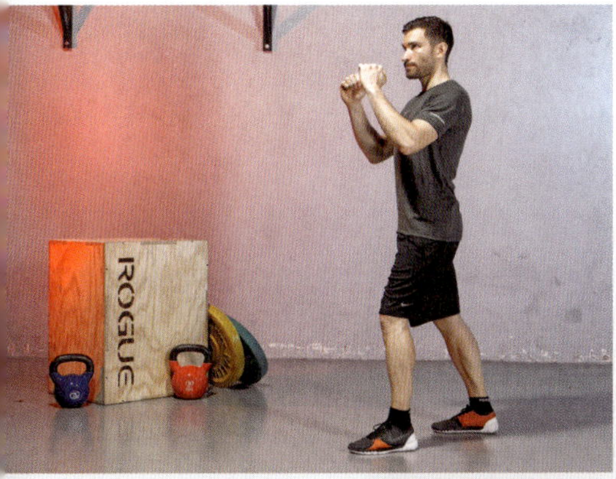

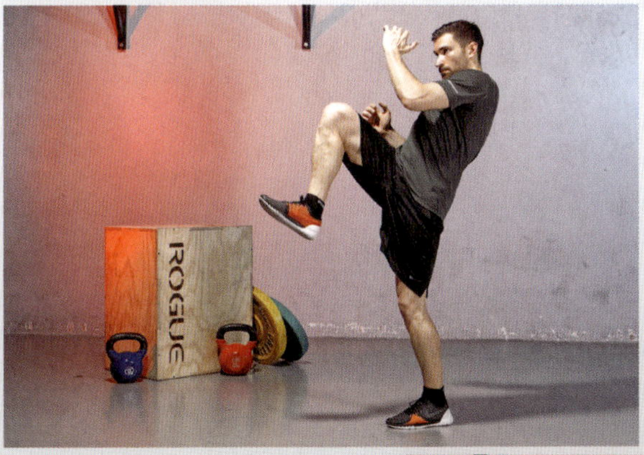

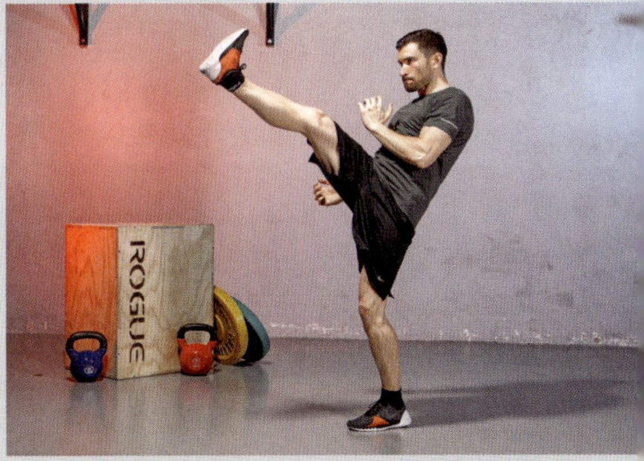

LATERAL KICK

Spannen Sie Ihr Bein an, auch hier wieder in einer möglichst stabilen Deckungshaltung. Treten Sie anschließend mit der Ferse kräftig zur Seite. Diese Übung erfordert ein gewisses Maß an Koordination und Gleichgewicht: Trainieren Sie viel und schauen Sie sich Videos an, die diesen Bewegungsablauf zeigen.

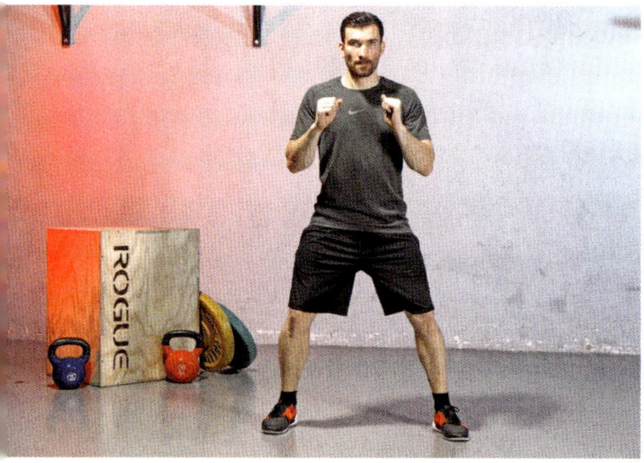

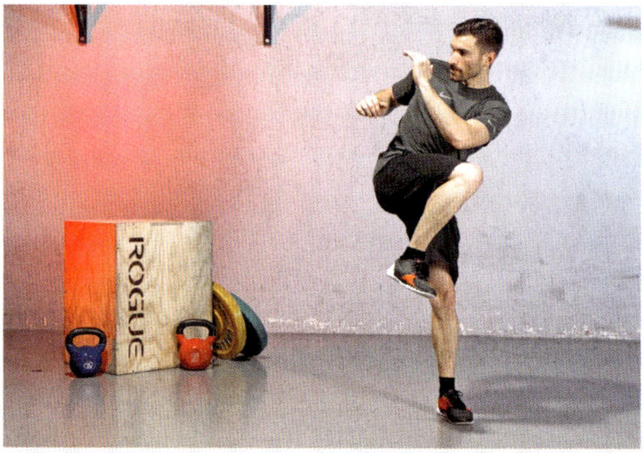

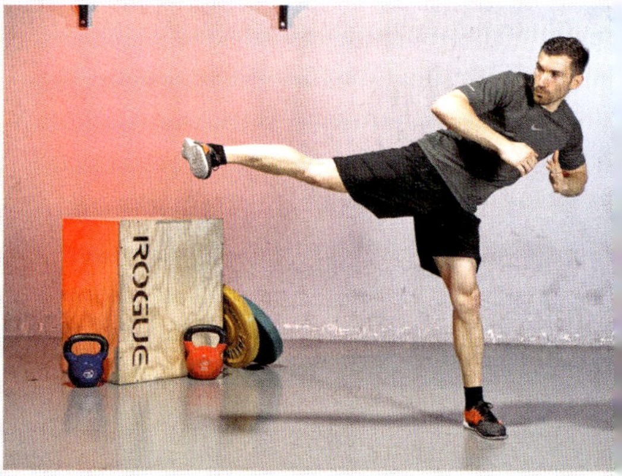

JUMP + DOUBLE PUNCH

Aus dem Stand, mit leicht geöffneten Beinen (beckenbreit ist ausreichend) hochspringen, um die Knie möglichst hoch zu bringen, gleichzeitig mit beiden Fäusten nach vorne schlagen. Dieser technisch recht anspruchsvollen Übung werden Sie bei den Übungseinheiten der höchsten Intensitätsstufe wiederbegegnen.

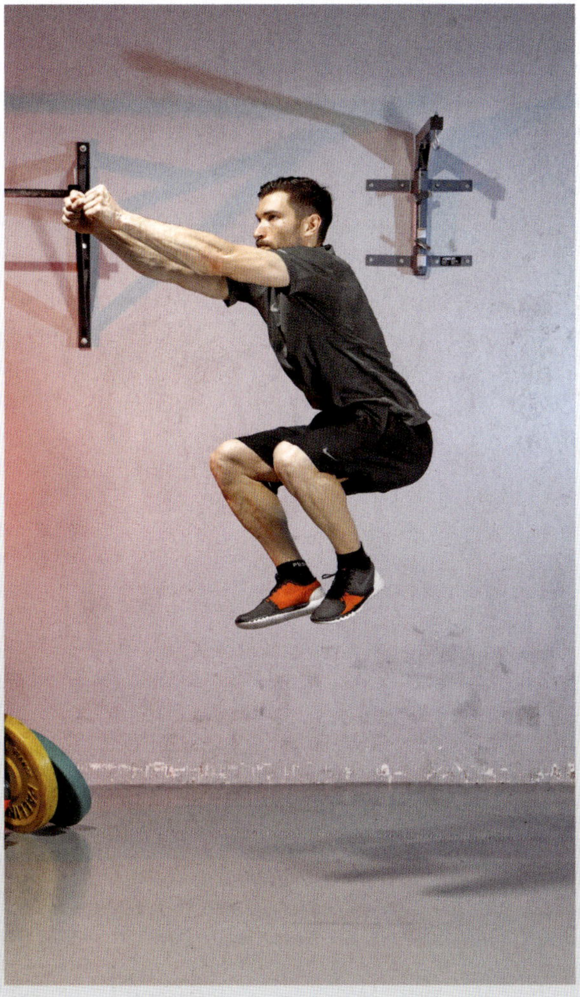

MOGUL JUMP

Ausgangsposition ist der Vierfüßlerstand. Dabei sind die Knie leicht vom Boden abgehoben. Ihr Körpergewicht verteilen Sie gleichmäßig auf Ihre vier Abstützpunkte am Boden. Springen Sie, ohne die Arme zu beugen, und drehen Sie dabei das Becken und die Beine zu einer Seite. Sofort zur anderen Seite wiederholen, ohne dazwischen die Ausgangsposition einzunehmen. Nur dann wieder in die Ausgangsposition zurückgehen, wenn Sie diese Übung langsamer lernen oder die Intensität bei einer Übungseinheit etwas abschwächen wollen. Geben Sie bei diesem komplexen Bewegungsablauf wirklich der Qualität der Ausführung Vorrang vor dem Tempo.

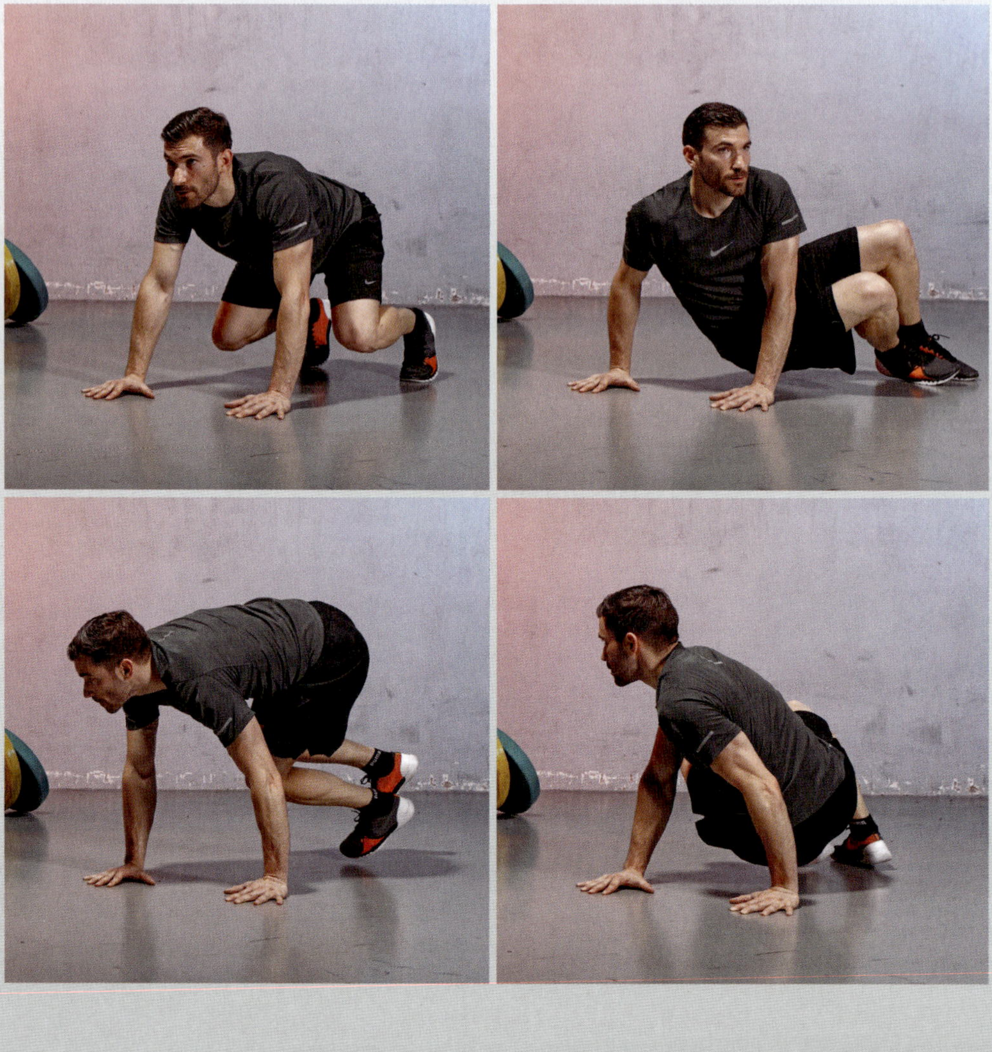

LONG JUMP

Mit beiden Beinen einen großen Spung nach vorne machen und in der Hocke aufkommen (S. 122). Dynamisch kehrtmachen und sofort weitere Sprünge anschließen.

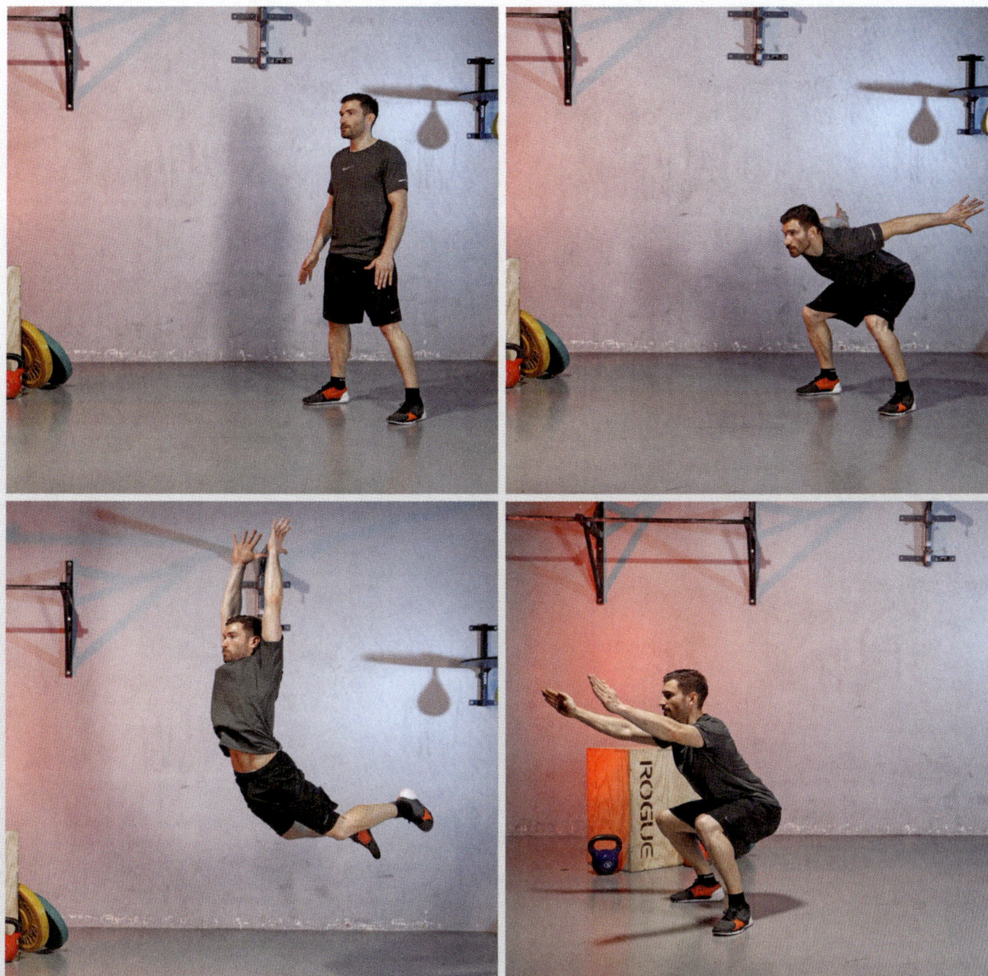

LONG JUMP TO BACKWARD HOP

Achtung, intensive Übung!
Mit beiden Beinen springen und in der tiefen Hocke aufkommen (S. 122), anschließend mit beiden Beinen drei kleine Sprünge nach hinten machen. Der dritte kleine Sprung dient als Impuls für den »großen« Sprung mit beiden Beinen. Während der gesamten Übung mit maximaler Intensität arbeiten.

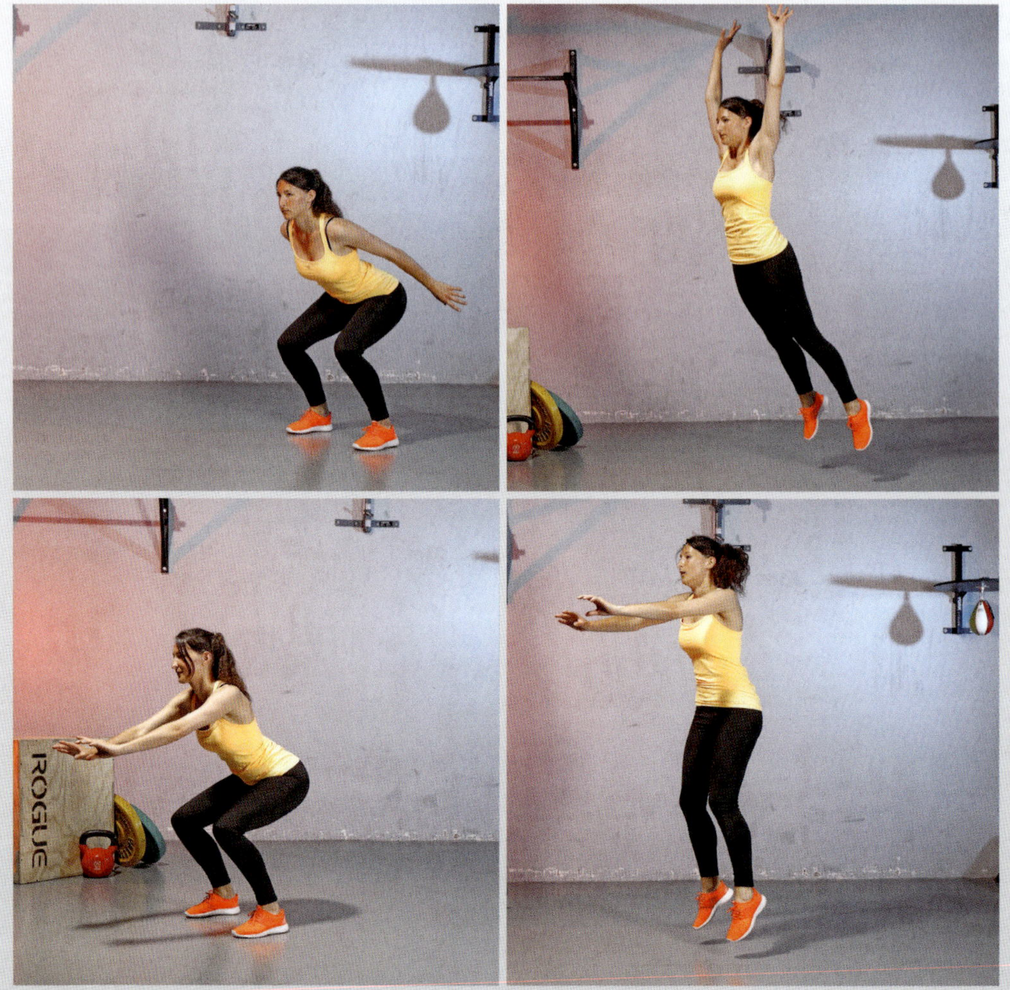

BACK KICK

Spannen Sie, wie auf dem Foto zu sehen ist, das Bein gut an, richten Sie den Blick nach hinten und treten Sie mit der Ferse möglichst weit in diese Richtung. Stellen Sie sich ein ausschlagendes Pferd vor!

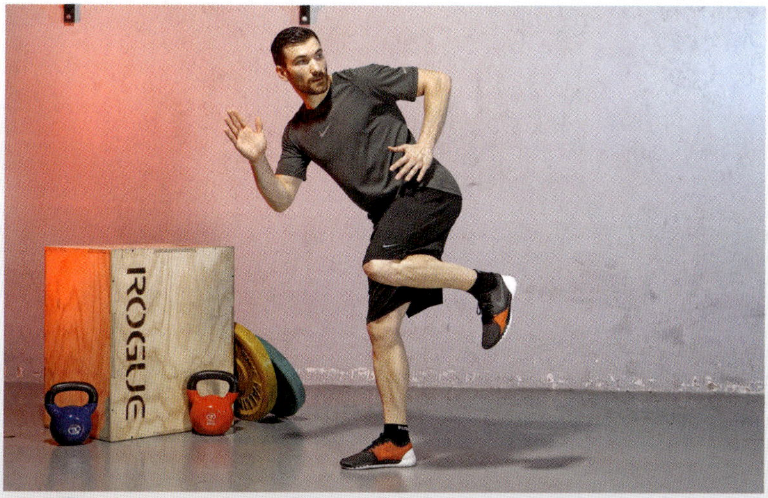

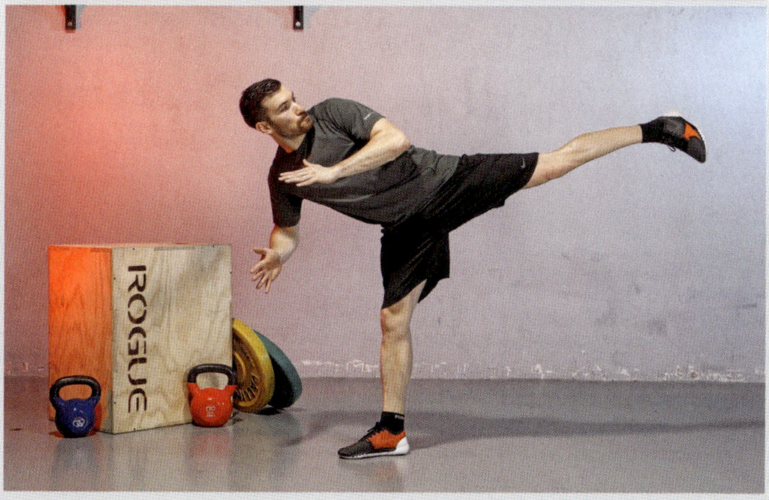

JUMP KNEE TOUCH

Springen Sie auf der Stelle und bringen Sie die Knie dabei möglichst hoch, lassen Sie sie gegen Ihre Hände klatschen. Während der Übung kräftig ausatmen.

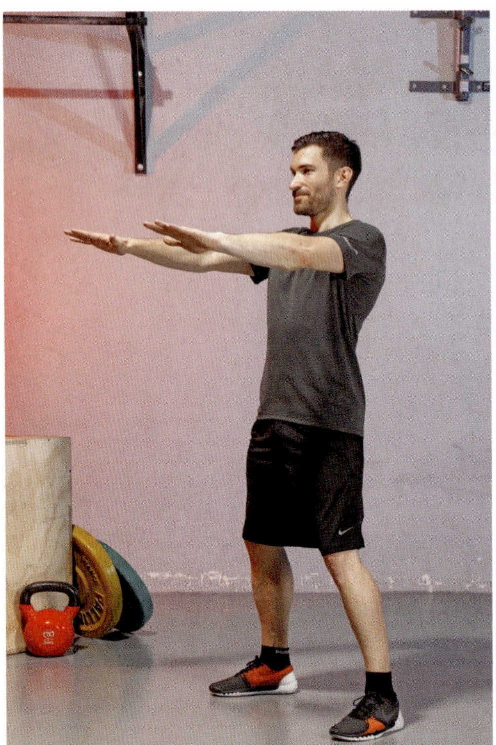

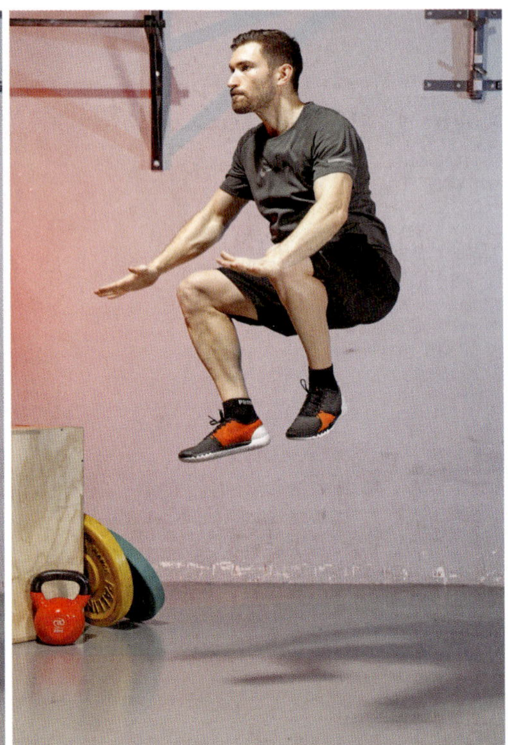

MONKEY JUMP

Gehen Sie als Ausgangsposition in den Vierfüßlerstand, das Gewicht ruht überwiegend auf den gebeugten Beinen. Springen Sie zur Seite, wobei Sie sich erst auf den Armen, dann auf den Beinen abstützen. Die Übung zur anderen Seite ausführen und dies fortlaufend wiederholen.

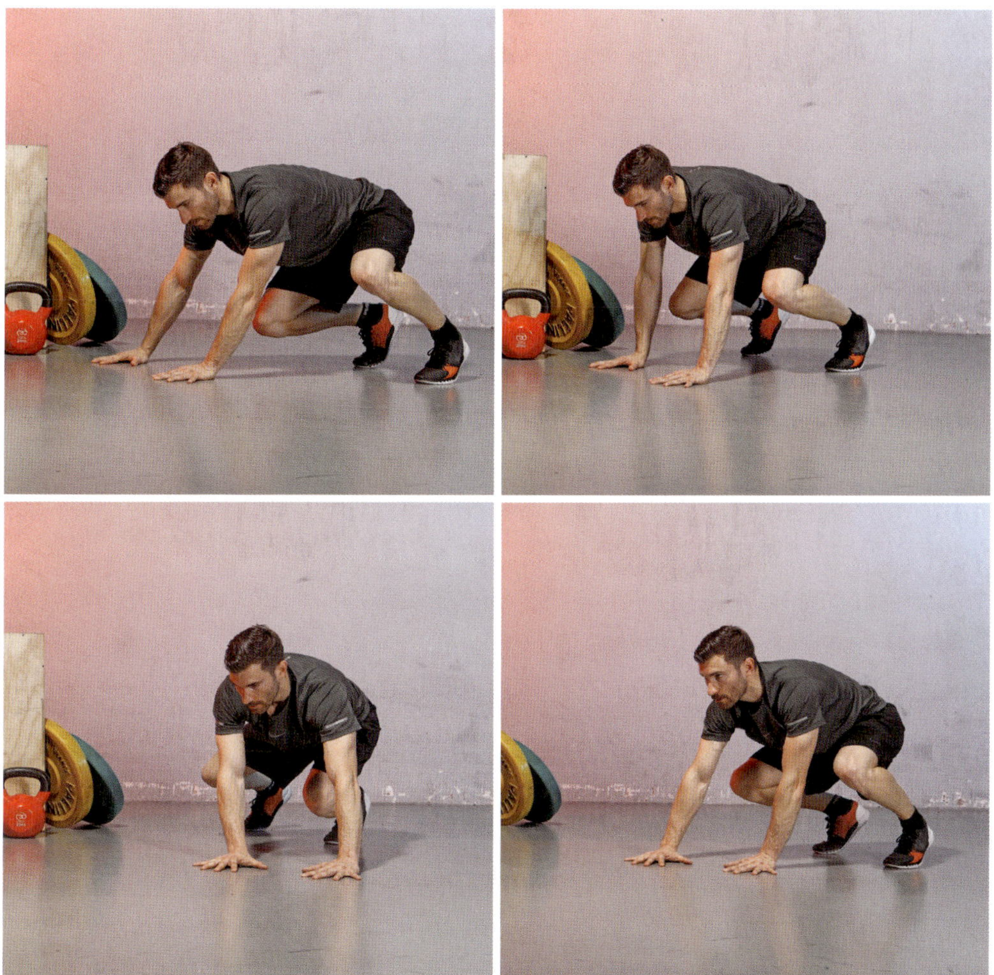

BOXER PEAR

Stellen Sie sich über ihrem Kopf eine Boxbirne vor und vollführen Sie sehr schnelle Faustschläge. Um noch etwas mehr in die Übung einzutauchen und mehr Dynamik zu erreichen, machen Sie während der Faustschläge in einer Abwehrposition kleine Sprünge auf der Stelle.

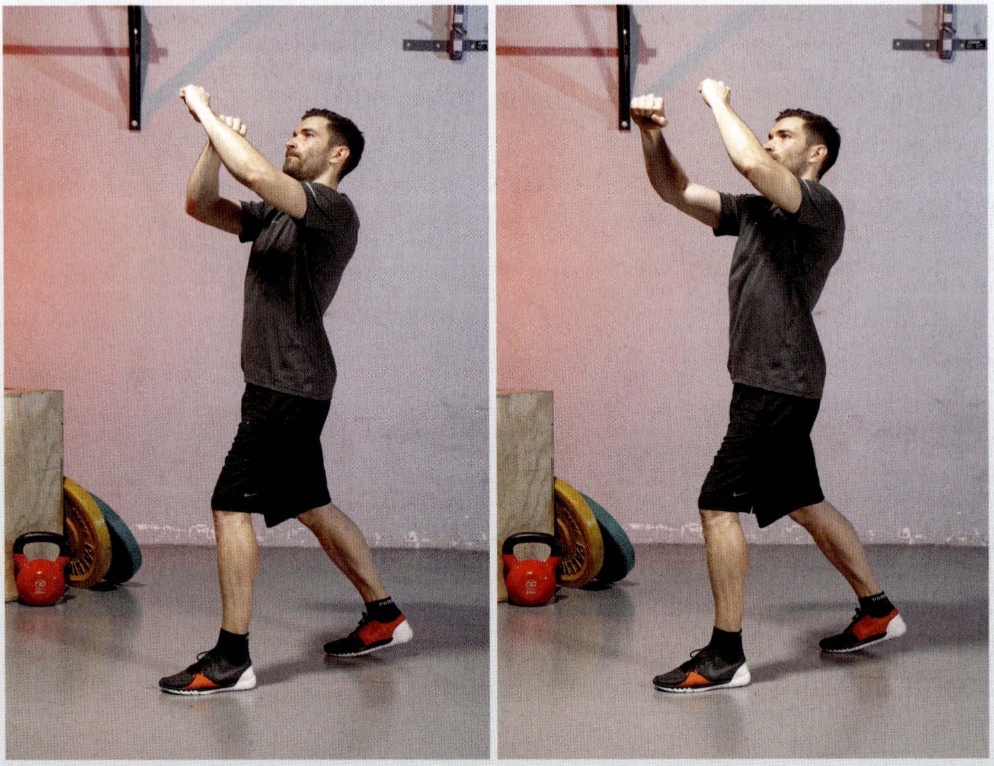

ELBOW STRIKE

In Abwehrhaltung führen Sie mit dem Ellenbogen einen Stoß nach vorne aus, dabei kontrollieren Sie Geste und Haltung. Atmen Sie bei jedem Stoß gründlich aus.

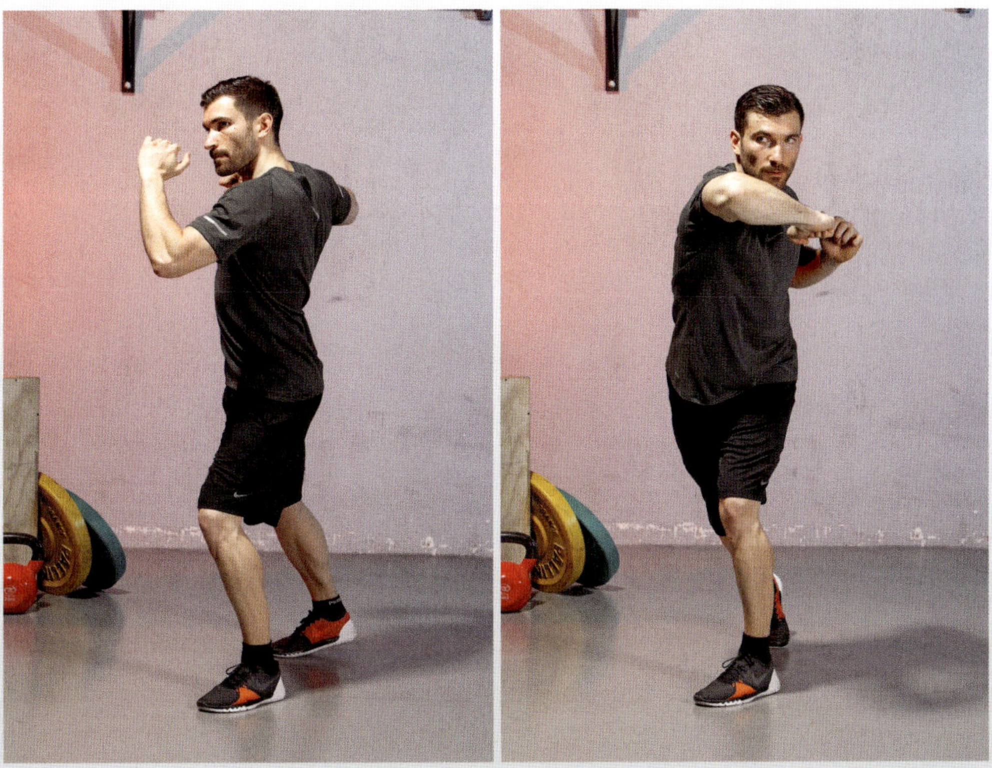

TUCK JUMP

Hier werden fünf Hüpfer mit beiden Beinen auf der Stelle (Typ Pogo Jump) mit einem hohen Hocksprung kombiniert. Ziel ist es, während der Übungszeit in maximaler Intensität möglichst viele Übungen in Folge zu schaffen.

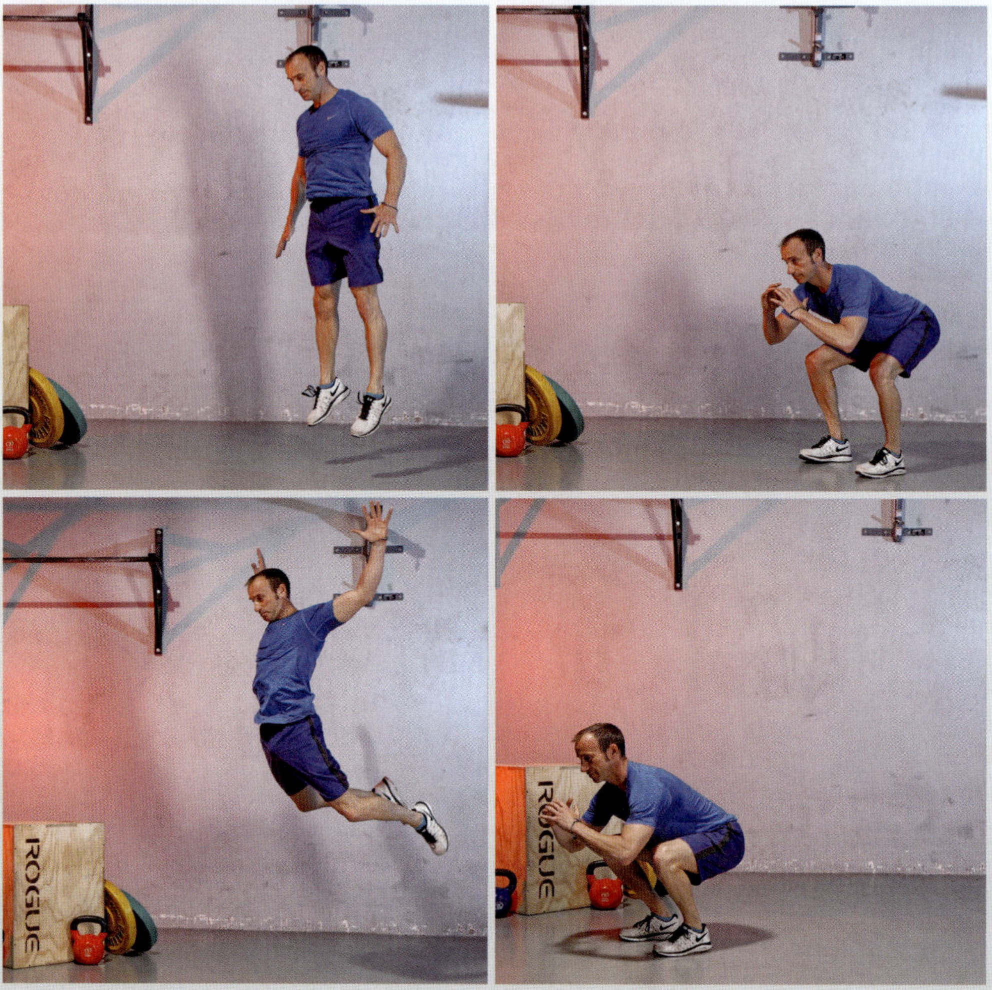

PREDATOR JACK

Dieser vielsagende Name ist beeinflusst von der Haltung, die der berühmte Predator bei seinem Kampf gegen den noch berühmteren Arnold Schwarzenegger eingenommen hat! Es handelt sich um einen Drop Squat (der Landepunkt mit gebeugten Beinen ist im Verhältnis zum Absprungpunkt also etwas verschoben, siehe S. 125), kombiniert mit einer vollständigen Öffnung der Arme; dabei werden die Schulterblätter zusammengezogen. So wird die Übung spielerisch abgerundet.

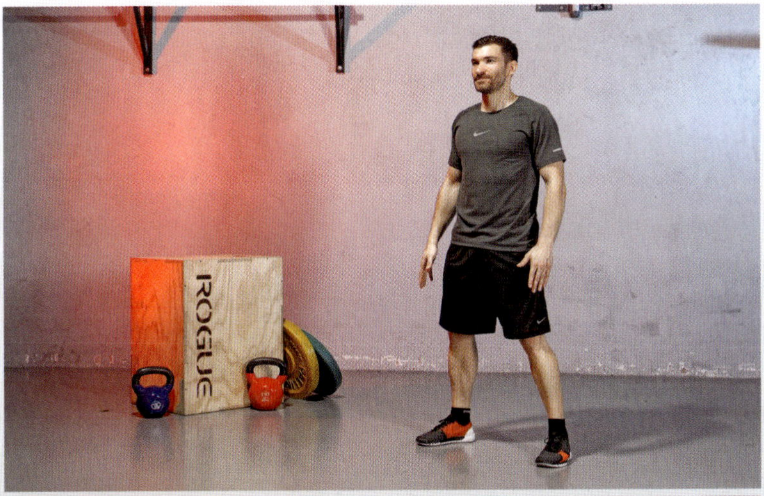

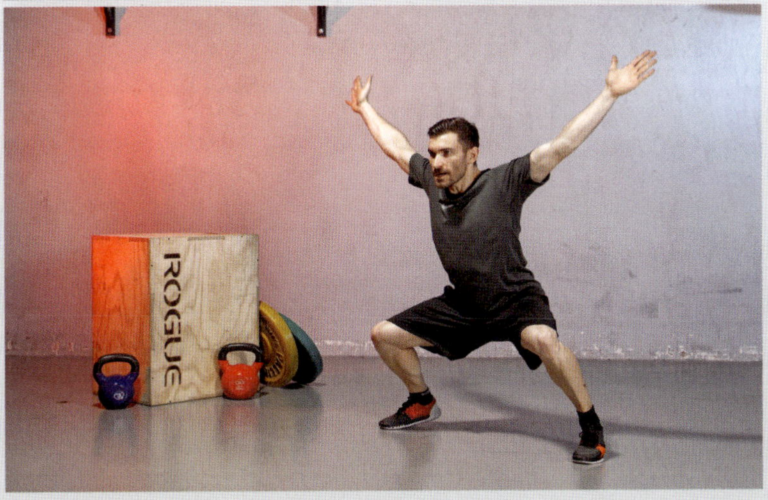

BURPEE

Diese legendäre Übung militärischen Ursprungs verlangt Präzision und Know-how. Achtung: Obgleich sie nur mit dem eigenen Körpergewicht ausgeführt wird, könnte eine falsche Technik langfristig zu Verletzungen führen (insbesondere im Rückenbereich, in den Handgelenken und Knien)! Daher muss die Grundbewegung gründlich analysiert werden: Vermeiden Sie beim Aufkommen auf dem Boden unbedingt einen Abprall auf den Handgelenken. Beenden Sie den Sprung in einer leichten Kniebeugung.

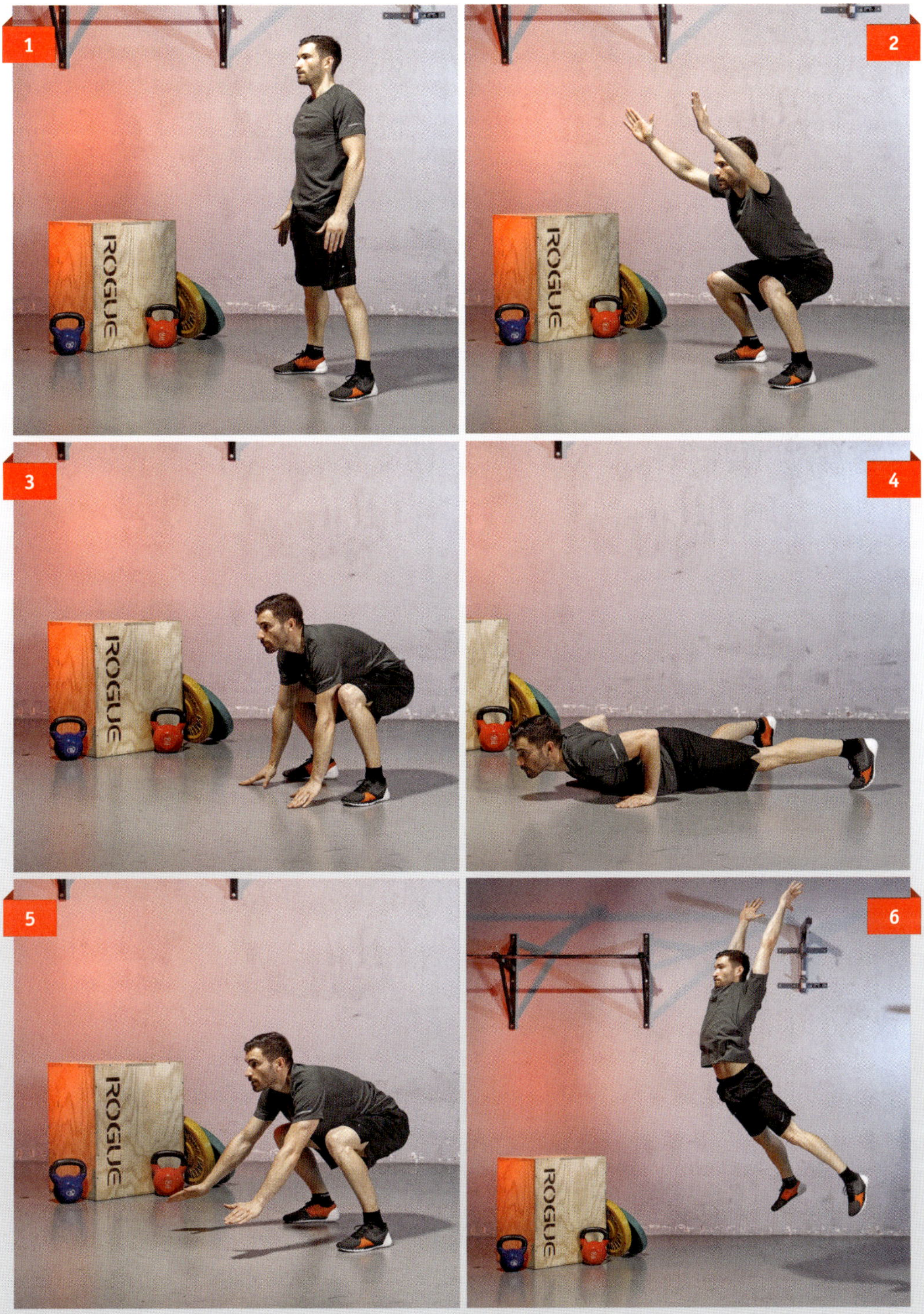
1
2
3
4
5
6
ROGUE

VARIANTEN

- Der englische Zusatz »wide stance« bei einer Übung bedeutet, dass Füße und Hände beim Sprung gleich breit aufgesetzt werden und die Hüften geöffnet sind.
- Nach dem Schlusssprung schließt an den Burpee sehr oft eine andere Übung an.
- 45°–180° Burpee: Versuchen Sie, nicht direkt in der Sprungachse wieder hochzukommen, sondern am Boden eine Vierteldrehung oder eine halbe Drehung auszuführen, bevor Sie nach oben springen.

BURPEE PULL-UP

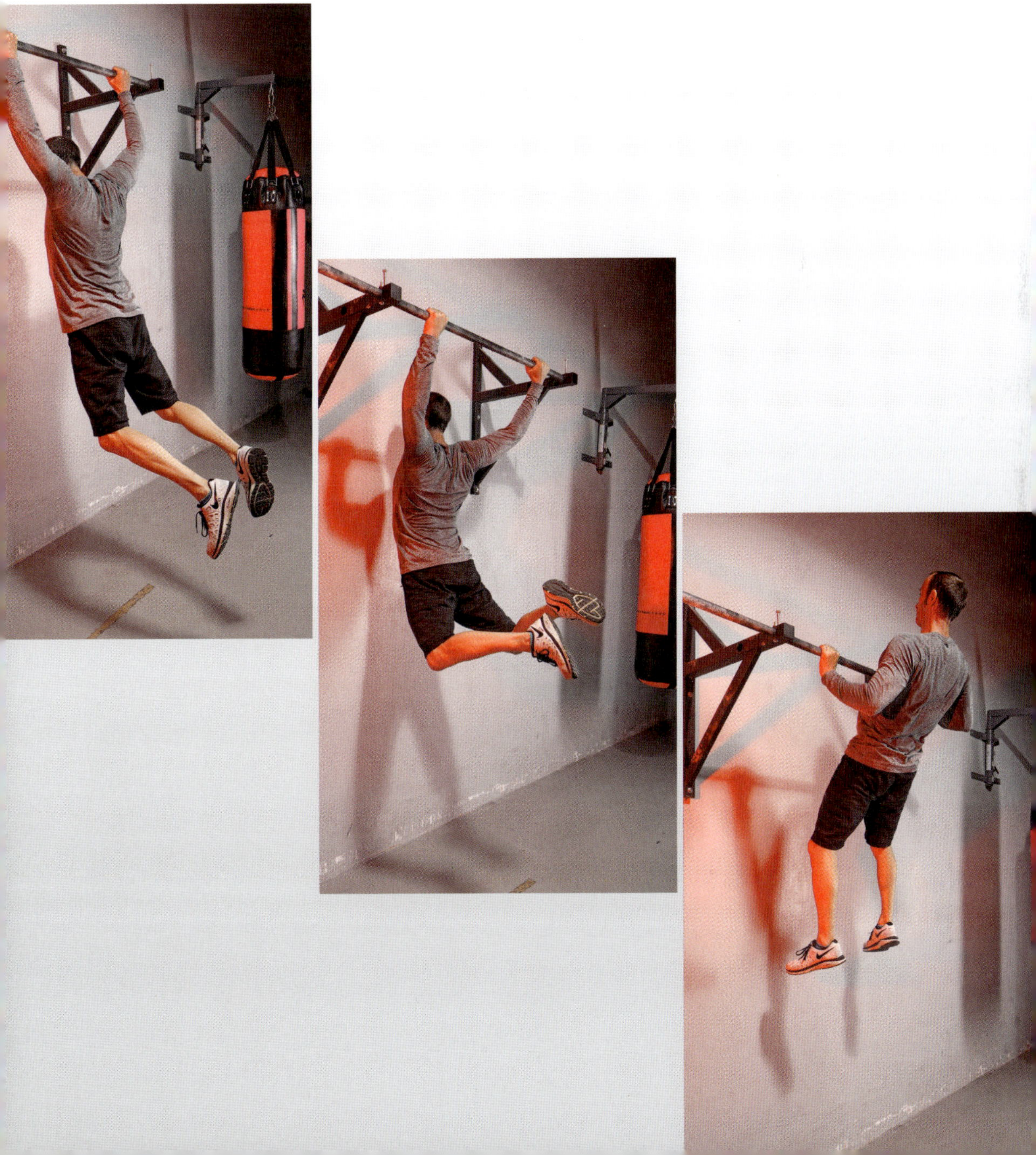

BURPEE BAR

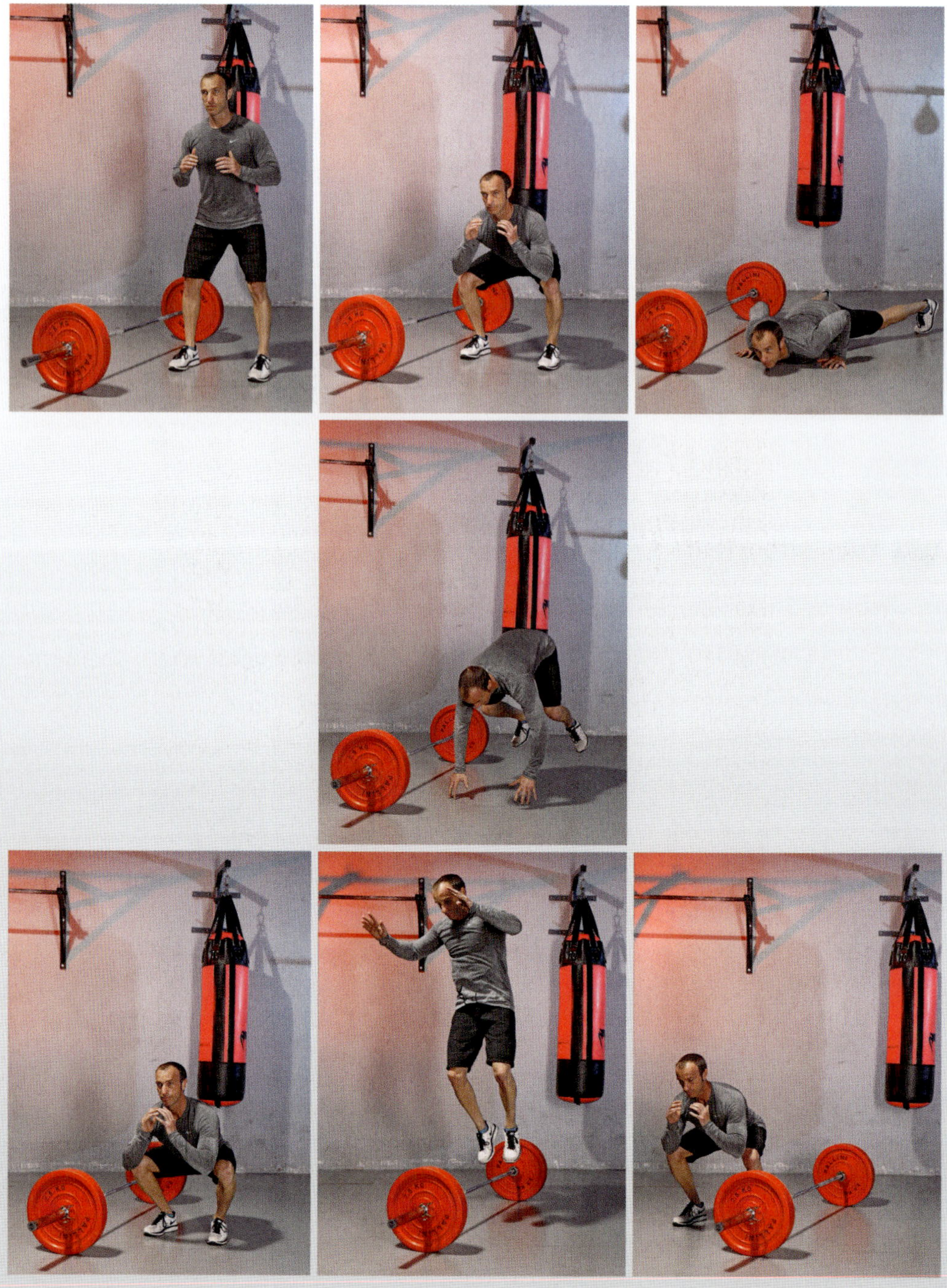

BURPEE BOX JUMP

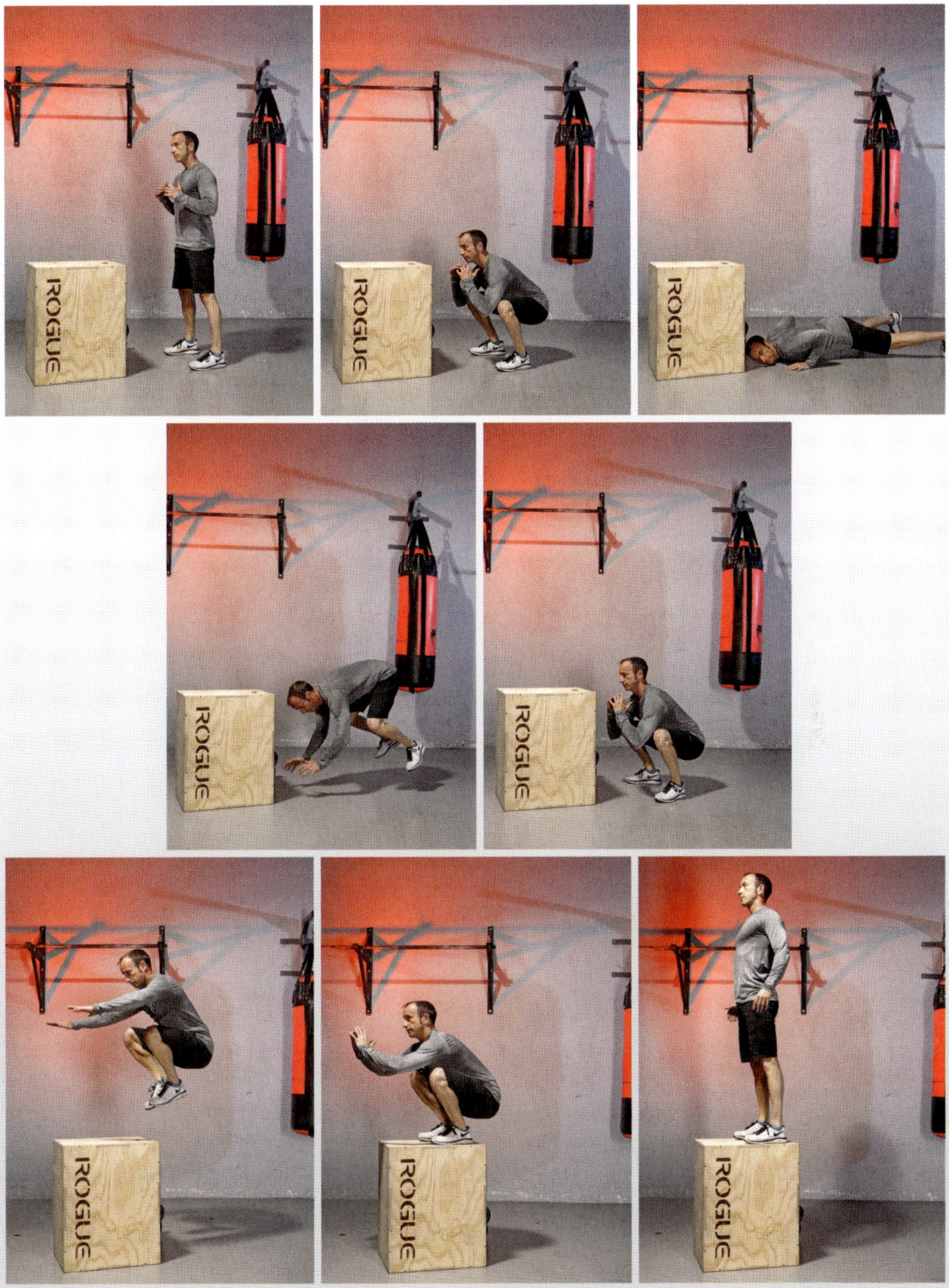

SPEED FEET

Diese Übung besteht aus sehr vielen Hüpfern auf der Stelle bis zum Abwinken. Sie müssen den Oberkörper maximal strecken und die Beinarbeit mit kleinen Armbewegungen begleiten, ähnlich wie ein Sprinter beim Wettlauf.

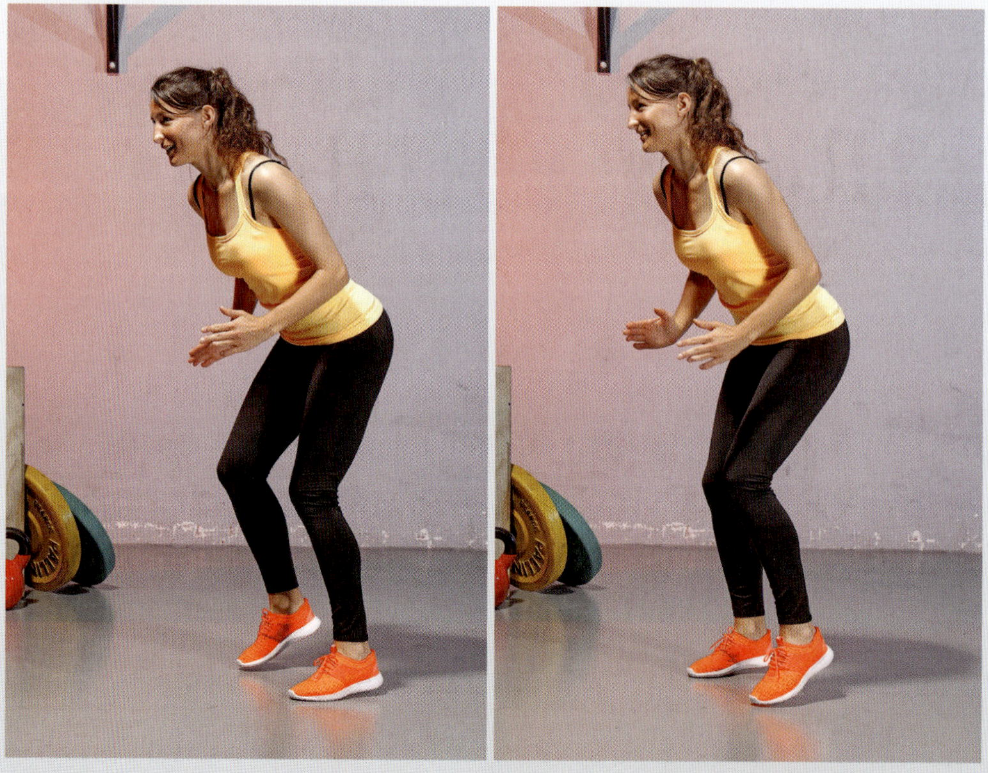

HIGH KNEE RUN

Es gelten dieselben Anweisungen wie beim Speed Feet. Die Übung unterscheidet sich durch ein deutliches Hochziehen der Knie. Dadurch wird sie zwangsläufig langsamer: Übertreiben Sie nichts, bleiben Sie dennoch möglichst dynamisch.

Achtung, die Herzfrequenz steigt sehr schnell!

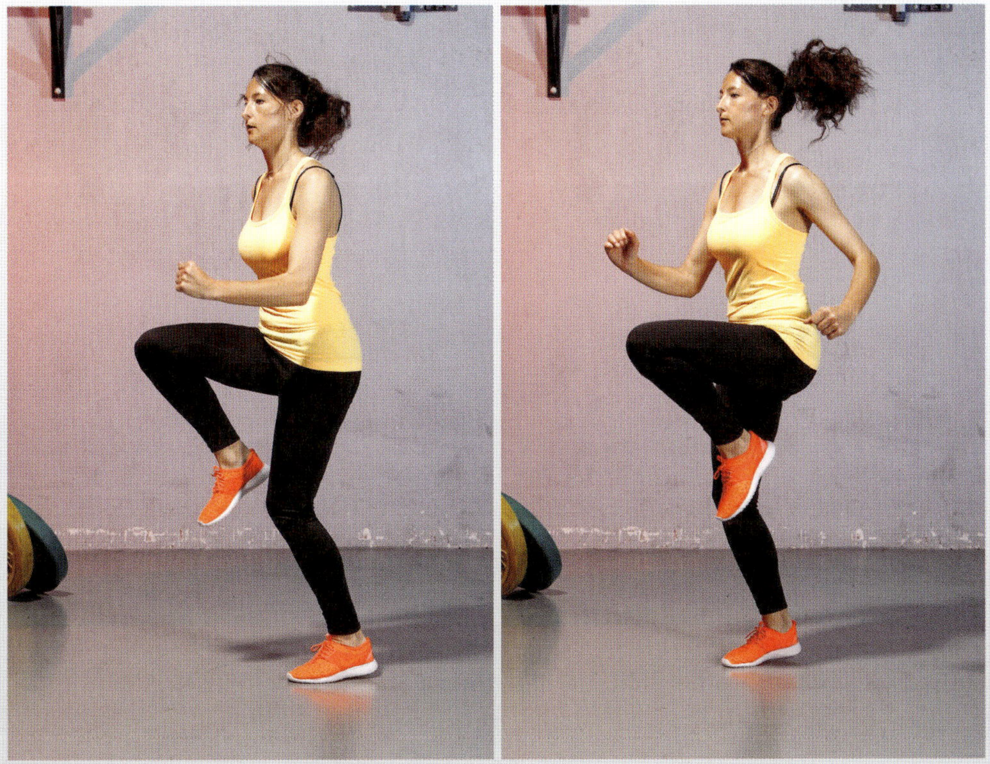

BEAR CRAWL DROITE/GAUCHE

Als horizontale Fortbewegung fördert diese Übung die Kräftigung des Schultergürtels und der oberen Gliedmaßen. Im Rahmen dieses Buches führen Sie den Bärengang von rechts nach links oder von vorne nach hinten über eine Distanz von maximal 5 Metern aus. Denken Sie daran, in der Aufwärmphase für diese Übung besonders Ihre Handgelenke gut aufzuwärmen.

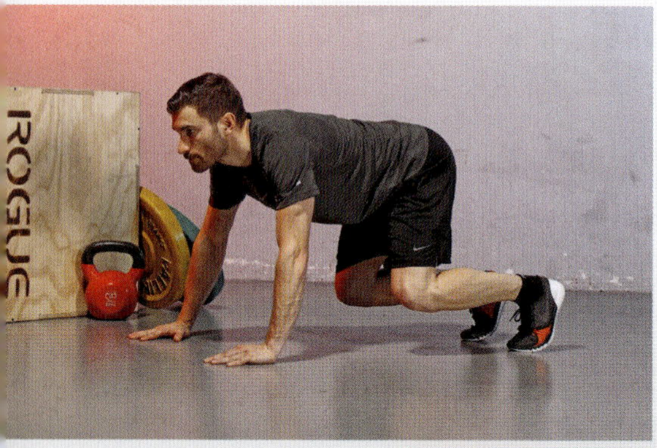

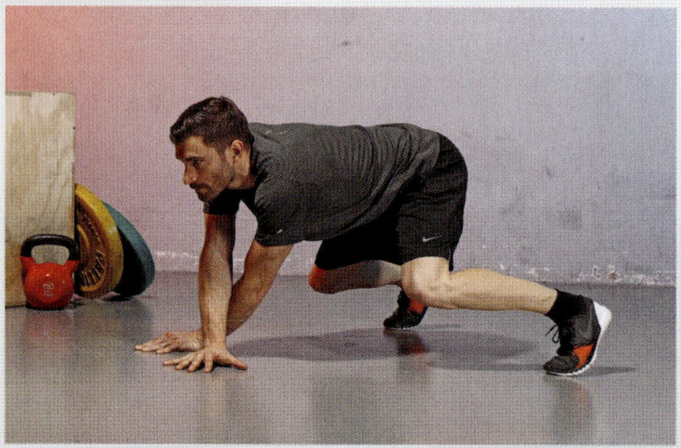

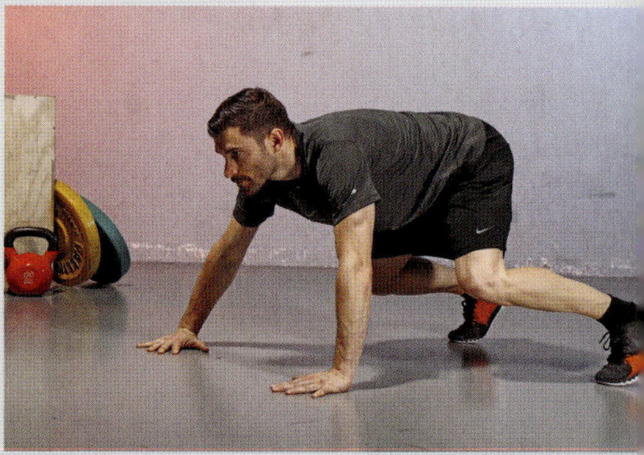

BEAR CRAWL FORWARD/BACKWARD

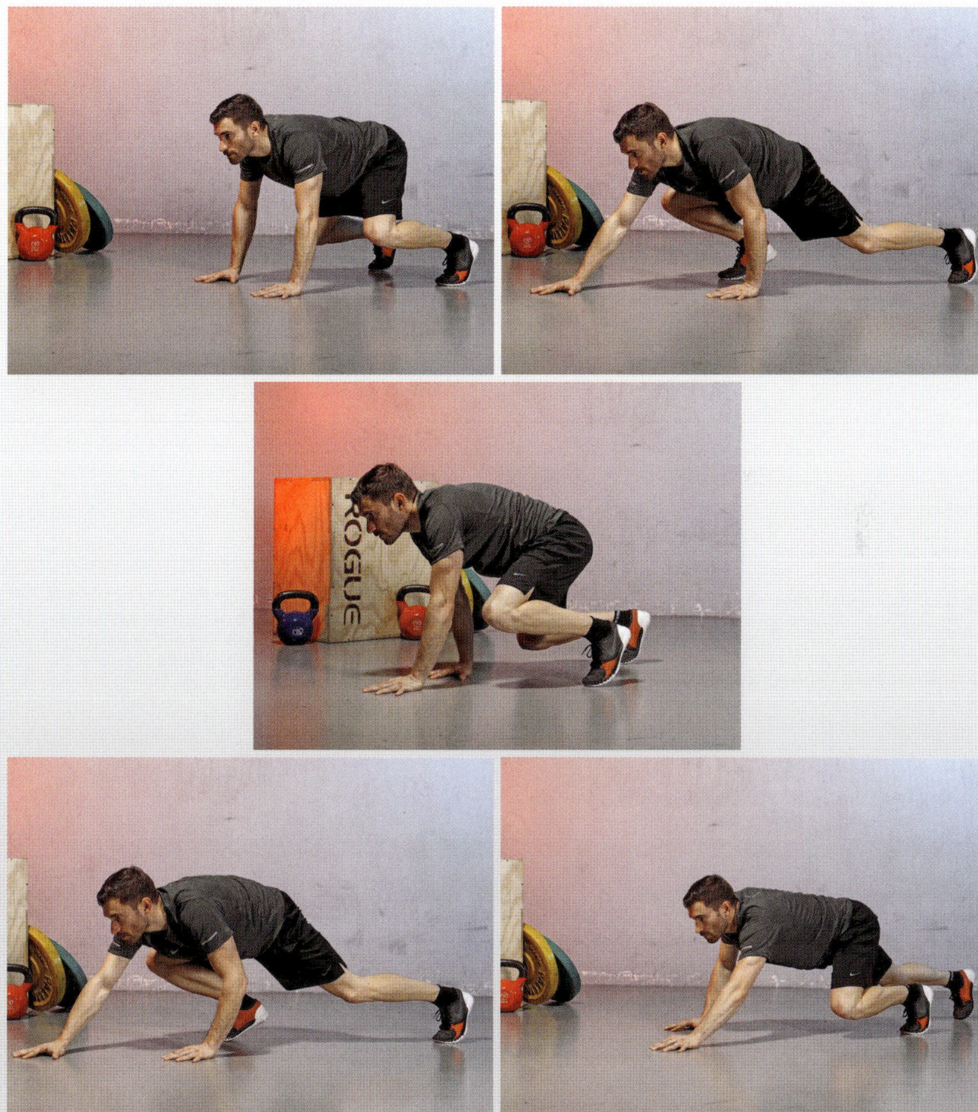

KNEELING JUMP

Der Kneeling Jump, eine Übung mit hoher Schnellkraft, ist komplexer als sie aussieht. Spannen Sie den Körper maximal an und beginnen den Sprung mit einem kurzen (kräftigen) Impuls der Arme. Nach dem Sprung sollten Sie mit beiden Füßen gleichzeitig flach auf dem Boden aufkommen.

Wie der Burpee eignet sich der Kneeling Jump perfekt für Übungskombinationen. Nicht selten wird er mit dem High Jump oder anderen Greifpositionen an der Stange kombiniert.

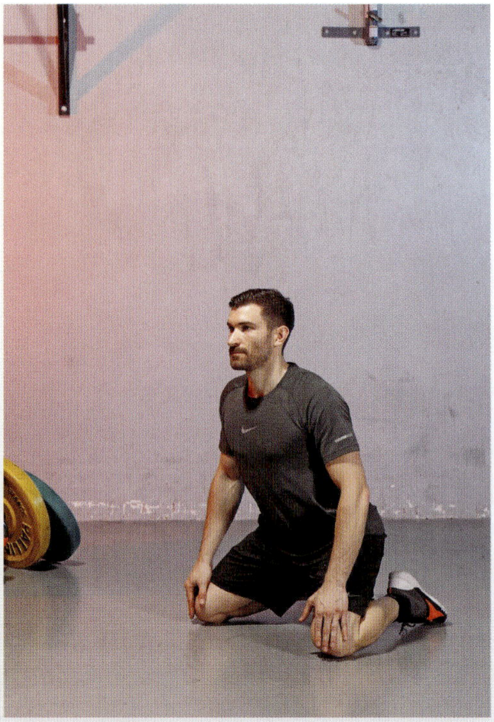

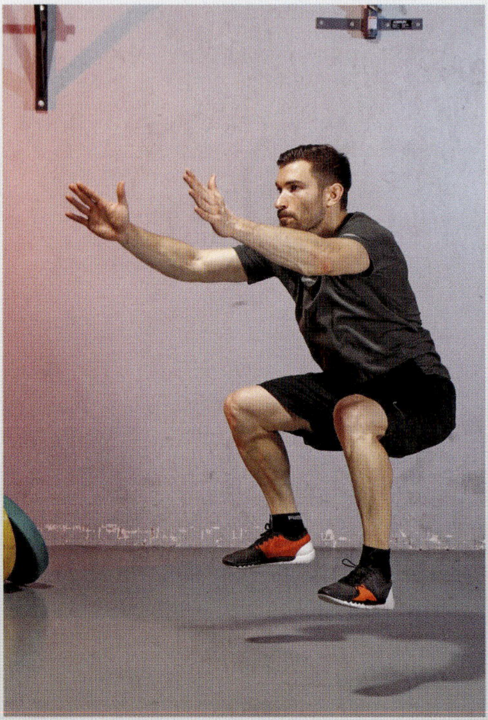

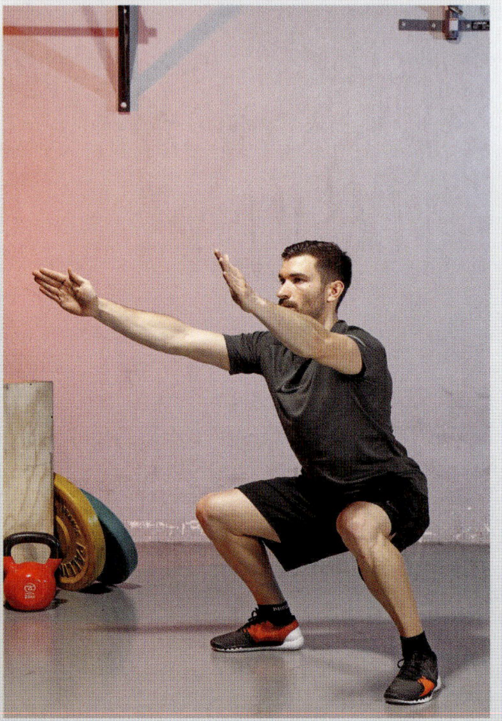

VARIANTE HIGH JUMP

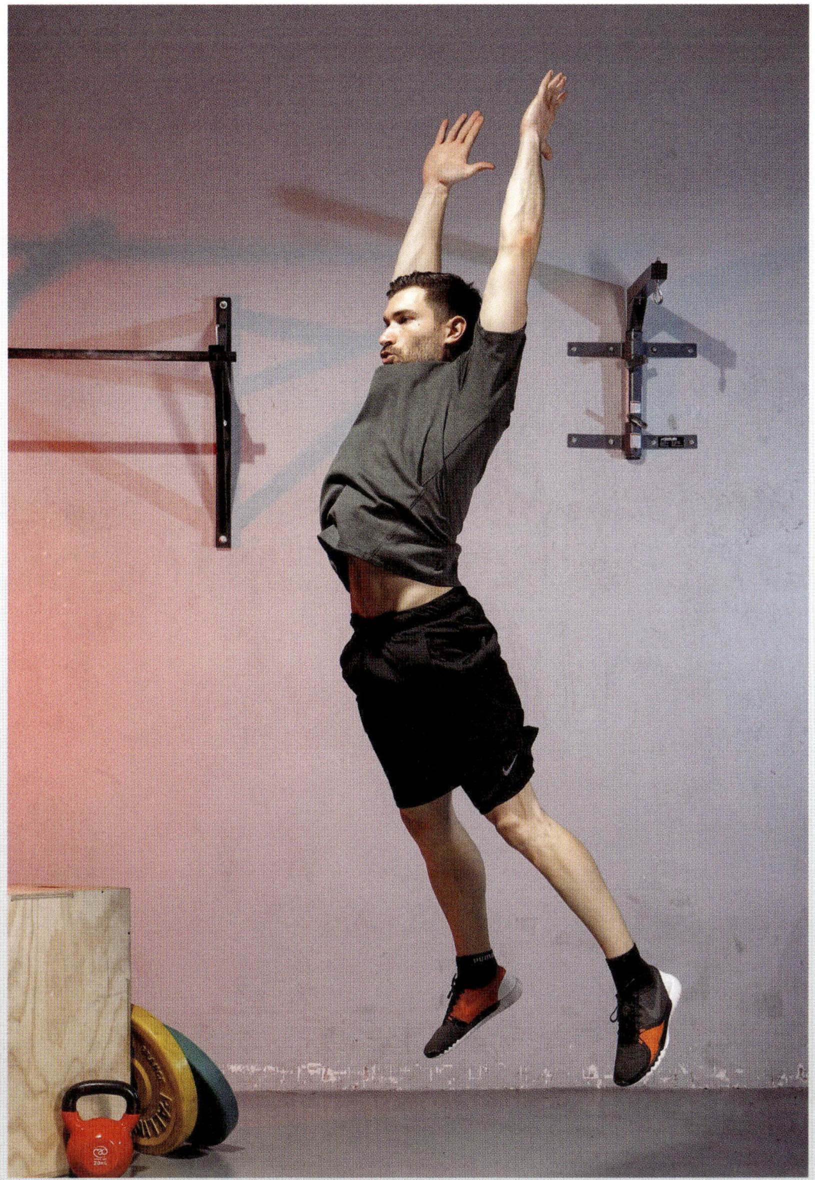

DOUBLE PLATE SHUFFLE RUN

»Shuffle Runs« sind Seitwärtsbewegungen vom Typ »Speed Feet« (Seite 78), die so schnell wie möglich durchgeführt werden. Sie sind im Fitnessbereich (Gemeinschaftssport) sehr verbreitet und werden auch beim Muskeltraining praktiziert. Bei diesen – eine starke und dynamische Körperspannung verlangenden – Übungen werden die wichtigen kardiorespiratorischen und muskulären Funktionen beansprucht.

Für die Version Double Plate Shuffle Run legen Sie zwei Platten auf den Boden und kommen somit viermal auf, bevor Sie die Richtung ändern (zweimal pro Platte). Im Lauf der Weiterentwicklung Ihrer Trainingsprogramme wird später eine Version »One Leg Burpee« verlangt. Die Übergänge von rechts nach links beginnen daher mit einem nur auf einem Bein ausgeführten Burpee.

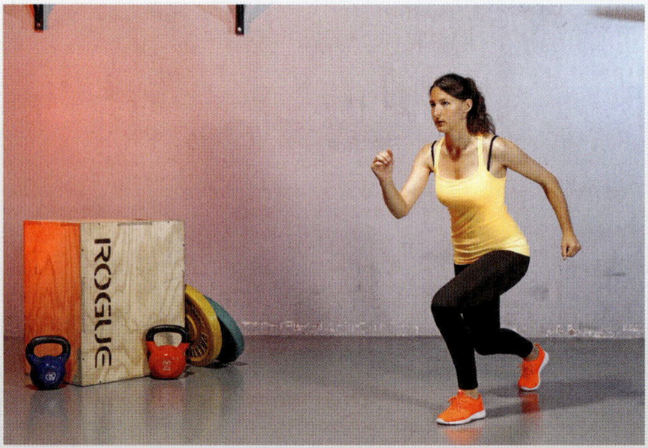

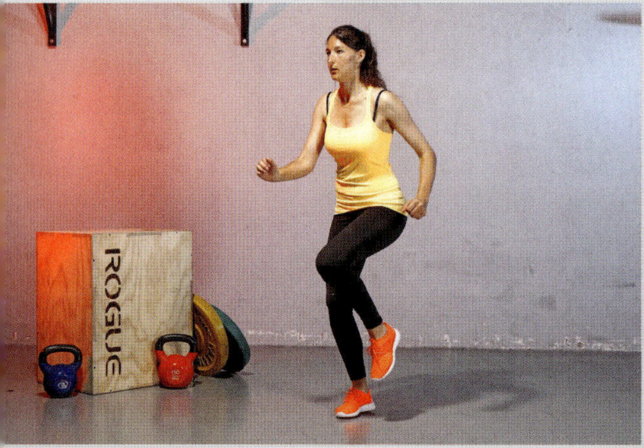

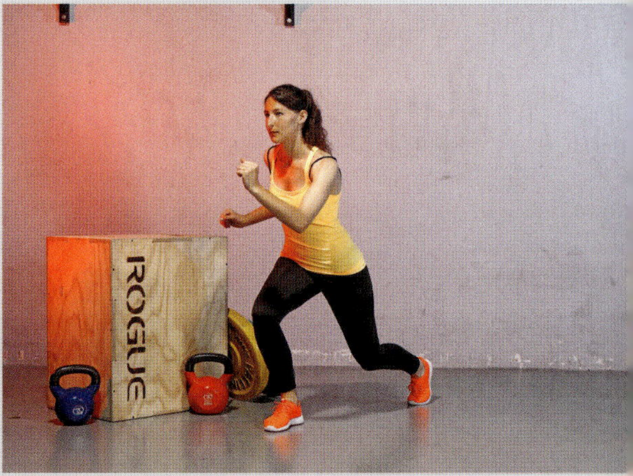

SHUTTLE SPRINT

Der zu den Shuffle Runs gehörende Shuttle Sprint erfolgt in Form von Mini-Sprints nach vorne und wieder zurück. Es handelt sich um eine besonders intensive und für alle wichtigen Körperfunktionen günstige Übung, bei der Beschleunigungs- und Bremskraft zugleich gefordert werden. Für eine gute Ausführung ist eine Laufstrecke von (mindestens) fünf Metern erforderlich.

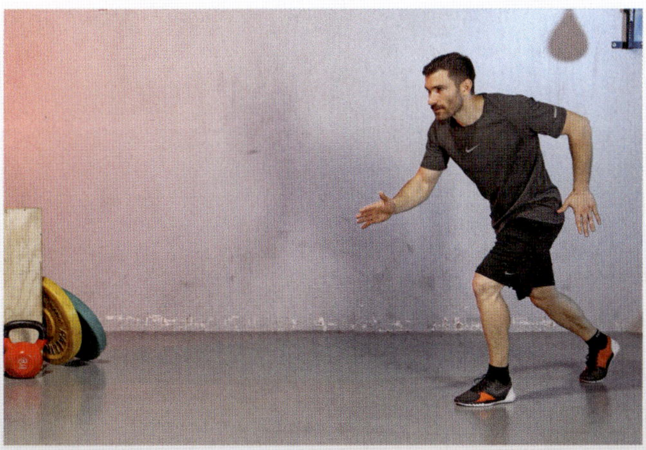

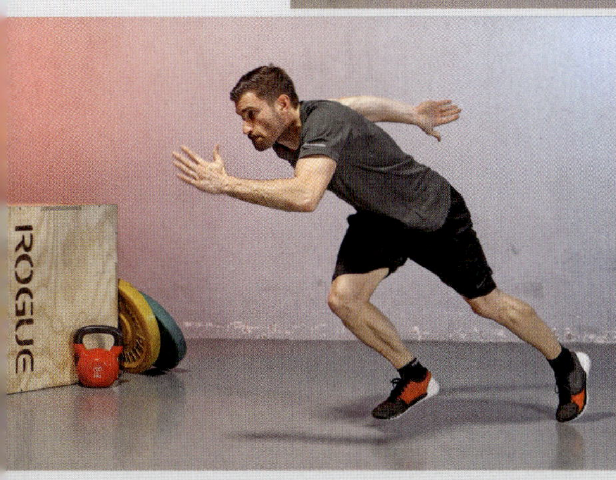

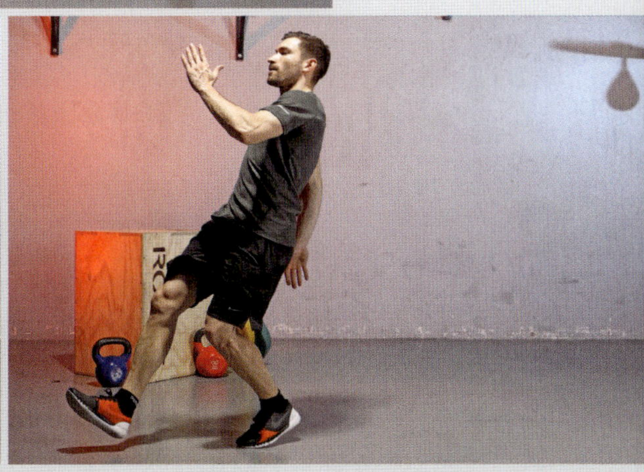

SPRAWL

Der Sprawl wird vor allem von Ausübenden der MMA (Gemischte Kampfkünste) und des Pankration (eine – Ringen und Boxen verbindende – altgriechische Kampfkunst) praktiziert. Die Übung ähnelt dem Burpee, ist aber dynamischer und für die Muskulatur der oberen Gliedmaßen weniger anspruchsvoll, da diese immer angespannt bleiben. Es gibt auch eine Wide Stance-Form, bei der Füße und Hände nach der Phase der dynamischen Hüftbeugung (Snap Down) gleich breit geöffnet sind.

1

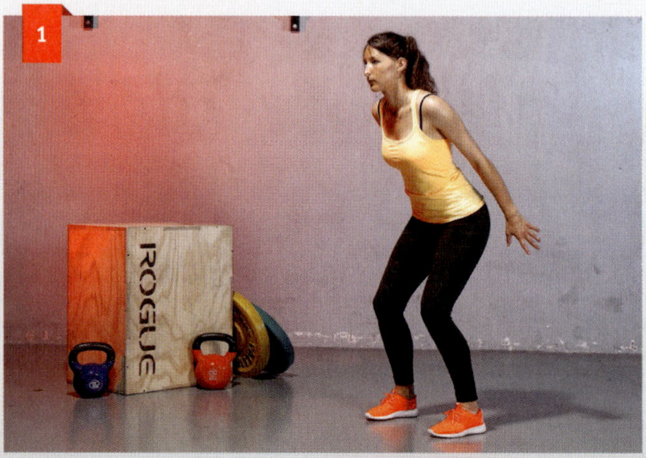

2

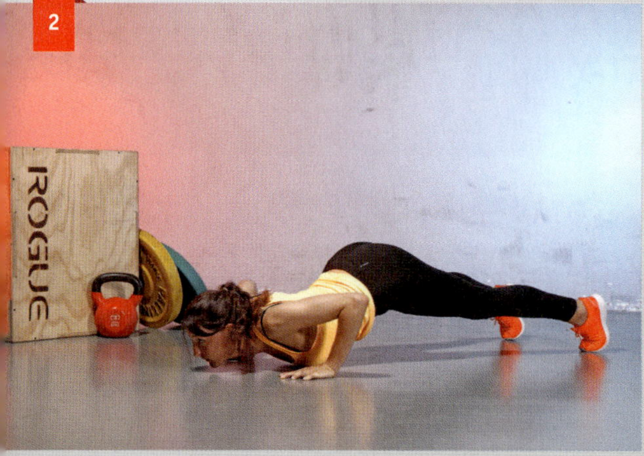

3

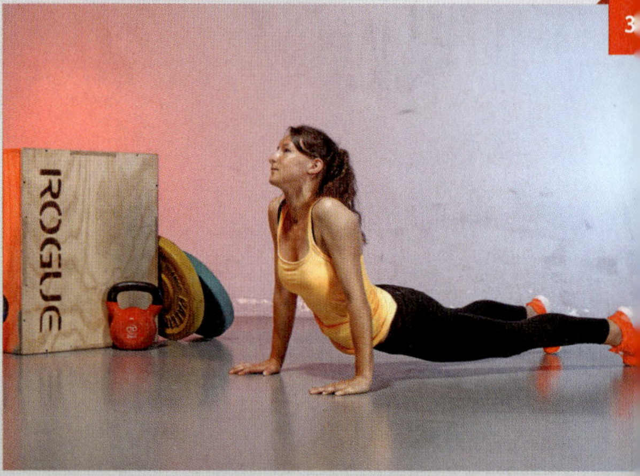

ÜBUNGSFÜHRER

ÜBUNGEN MIT 100 PROZENT EIGENGEWICHT

Körperspannung trainieren

HIIT

PLANK

Ich kann es gar nicht oft genug wiederholen: Körperspannung ist die Grundlage dieser Trainingsreihe und diese statische Übung ihr stolzester Vertreter. Mit ihr kräftigen Sie Ihre gesamte Bauchmuskulatur.
Abgestützt auf den Unterarmen, Ellenbogen senkrecht unter den Schultern, gehen Sie auf die Fußspitzen und halten den Körper in einer Linie angespannt; der Blick geht zu den Händen. Diese Position halten Sie während der gesamten Übungssequenz.
Zur Atmung: Begehen Sie nicht den Fehler, bei dieser Übung den Atem anzuhalten, sondern atmen Sie normal und lassen Sie vor allem nicht in der Körperspannung nach!

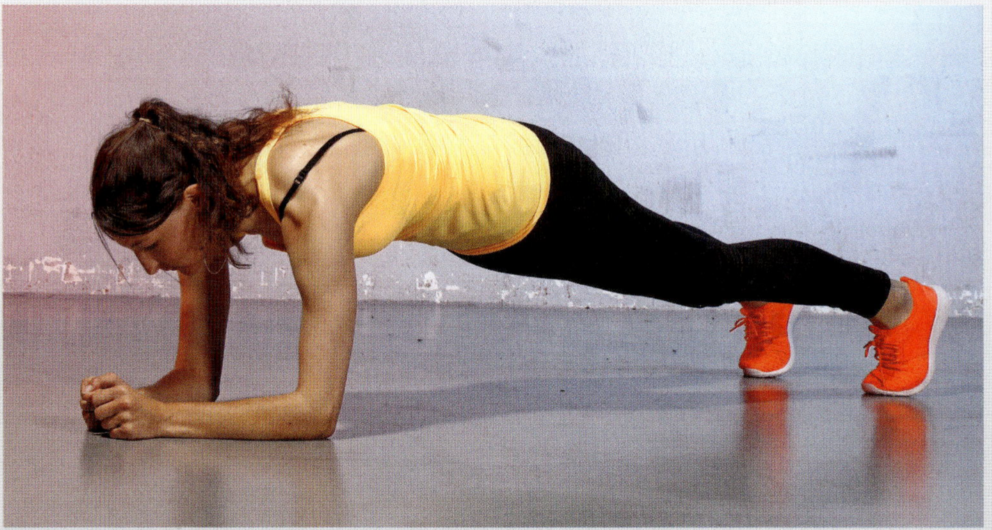

DYNAMIC PLANK FORWARD/BACKWARD

Ausgehend von der vorherigen Übung Plank bewegen Sie den Körper nun vor und zurück, stützen Sie sich dabei auf Ihre Fußspitzen. Bei dieser kleinen dynamischen Variante müssen Sie sich zwingen, Ihrem Körpergewicht, das Sie mitziehen will, nicht nachzugeben. Halten Sie die Körperspannung. So kräftigen Sie Ihren Bauchbereich auf spielerische Weise.

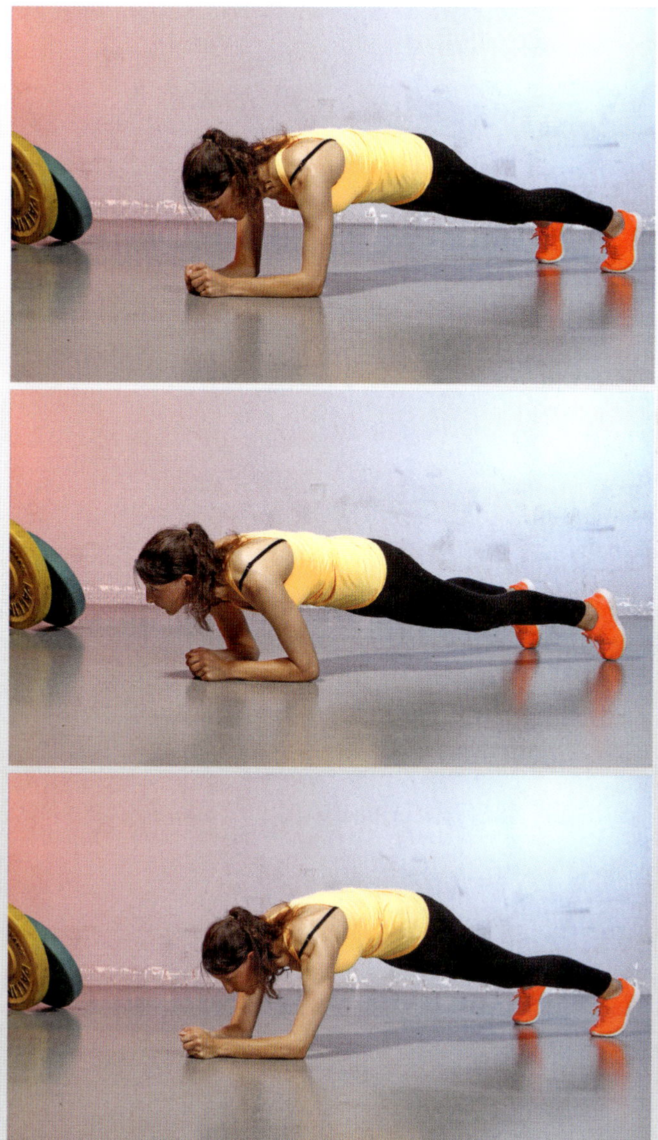

PLANK JACK

Aus der ursprünglichen Plank-Position springen Sie in die weite Grätsche und kommen anschließend so schnell wie möglich wieder zurück. Die Schwierigkeit dabei ist, bei den dynamischen Bewegungen der Beine die Körperspannung zu halten.

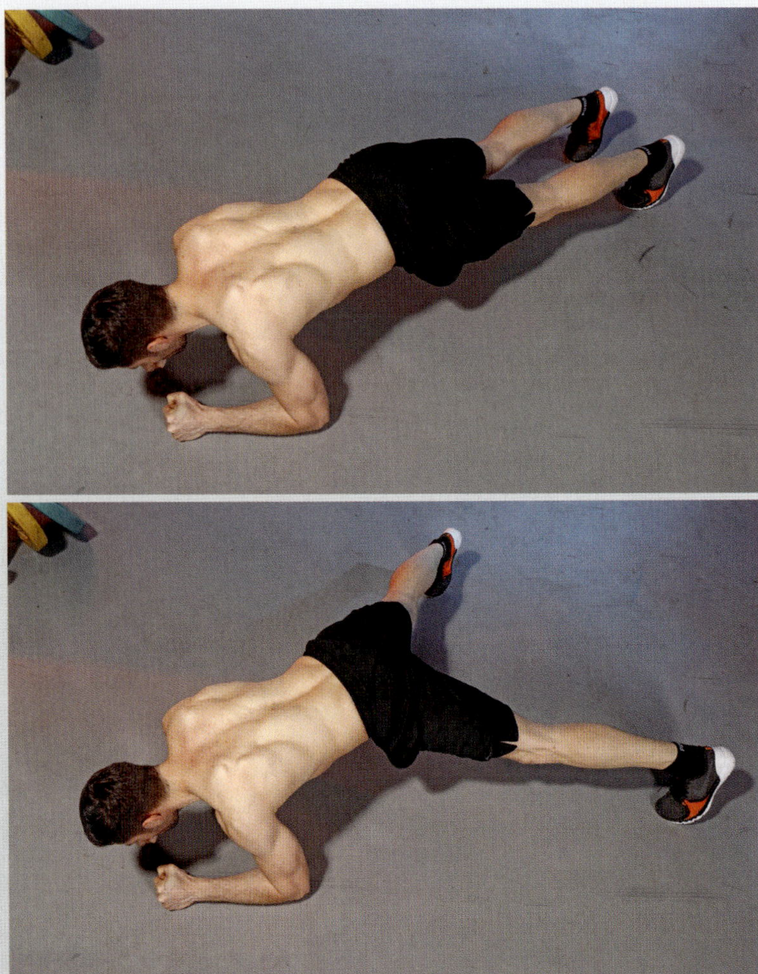

ARMY PLANK

Stellen Sie sich vor, Sie kriechen im Schlamm unter Stacheldraht hindurch ... Nein, keine Sorge! Sie gehen einfach wieder in die Position Plank und kombinieren sie mit ein paar Bewegungen. Während Sie Ihre Körperspannung maximal halten, bewegen Sie sich mit vier Bewegungsetappen auf den Ellenbogen nach vorne und wieder zurück. Sorgen Sie für einen fließenden Ablauf der Übung. Bleiben Sie während der gesamten Übung stabil, lassen Sie sich von Ihrem Körpergewicht nicht in alle Richtungen davontragen.

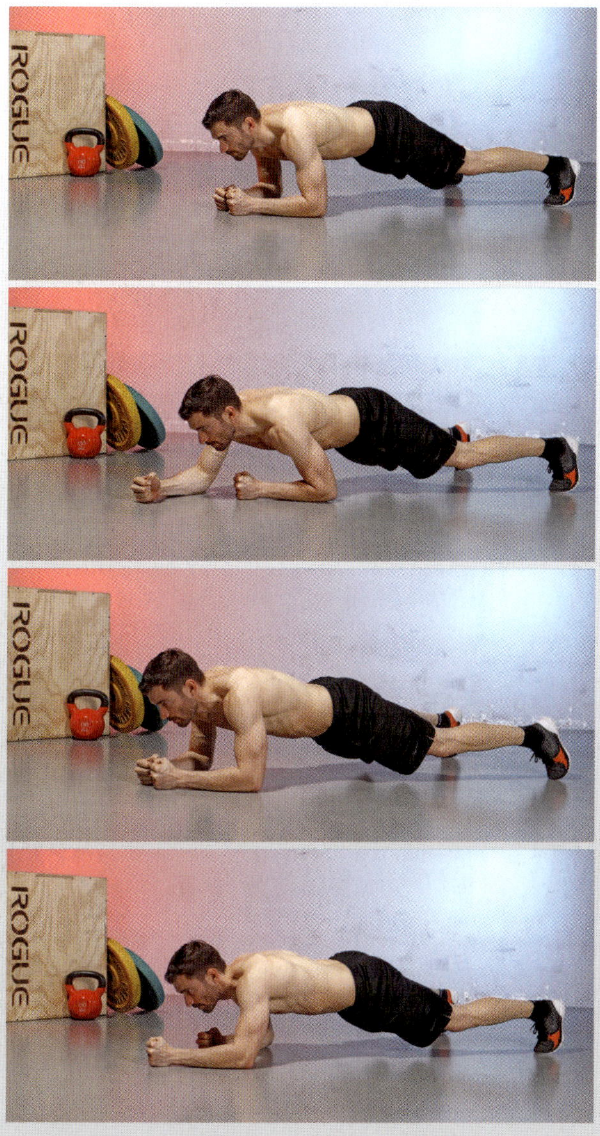

SUPERMAN PLANK

Nehmen Sie wieder die Position Plank ein und fügen Sie eine zusätzliche Schwierigkeit ein: Strecken Sie während dieser Übungssequenz im Wechsel einen Arm und das entgegengesetzte Bein.

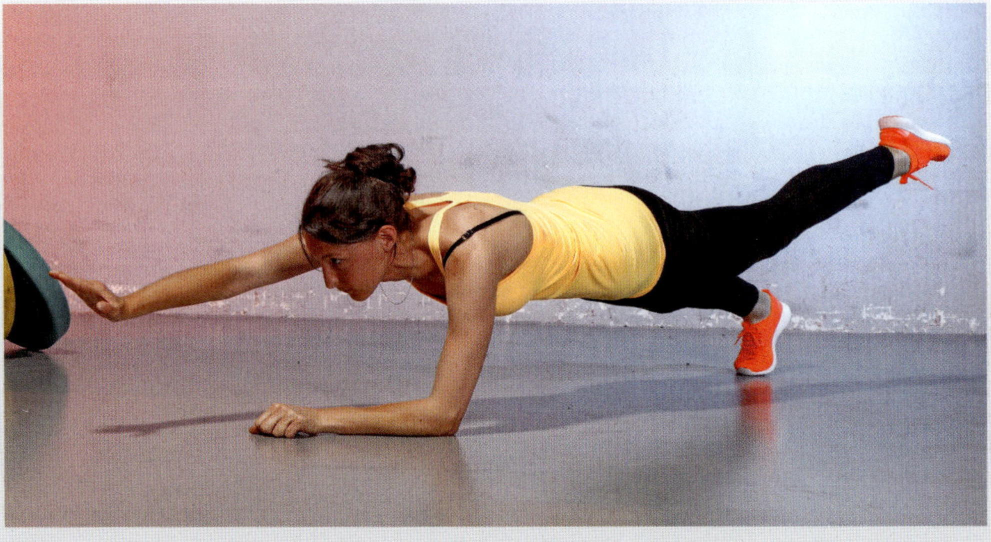

SUPERMAN

Arme und Beine sind gestreckt. Ziehen Sie nun die Schulterblätter zusammen und spannen Sie die Gesäßmuskeln an, um mit einer möglichst kleinen Körperfläche Bodenkontakt zu haben. Das Kinn zur Brust nehmen und diese Position halten. So kräftigen Sie Ihre gesamte Muskelkette am Rücken.

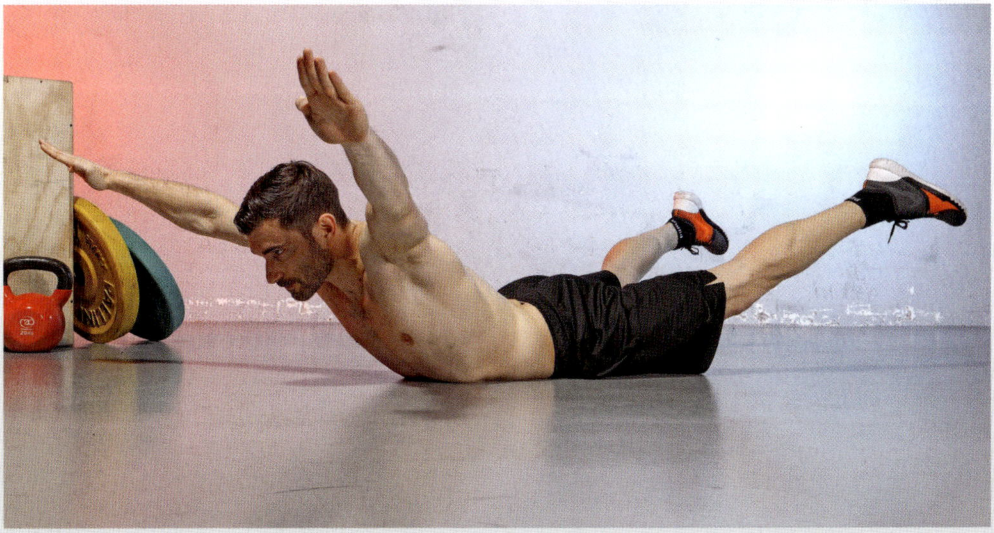

DYNAMIC SUPERMAN

Die Arme seitlich und nach vorne strecken, dann mit dem Körper von links nach rechts und zurück schaukeln, dabei die Bauchmuskeln stark anspannen, um die Bewegung zu kontrollieren.

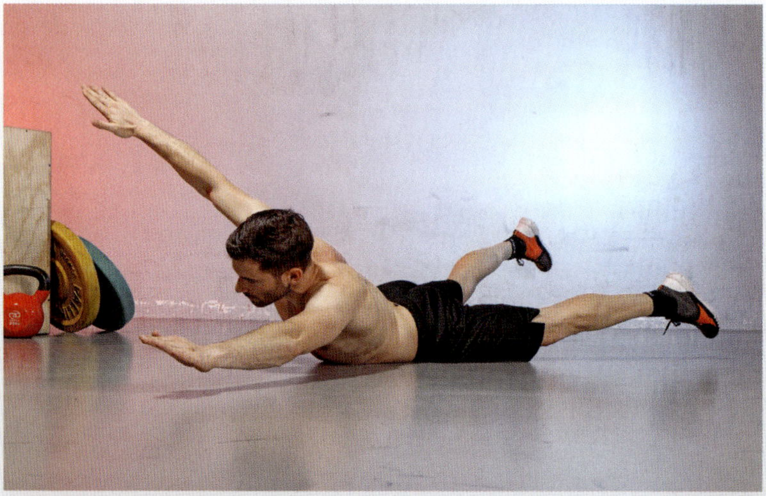

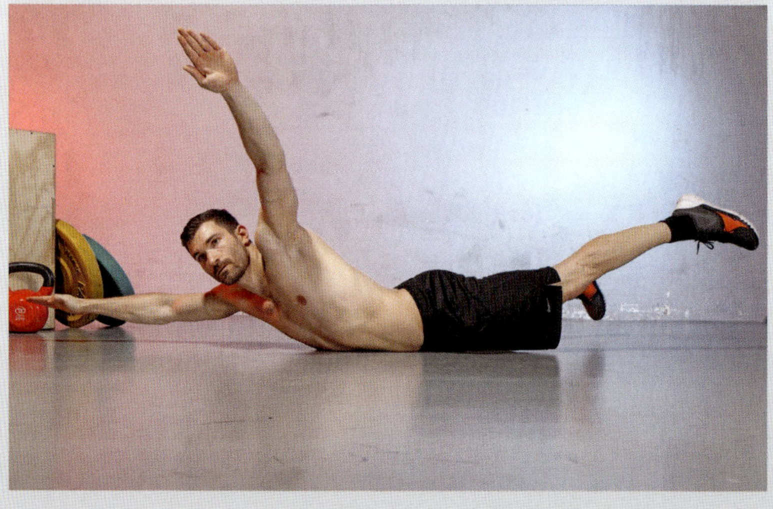

DIRECT-HAKEN-ELBOW STRIKE

Beim Hochkommen zum Sit-up fügen Sie für eine spielerische Komponente diese Übung aus dem Kampfsport ein.

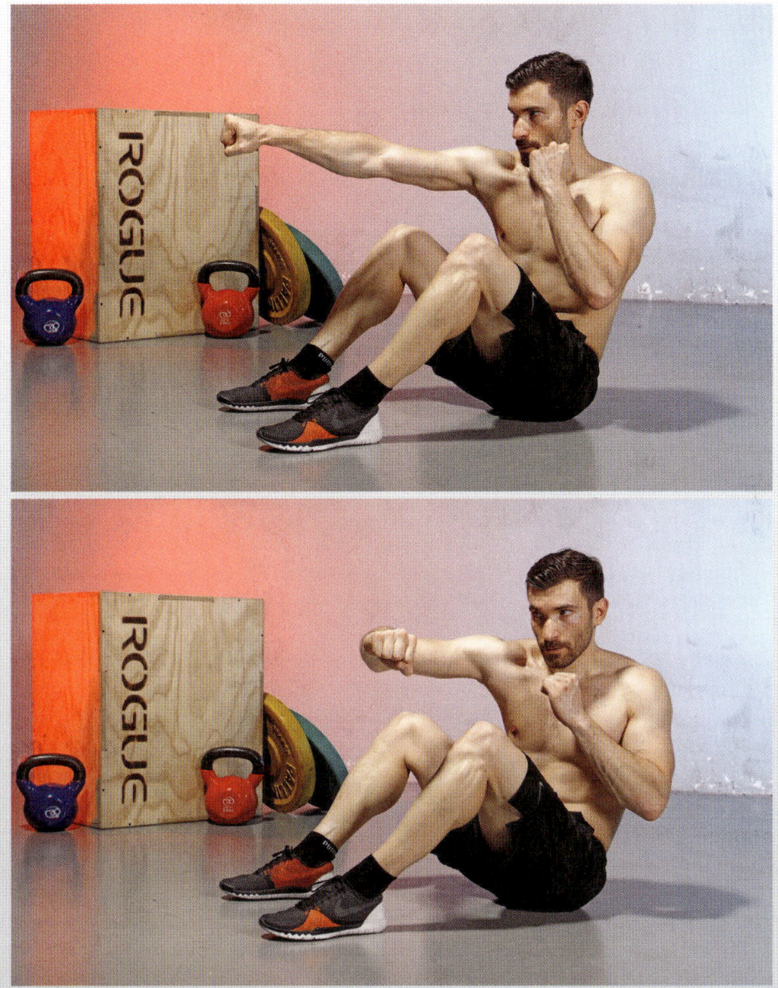

ADVANCED SIT-UP

Es gilt dasselbe Prinzip wie beim klassischen Sit-up. Versuchen Sie jedoch, zum Stand zu kommen und dabei die Hände möglichst wenig oder überhaupt nicht zur Hilfe zu nehmen. Nutzen Sie den Körperschwung am Boden, um möglichst effizient zum Stand zu kommen.

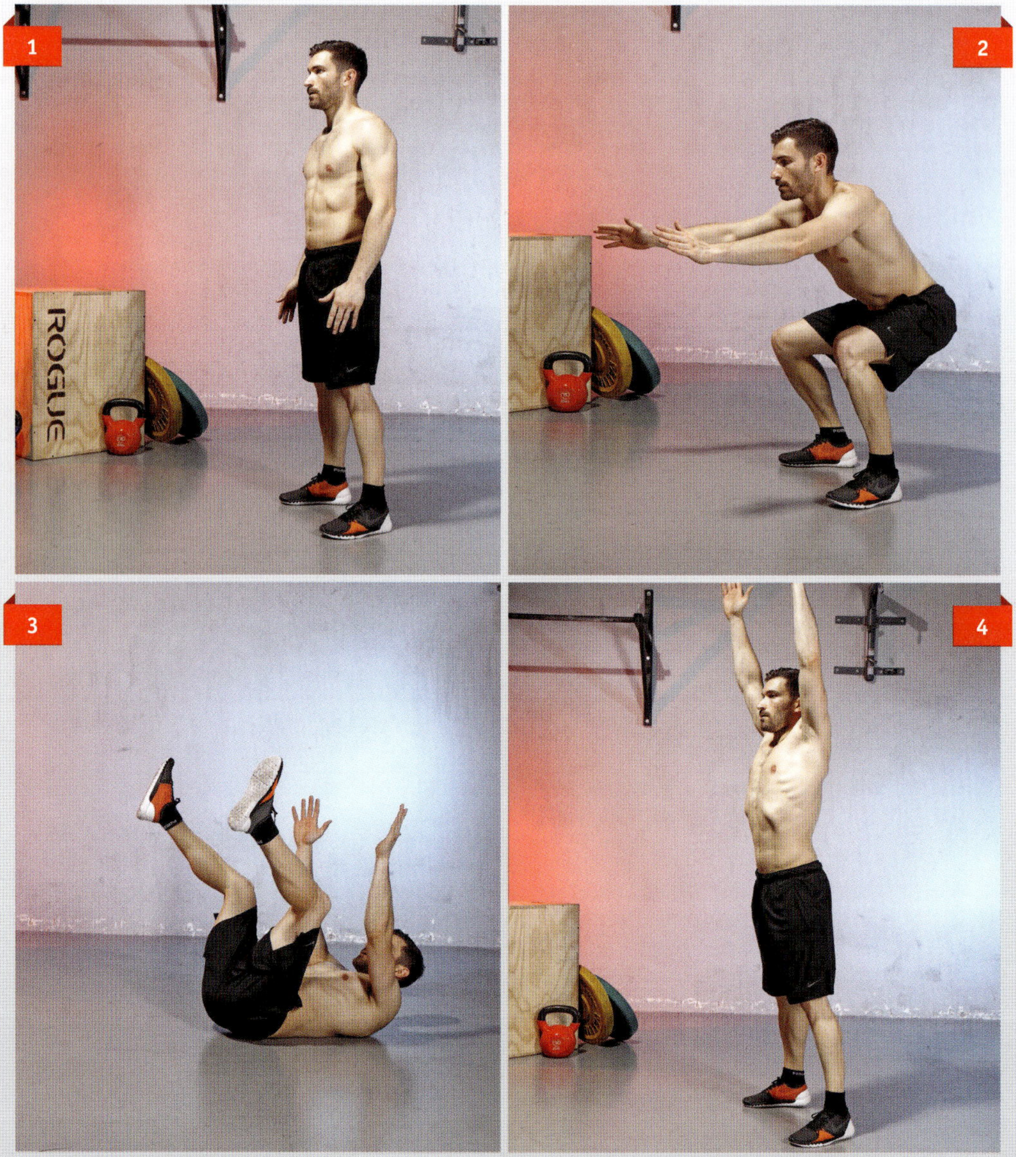

DYNAMIC SIDE PLANK

Ausgehend von der Grundhaltung gehen Sie mit dem Becken nach oben und unten, der Bewegungsumfang sollte möglichst groß sein.

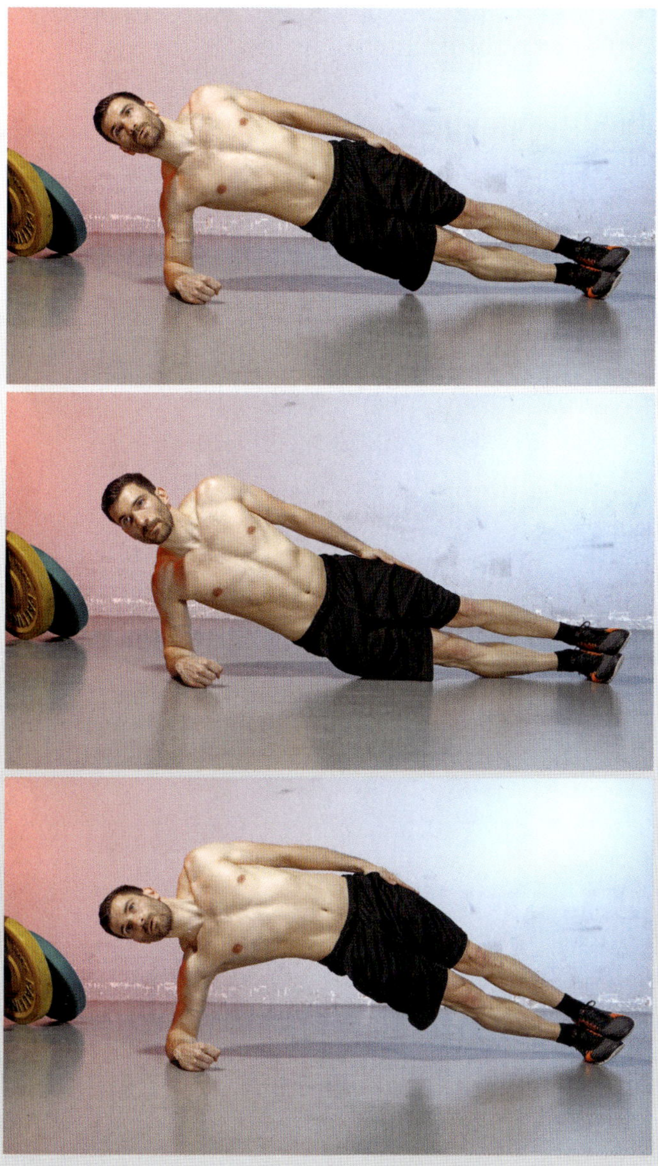

SIDE CROSS PLANK

Ihre Ausgangsposition ist die Seitlage, die obere Hand flach und weit nach oben gestreckt. Diese klassische Plank-Übung verdient sich ihren Platz im Übungsprogramm Pandemonium (S. 325).

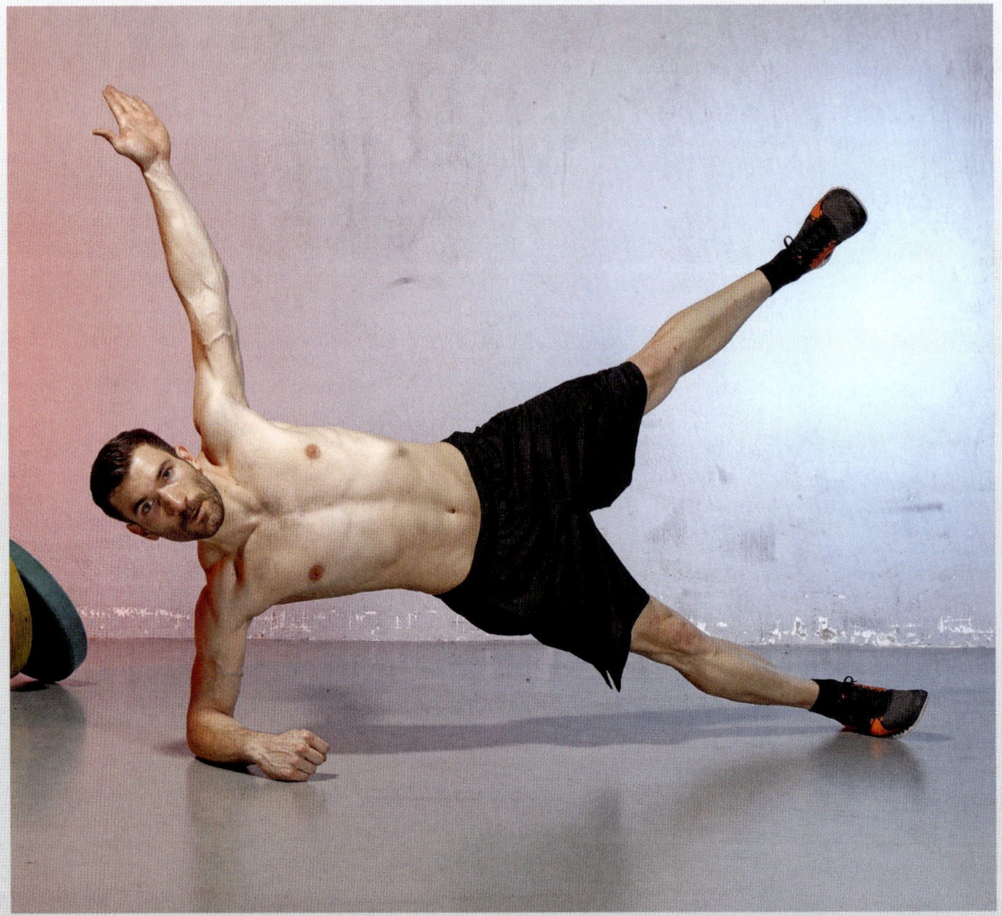

ADVANCED SIDE PLANK

Rollen Sie Ihren Arm zwischen Körper und Boden ein, kommen Sie anschließend mit gestrecktem Arm wieder nach oben und wiederholen Sie die Übung auf beiden Seiten.

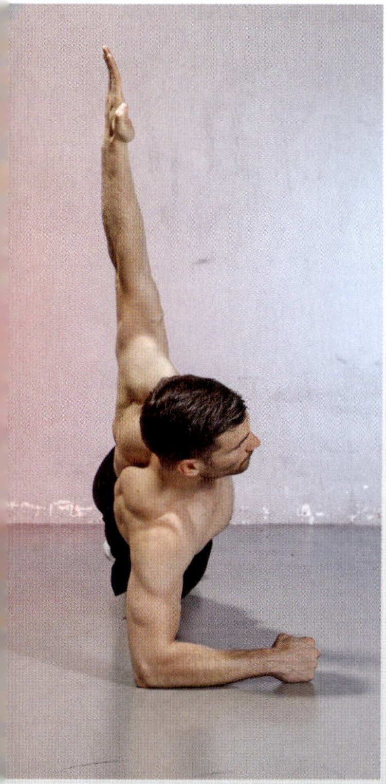

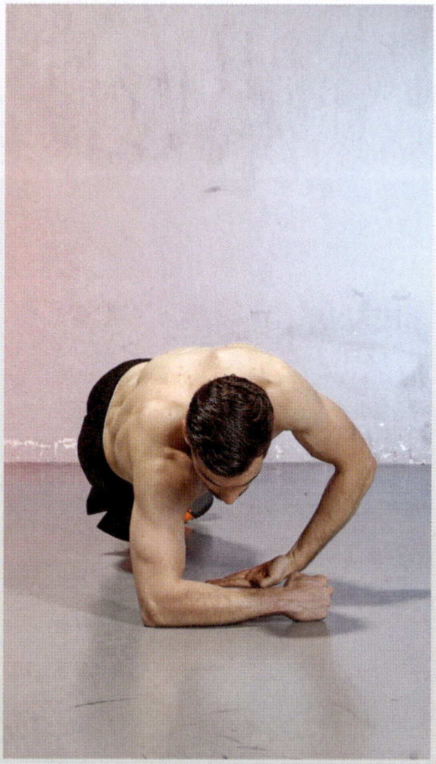

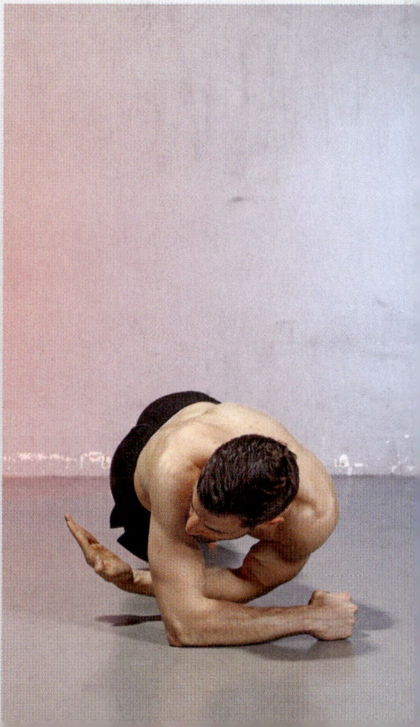

CHAIR

Gehen Sie mit dem Körper nach unten, als wollten Sie sich setzen. Spannen Sie nun die Bauchmuskeln maximal an und halten Sie diese Position.

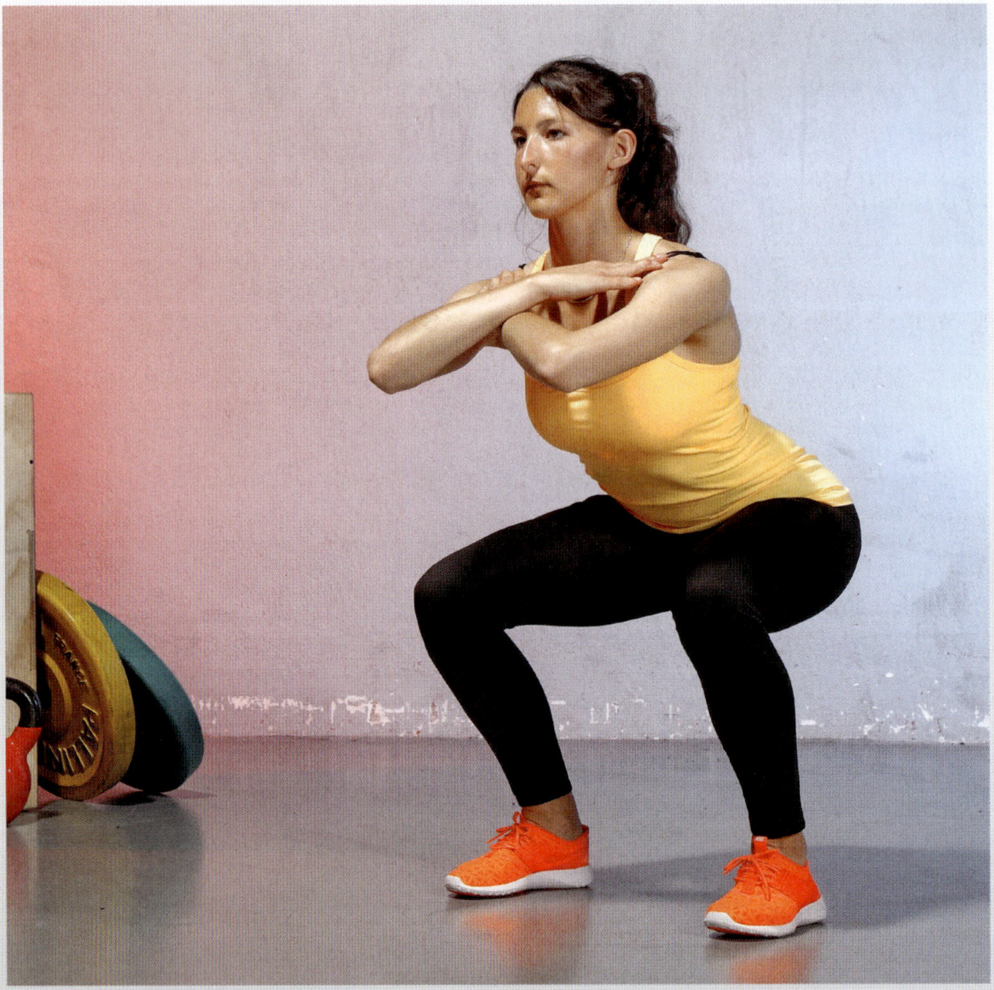

VARIANTEN

Die Varianten sind dynamischer, wir kombinieren sie mit den Übungen Faustschlag nach vorne (S. 53) und Haken (S. 55).

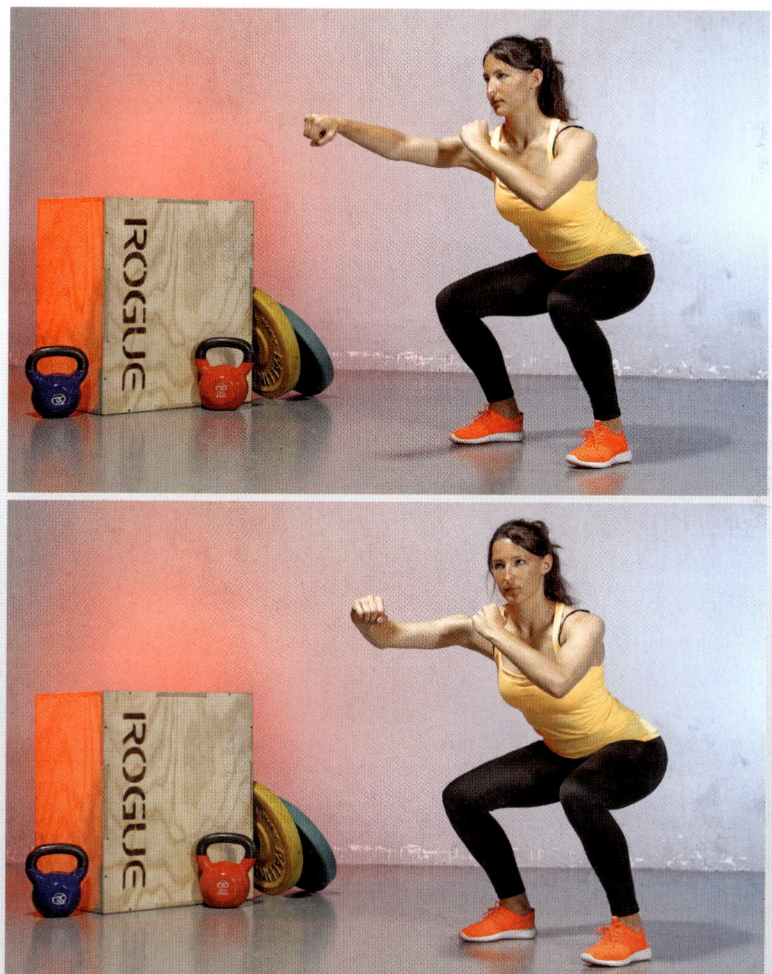

BRIDGE

Auf dem Gesäß abgestützt – Hände angewinkelt, Beine gebeugt – heben Sie das Becken so hoch es geht und spannen dabei die Gesäßmuskeln an. Wieder nach unten kommen und die Übung wiederholen.

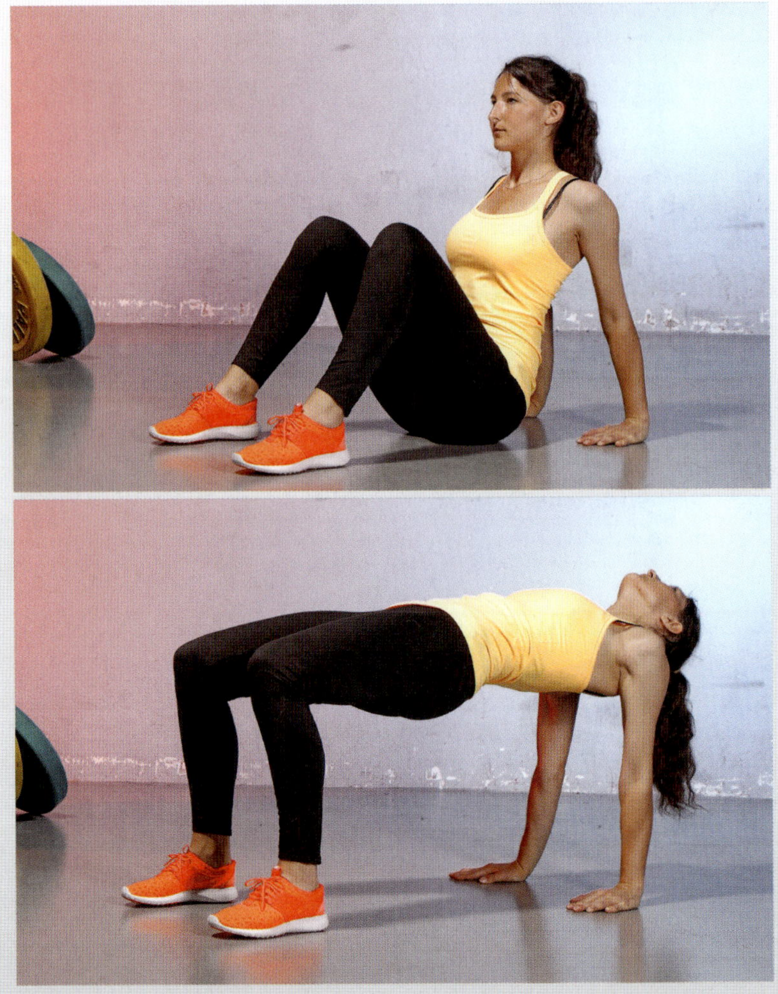

BRIDGE PUNCH

Es gilt dasselbe Prinzip, hinzu kommt ein Faustschlag während der Bewegung nach oben. Bei jeder Beckenhebung zwischen rechter und linker Seite wechseln.

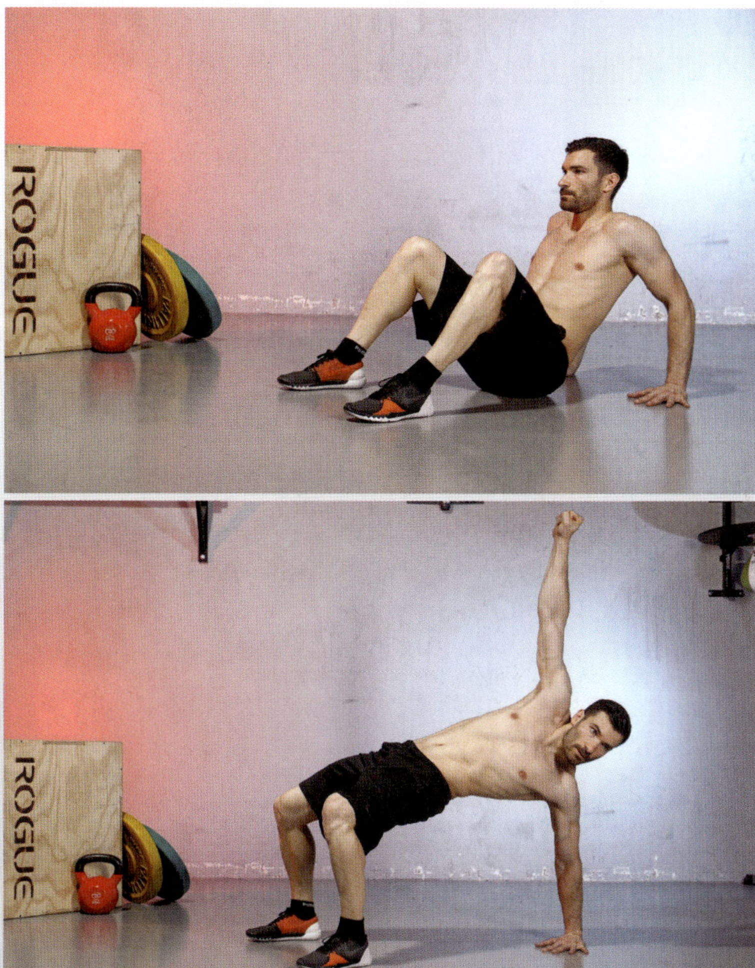

BRIDGE + KICK

Das Becken anheben, dann einen kräftigen Fußtritt nach vorne oben ausführen. Bei jeder Beckenhebung das Bein für den Fußtritt wechseln. Während des Fußtritts kräftig ausatmen.

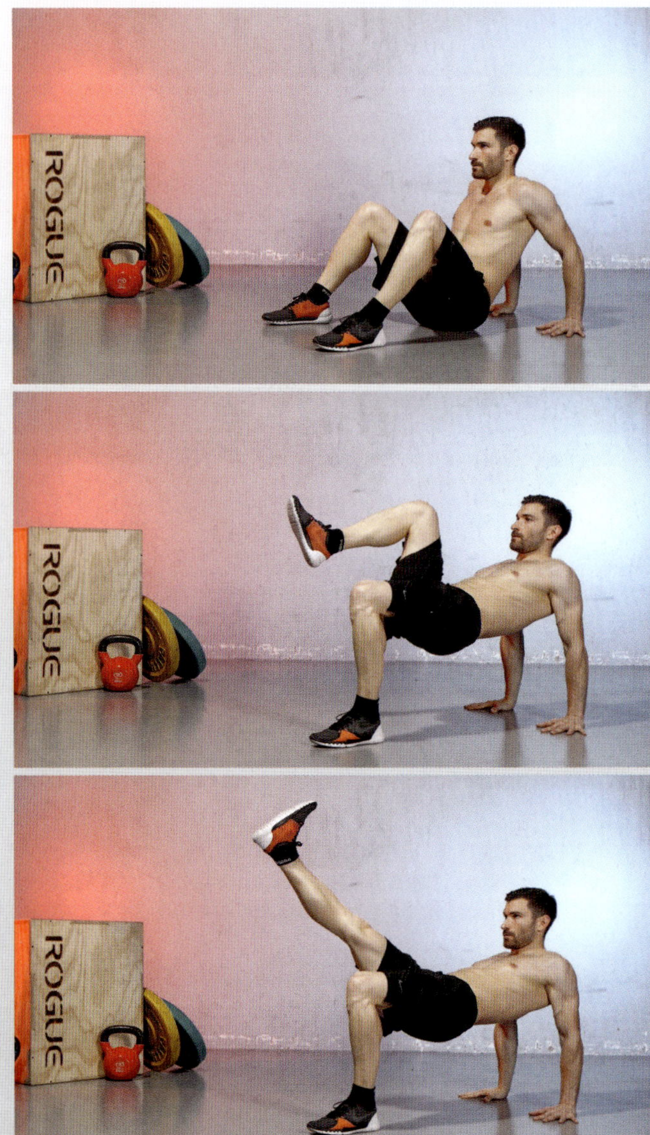

GET-UP

Sehen Sie sich auf dem Foto die Ausgangsposition genau an (ein Bein ist aufgestellt, das andere gestreckt), heben Sie den Körper so hoch wie möglich, strecken Sie Arm und Bein derselben Seite, senken Sie den Körper anschließend ab und führen Sie die Übung auf der anderen Seite dynamisch aus!

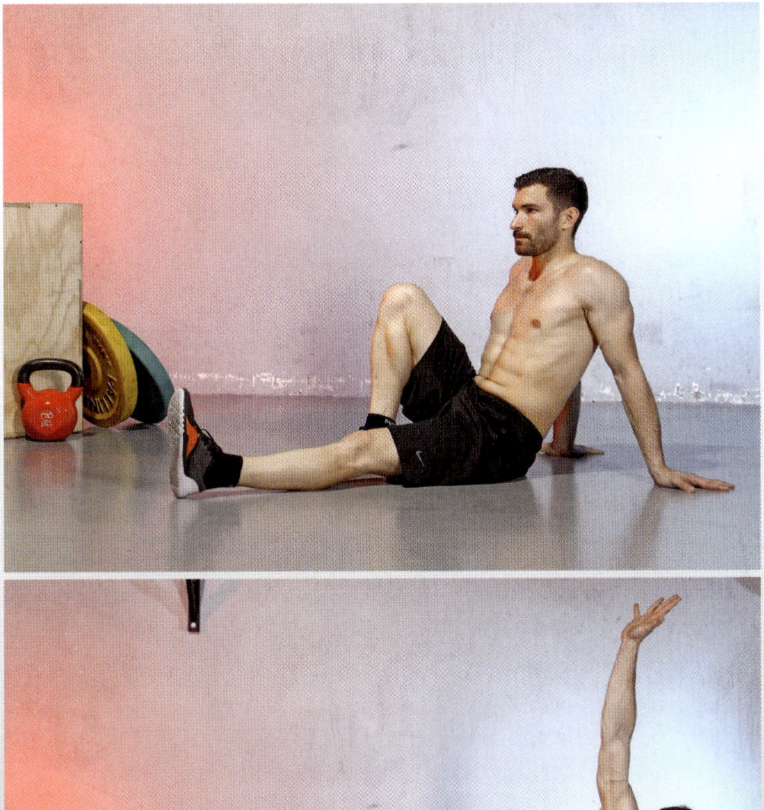

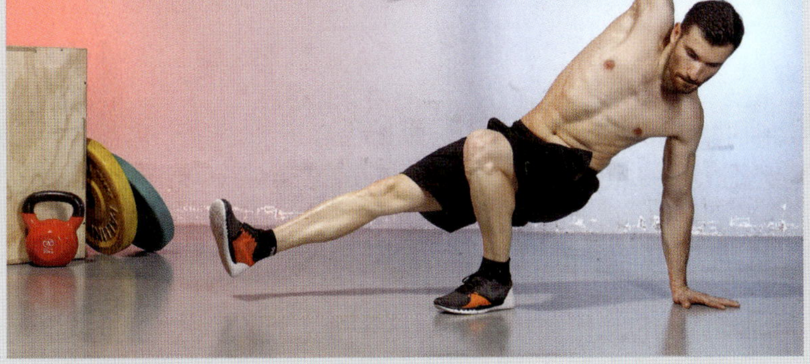

HAND STAND

Handstandübungen (falls nötig gegen eine Wand) passen eigentlich nicht zum Hochintesiven Intervalltraining. Werden sie jedoch im Rahmen der aktiven Erholungsphase zwischen den einzelnen Übungen des HIIT-Programms durchgeführt, verändern sie die Ausgangssituation bezüglich des Schwierigkeitsgrades beim Aneinanderreihen der verschiedenen Übungen ... Diese zusätzliche Schwierigkeit erwartet Sie in den höheren Schwierigkeitsstufen des Programms! Nach der gleichen Logik wird Ihnen die Version »Push-up« im Programm Pandemonium (S. 325) abverlangt. Falls das zu schwer für Sie ist, führen Sie die auf S. 161 beschriebene Version aus.

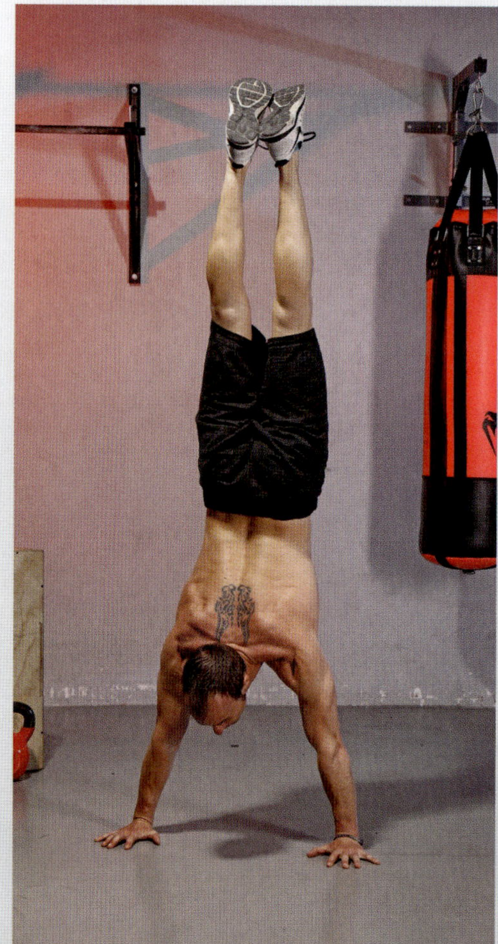

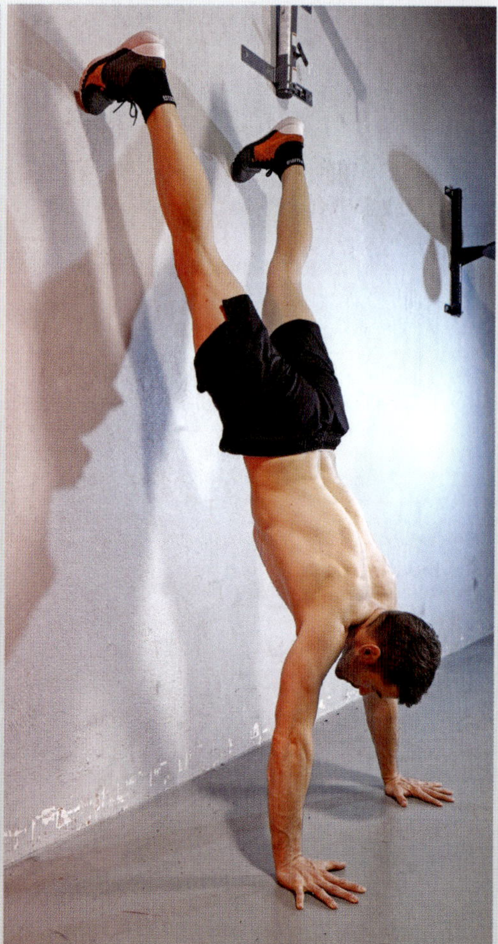

SHOULDER TAP HAND STAND

Ein Handstand in verschärfter Variante! Er ist sehr erfahrenen Übenden oder ehemaligen Turnern vorbehalten. Diese Übung verdient, genau wie der 180° Burpee, die Bezeichnung »Herausforderung«!

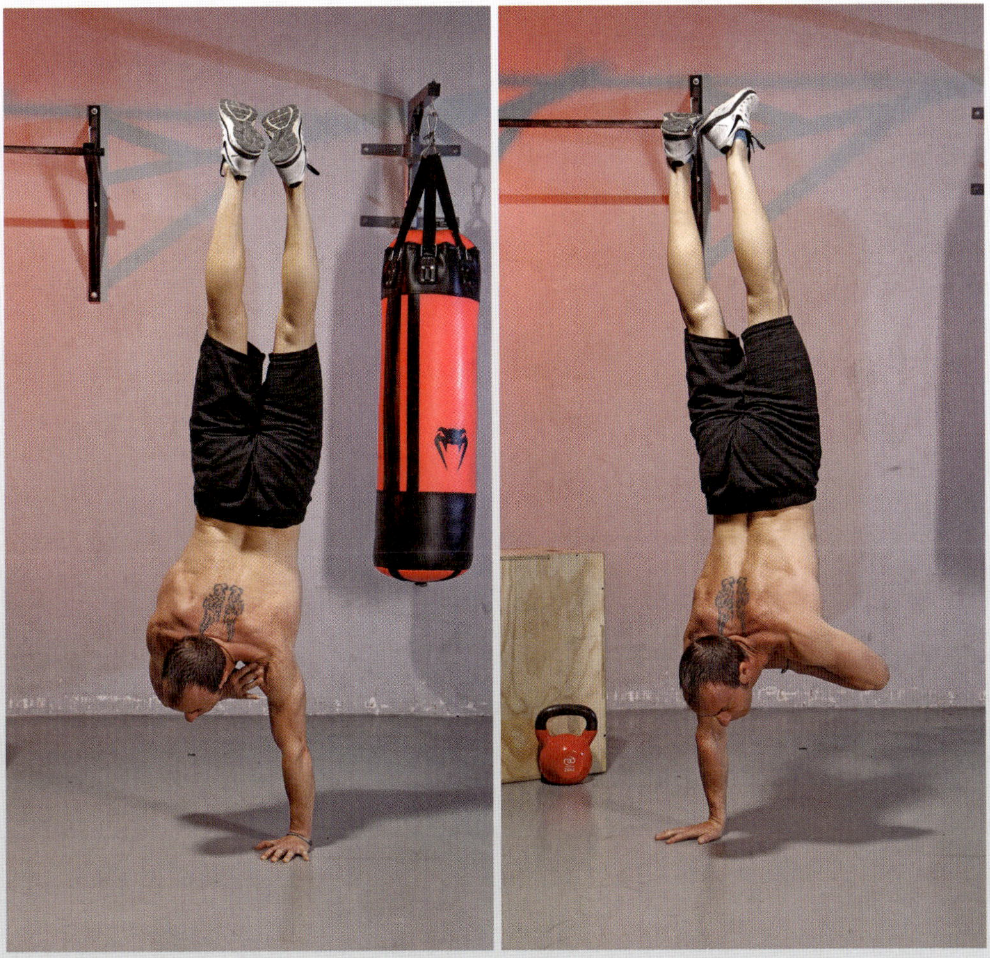

FINGERS PLANK

In der Brettposition, mit gestreckten Armen und auf allen Fingern aufgestützt, sollen Sie während der gesamten aktiven Erholungsphase den Körper gut angespannt halten. Diese Übung wird, wie alle Übungen zum Training der Körperspannung, auch im intensivsten Trainingsprogramm von Ihnen verlangt.

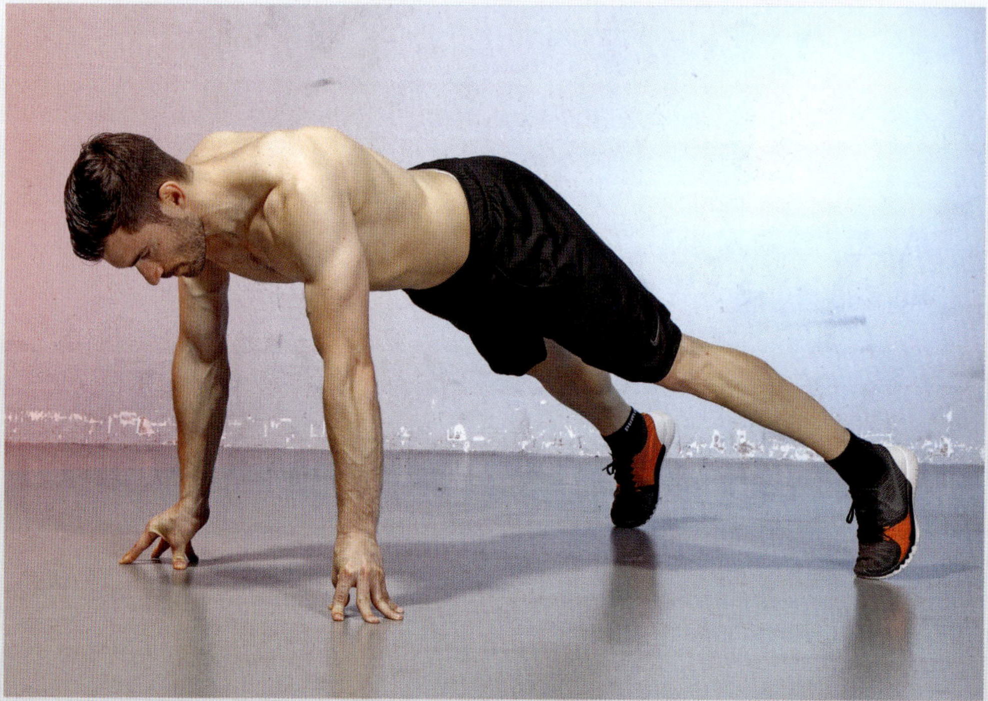

FROGSTAND

Eine meiner Lieblingsübungen zum Training der Körperspannung und die Grundlage für andere, komplexere Übungen. Mit dem Frogstand bekommt Erholung eine völlig neue Bedeutung!

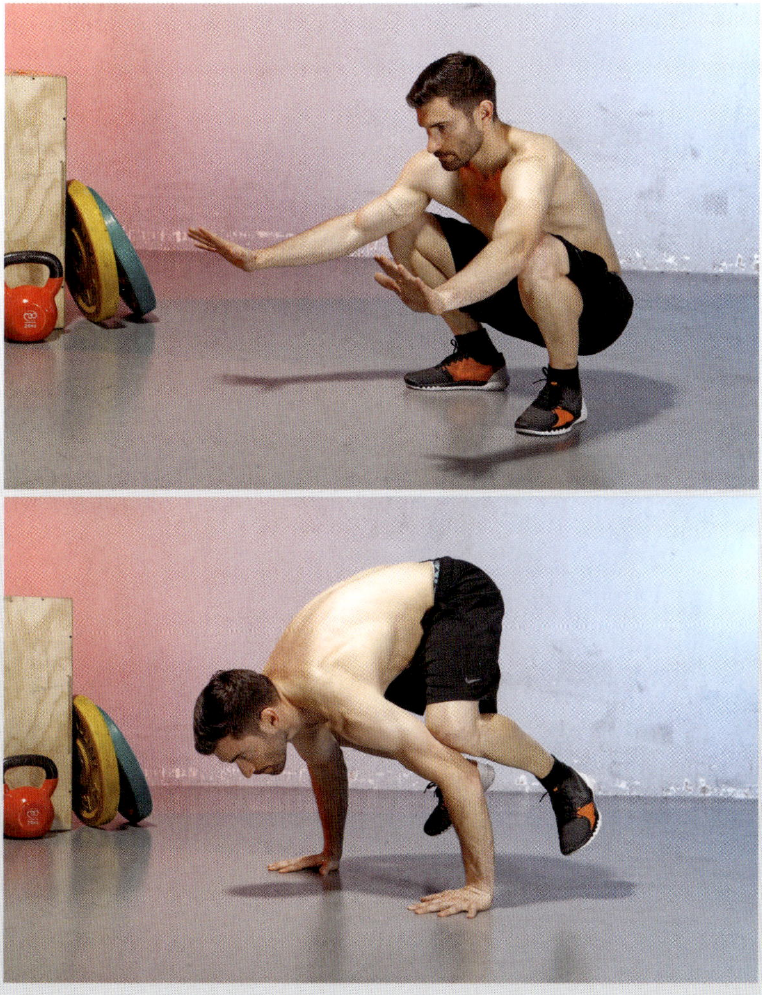

JACK LALANNE PUSH-UP HOLD

Diese Übung wird im Street Workout sehr viel praktiziert. Körperspannung und Kontrolle sind hier oberstes Gebot. Der Begriff »hold« steht für das isometrische Halten in der schwierigsten Position.

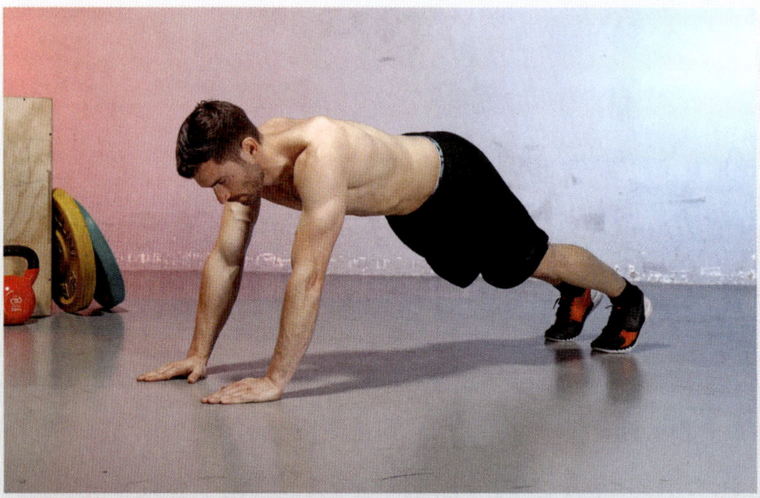

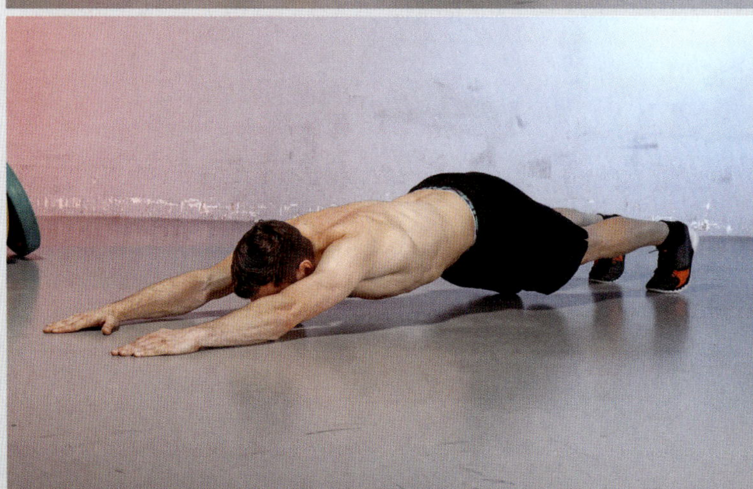

ONE LEG PISTOL SQUAT HOLD

Das isometrische Halten erfolgt so tief wie möglich! In den fortgeschrittenen Trainingsprogrammen nimmt das Vergnügen weiter zu!

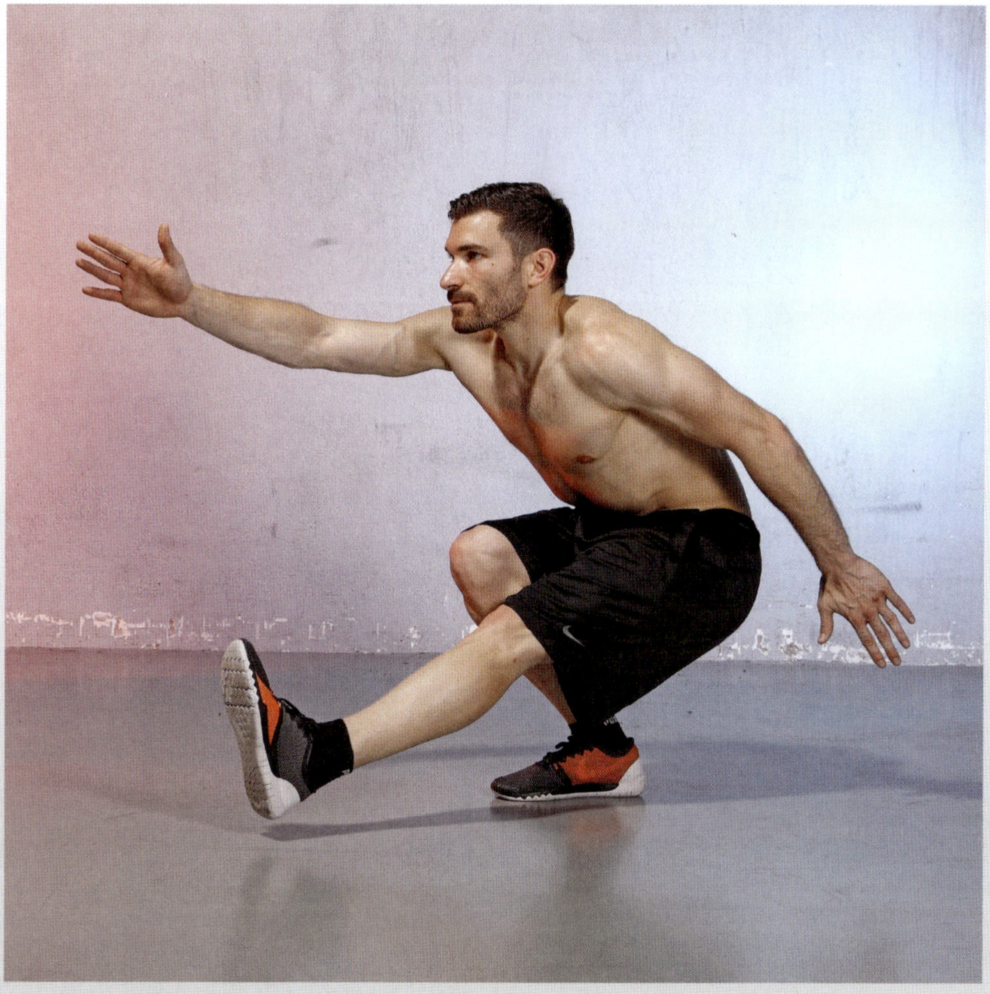

SIT-UP

Diese einfache Grundübung kräftigt die Bauchmuskulatur. Um den Rücken vor Fehlspannungen zu schützen, die durch Kontraktion der Iliopsoas-Muskulatur erzeugt werden, können Sie die Knie noch weiter öffnen als hier in der Übung von Maxence zu sehen. Ihre Schuhe können sogar Sohle an Sohle liegen.

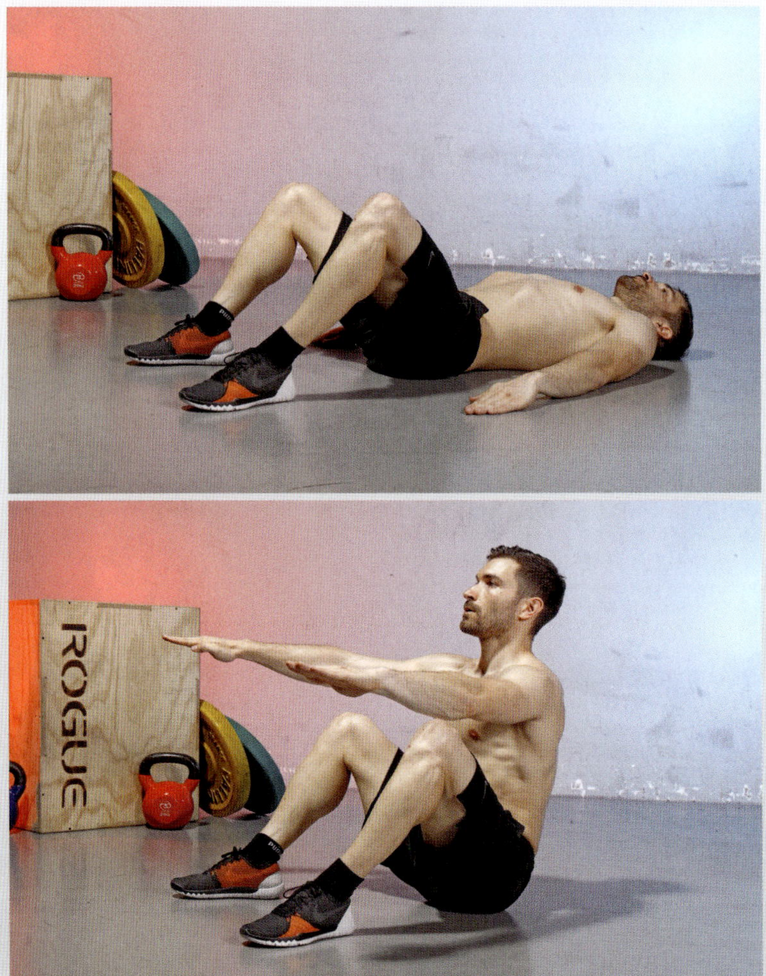

PUSH-UP TO PLANK

Gehen Sie abwechselnd aus der Brett-Position mit gestreckten Armen in die Brett-Position mit gebeugten Armen. Ideal in der Aufwärmphase oder bei den nützlichen Erholungsphasen des Programms Pandemonium (S. 325).

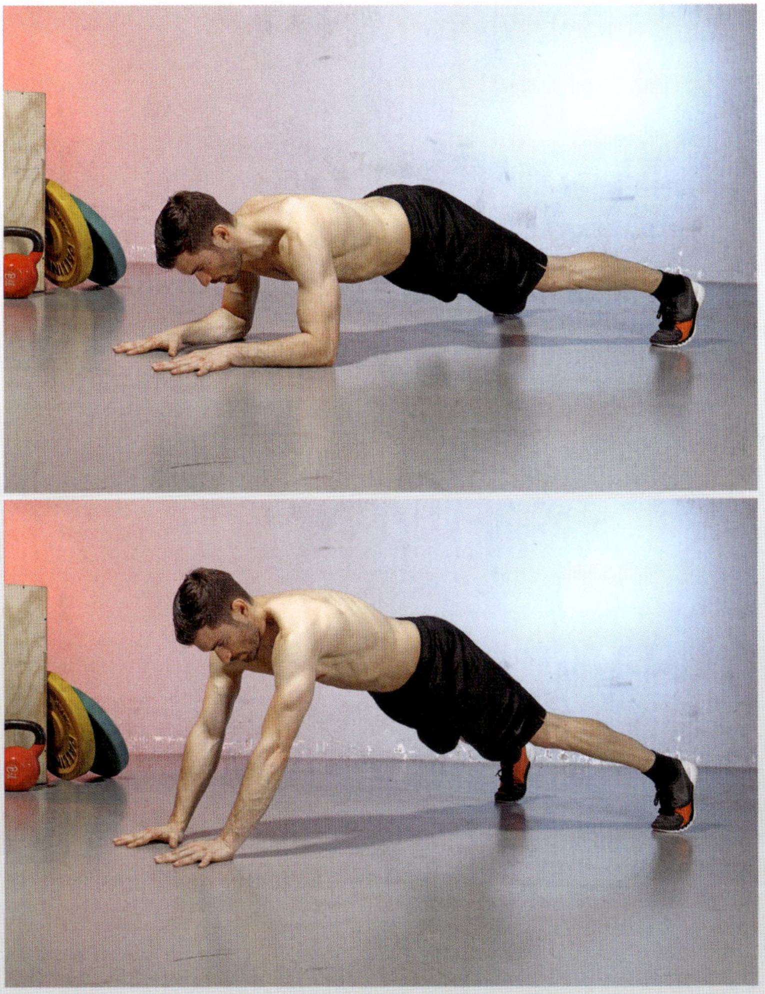

VARIANTE

Einfacher wird die Übung, wenn die Arme abwechselnd gestreckt werden.

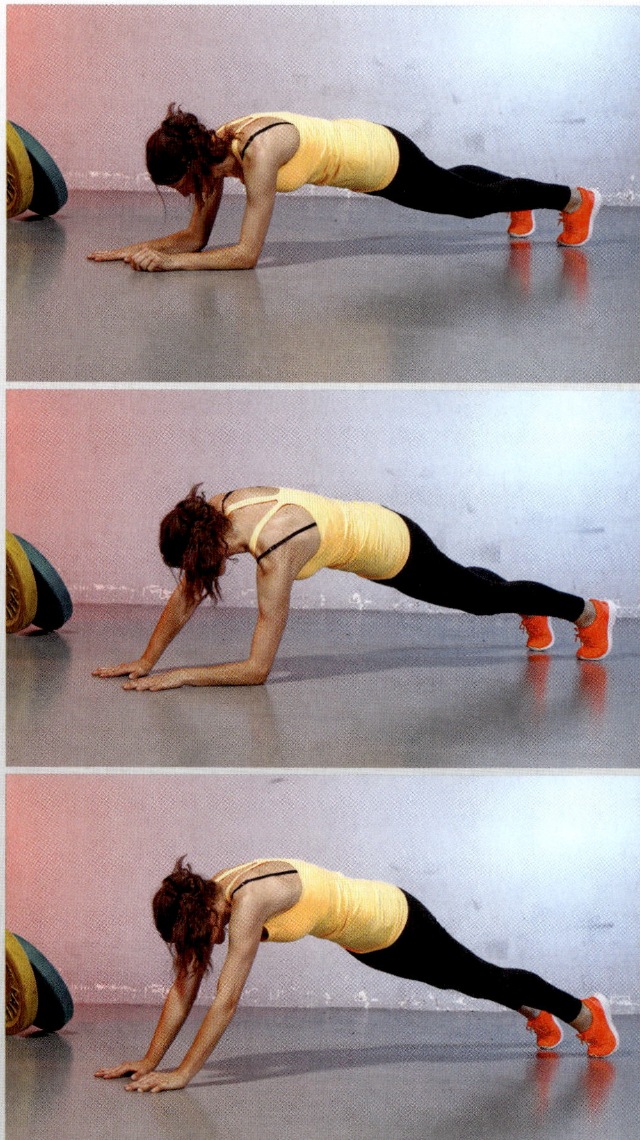

ÜBUNGSFÜHRER
ÜBUNGEN MIT 100 PROZENT EIGENGEWICHT
Aufwärmübungen

HIIT

GINGA

Sehen Sie sich auf den Fotos dieser Übung aus dem brasilianischen Kampfsport Capoeira jede dynamische Bewegungsphase genau an, um die Bewegung möglichst exakt ausführen zu können. Beim Aufwärmtraining können Sie die Bewegungsamplitude schrittweise steigern.

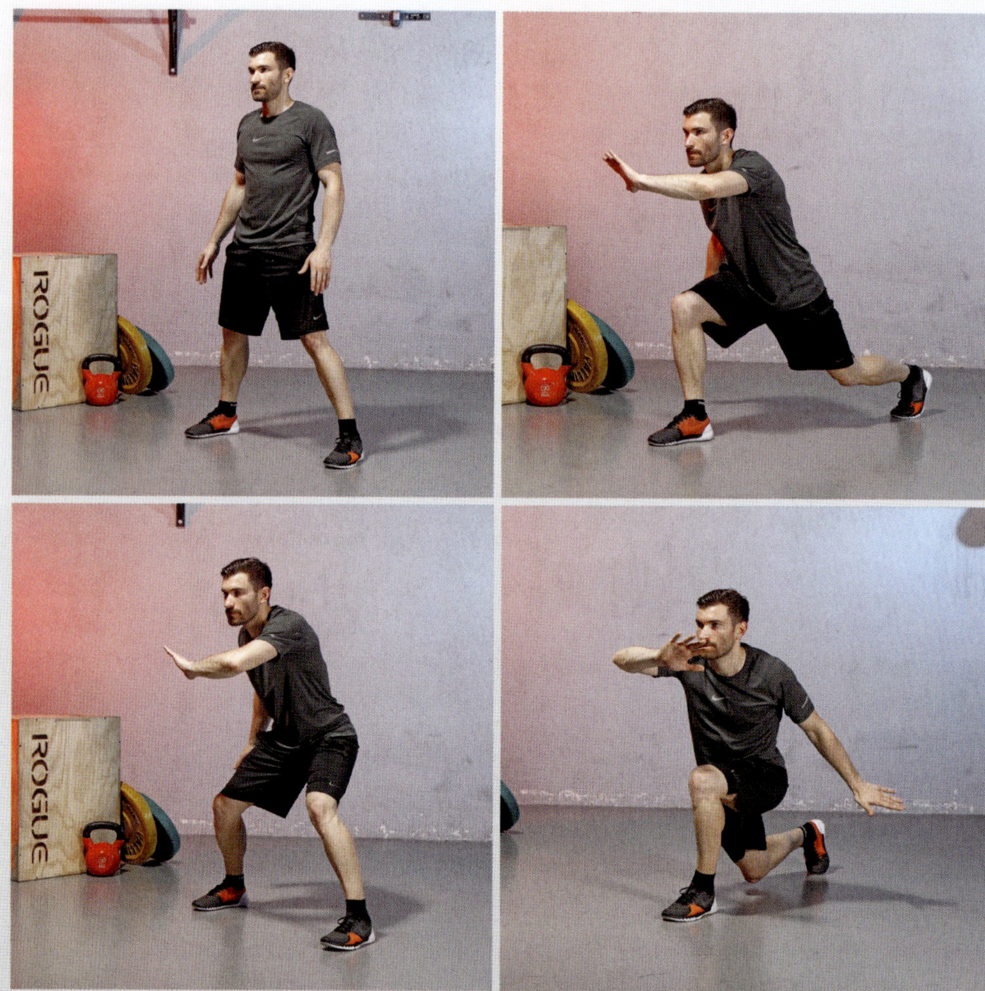

FERSE ZUM GESÄSS

Legen Sie bei dieser klassischen Aufwärmübung für die unteren Extremitäten allmählich an Tempo zu, geben Sie nicht gleich alles: Hier geht es ums Aufwärmen.

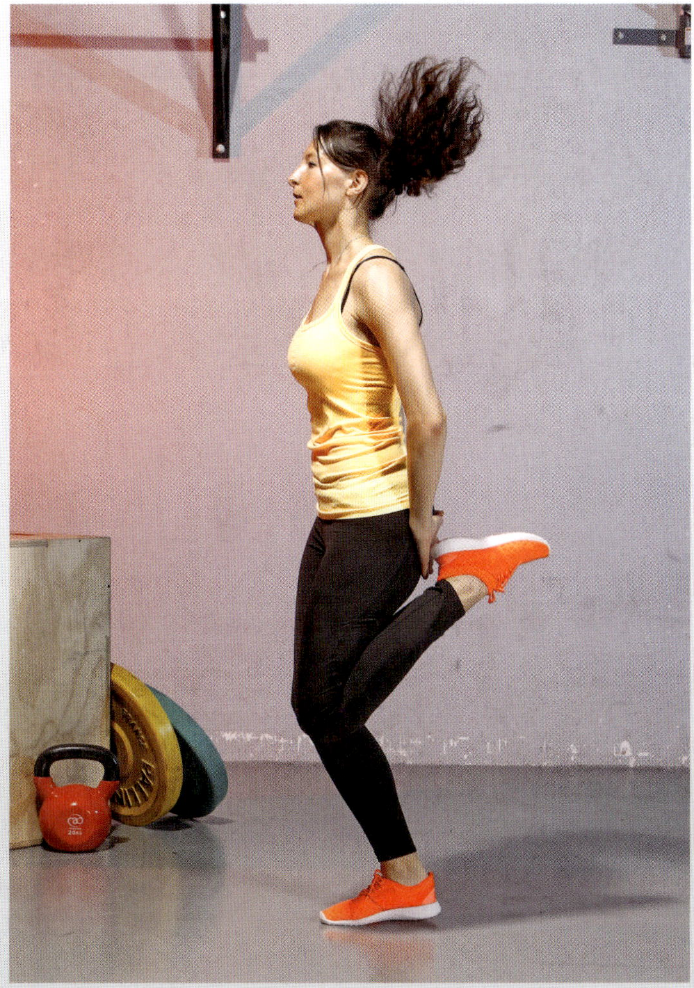

KÄNGURU

Führen Sie wie ein Känguru kleine Sprünge aus, um sich langsam aufzuwärmen. Verändern Sie die Sprungrichtung und beugen Sie die Beine für größere Sprünge immer stärker an.

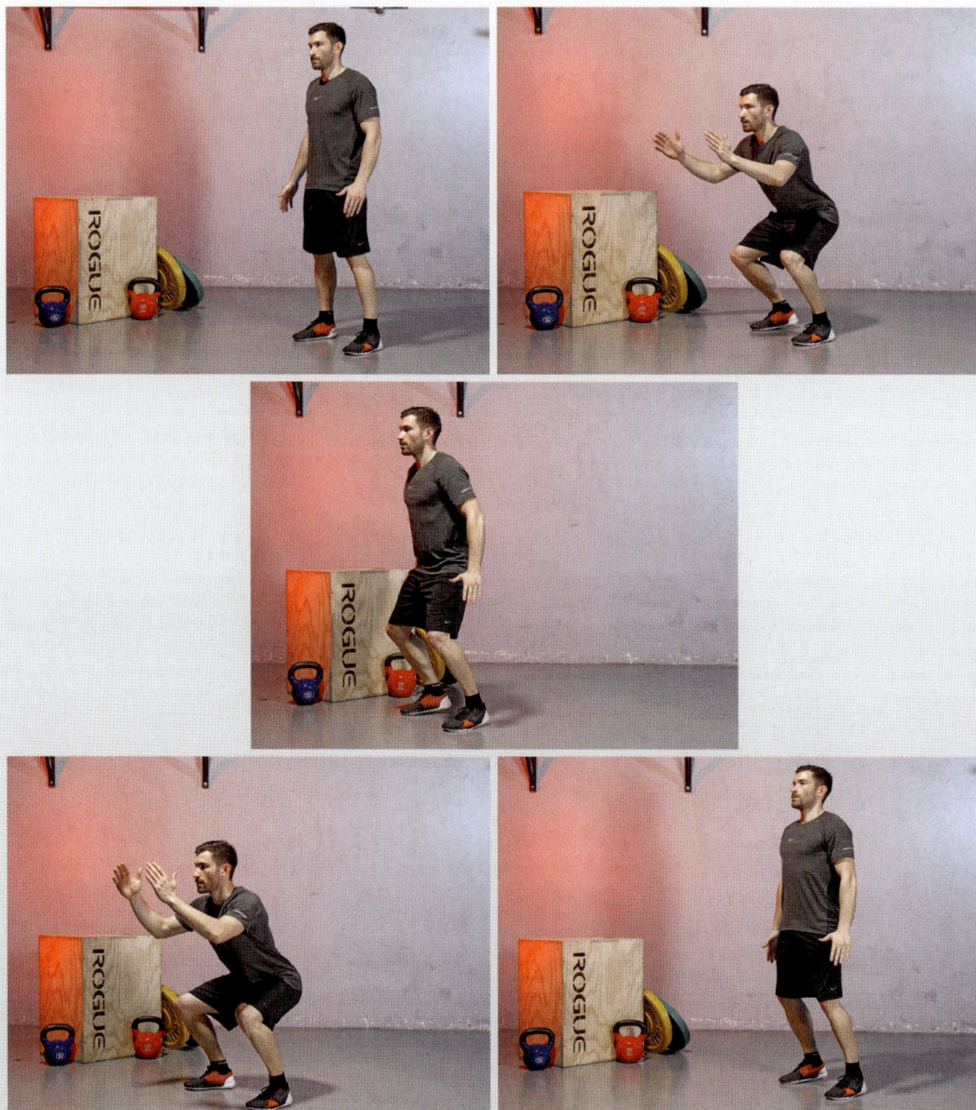

TIPTOES JUMP

Hüpfen Sie auf der Stelle, der ganze Körper ist dabei angespannt. Diese Übung ist ideal zum Aufwärmen oder im Rahmen der Erholung während der »Off«-Phasen des Programms Pandemonium (S. 325).

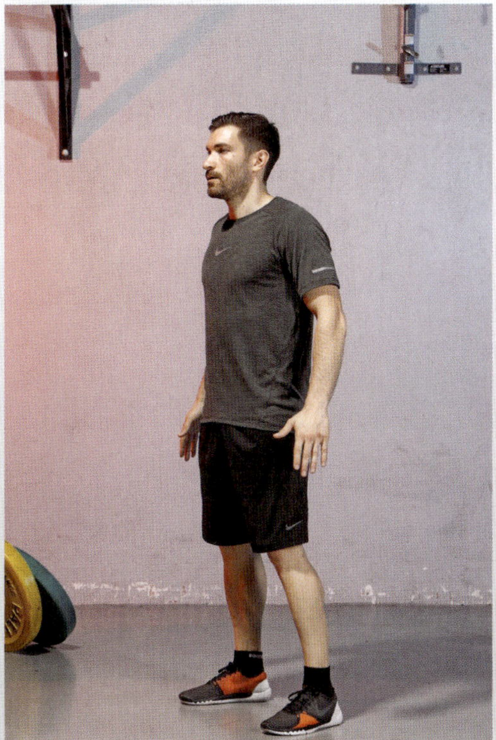

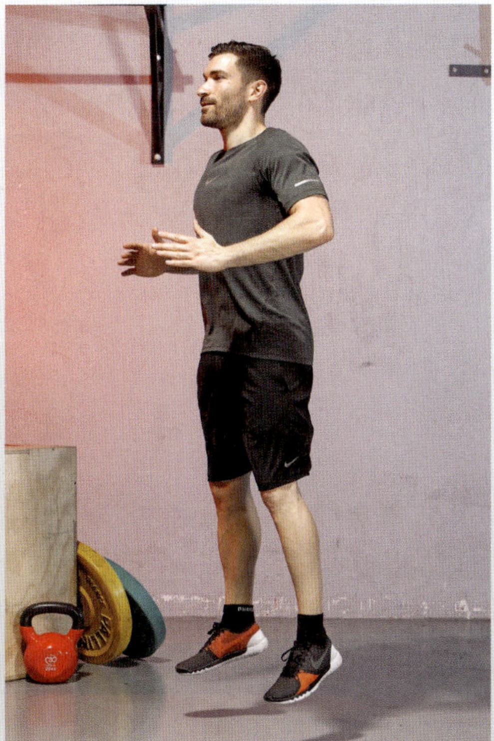

BREAK DANCER

Anders als beim Break Dancer Push-up (S. 159) führen Sie hier nach dem Liegestütz nur ein Bein seitlich nach vorne. Abwechselnd rechts und links üben, flüssig und kontrolliert, ohne in die Position Liegestütz zurückzukehren.

Die Übung erfolgt also auf der Stelle und wird vor allem während spezifischer Aufwärmphasen durchgeführt. Aber, Vorsicht: Dabei kann Ihre Herzfrequenz deutlich schneller zunehmen, als Sie vielleicht erwarten!

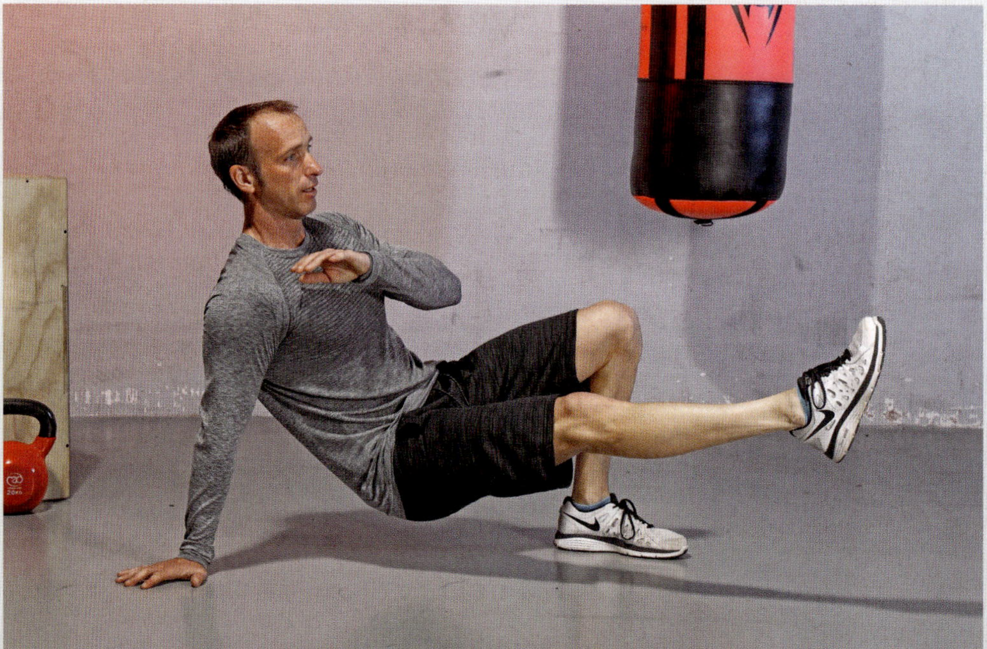

ÜBUNGSFÜHRER

ÜBUNGEN MIT 100 PROZENT EIGENGEWICHT

Die unteren Extremitäten

HIIT

SQUAT

Bei dieser wegweisenden Übung aus der Leichtathletik werden die Beine gebeugt. Führen Sie die Übung so aus, als wollten Sie sich mit möglichst geradem Rücken hinsetzen. Halten Sie eine gute Körperspannung, atmen Sie beim Heraufkommen aus. Diese Übung kräftigt die Quadrizepsmuskulatur, die ischiokrurale Muskulatur und die Gesäßmuskulatur.

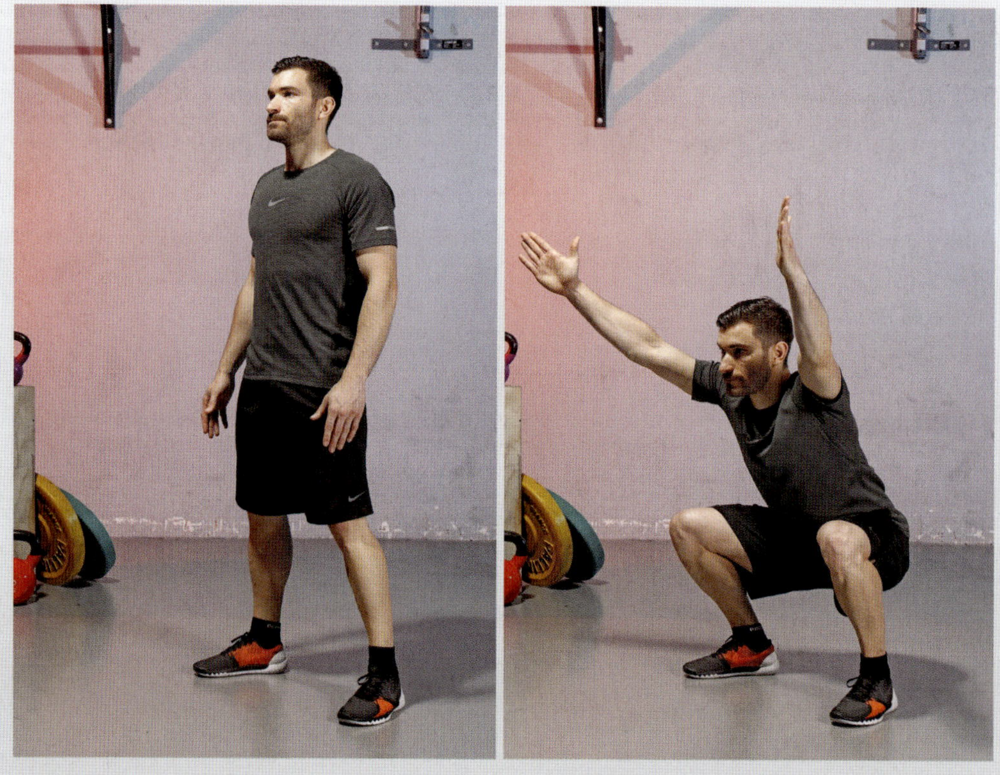

TIPTOES SQUAT/SQUAT + CALF EXTENSION

Bei diesem klassischen Squat kommen Sie dynamisch wieder nach oben und auf die Zehenspitzen. So wird die gesamte Beinmuskulatur beansprucht, auch die Kontraktion der Gesäßmuskulatur am Ende der Übung wird fazilitiert.

Der Tiptoes Squat ist eine dynamischere Variante, wenn er zwischen zwei Beinbeugungen mit einem leichten Absprung vom Boden ausgeführt wird oder sogar durchgehend auf den Zehenspitzen ... Beide Bezeichnungen werden Ihnen in diesem Buch begegnen, aber die Bewegung bleibt die gleiche: ideal für die Gesäßmuskeln, die Oberschenkelmuskeln und die Wadenmuskulatur!

Je nach Art und Schwierigkeitsgrad der Trainingsprogramme wird diese Übung komplett mit dem eigenen Körpergewicht, mit einem Stab oder einer olympischen Hantelstange (mit oder ohne Gewicht) durchgeführt.

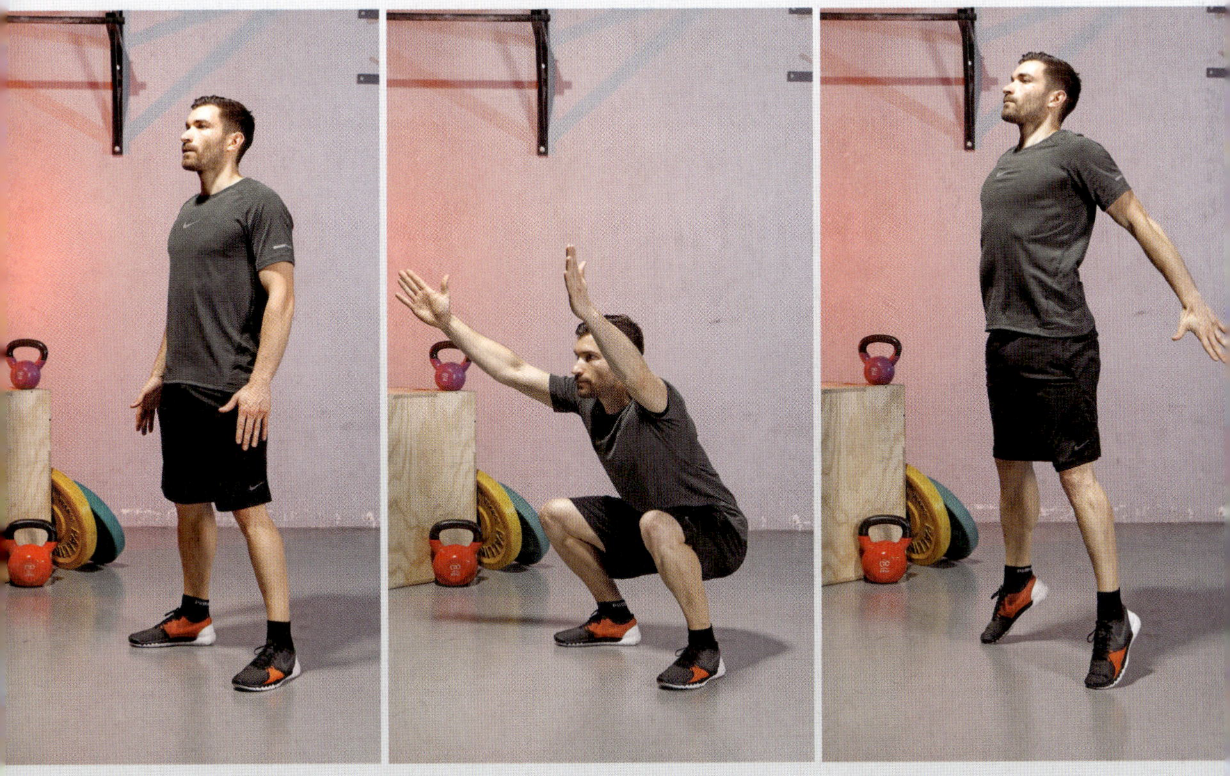

SQUAT JUMP

Die Königsübung für das Muskeltraining der unteren Extremitäten mit Eigenkörpergewicht! Die Sprünge sorgen für eine zusätzliche Intensität, und die hervorgerufenen Vibrationen unterstützen den Kampf gegen Osteoporose! Ein Muss, glauben Sie mir...

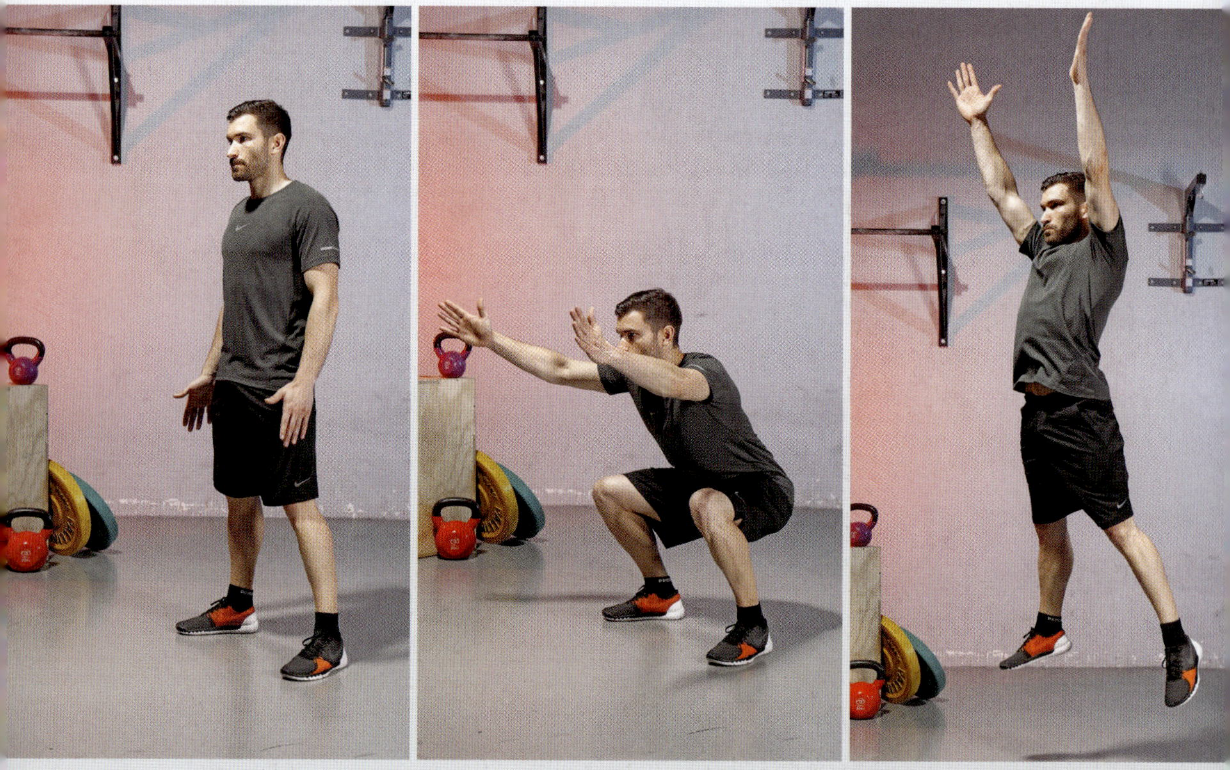

DROP SQUAT

Genau wie der Drop Snatch, der bei den Übungen mit kleinen Trainingsgeräten ausgeführt wird (siehe S. 184), beginnt diese sehr starke Übung aus einer Position mit guter Körperspannung heraus auf den Zehenspitzen. Die gestreckten Beine sind beckenbreit geöffnet. Darauf folgt ein dynamischer »Sturz«, der mit gebeugten Beinen und weit geöffneten Füßen abgefangen wird: eine sehr spannungsgeladene Übung.

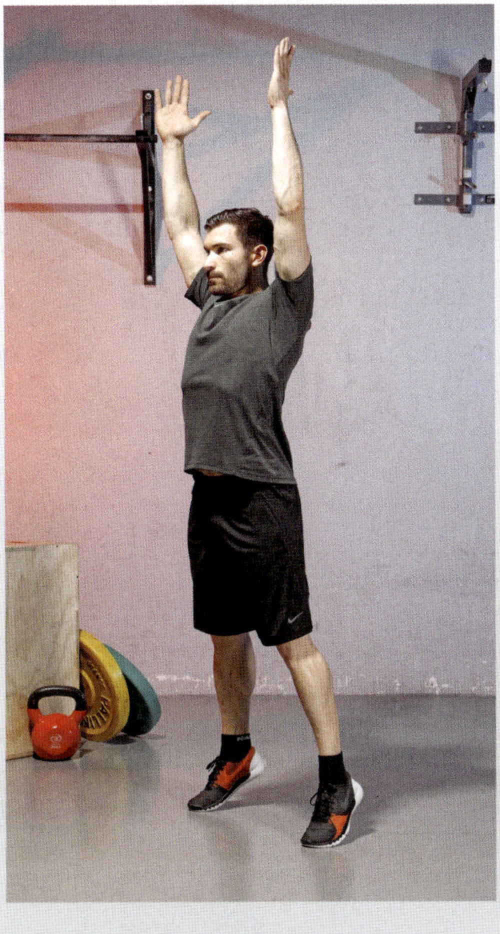

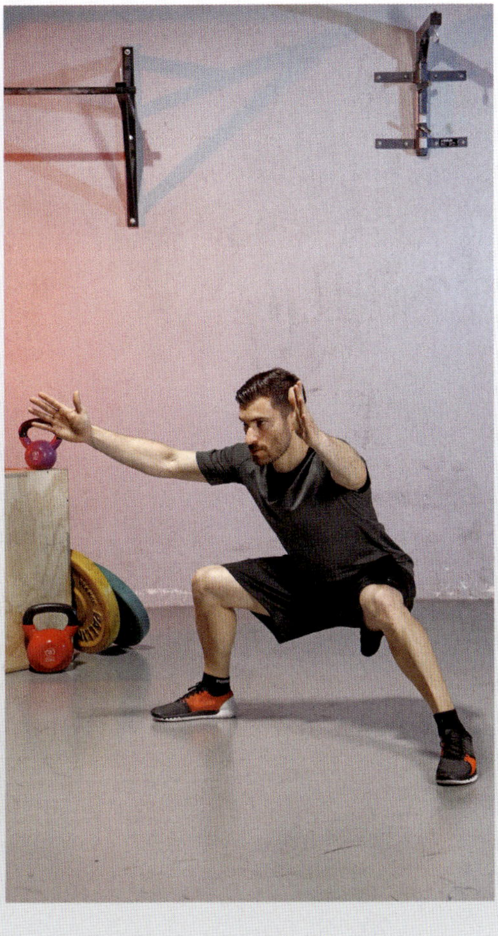

180° SQUAT JUMP

Zu den Merkmalen des Squat Jump kommt hier noch das Gleichgewichtstraining hinzu. Achten Sie darauf, trotz des Fehlens eines zusätzlichen Gewichts den Rücken immer gerade zu halten. Führen Sie die Drehung nur bis 90° aus, falls Sie bei 180° zu sehr die Orientierung verlieren. – Ein Muss für die Arbeit mit dem Eigenkörpergewicht.

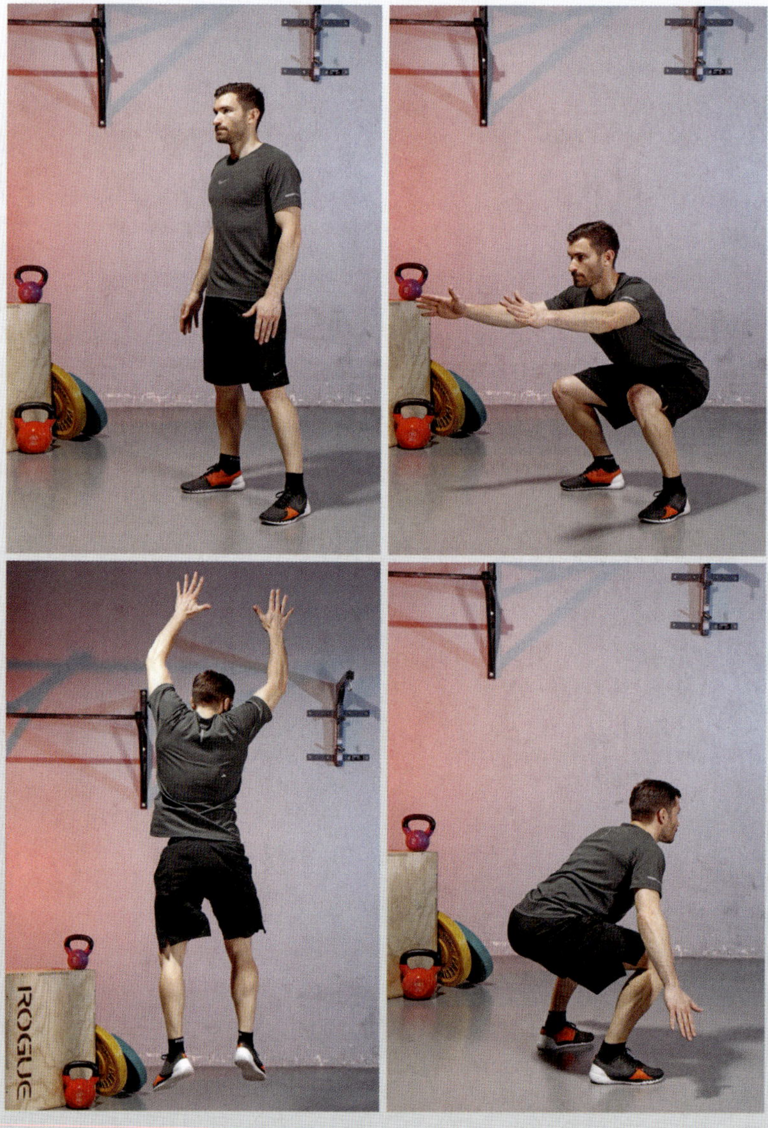

SUMO SQUAT

Es gilt das gleiche Prinzip wie beim klassischen Squat, aber in einem sehr viel breiteren Stand. Öffnen Sie die Füße weit nach außen, um besser nach unten zu kommen. Hierbei werden die Adduktoren und die Gesäßmuskeln stärker beansprucht.

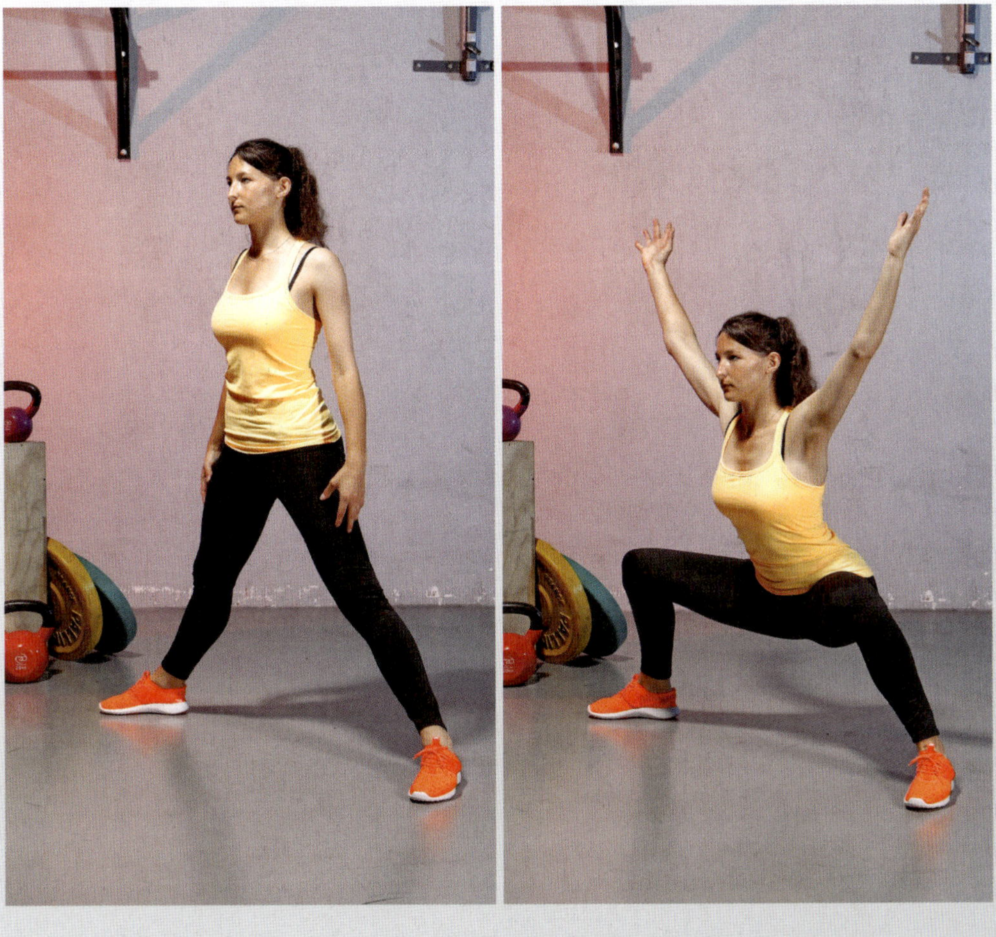

IN AND OUT SQUAT JUMP

Hier folgt auf einen Squat im schmalen Stand ganz einfach ein Squat im breiten Stand! Alle Übergänge erfolgen durch einen kleinen Sprung, was die Übung besonders intensiv macht, wenn die Trainingsdauer 15 Sekunden in maximaler Intensität überschreitet … Lassen Sie bei der Tiefe der Beinbeugung nicht nach, auch nicht im schmalen Stand.

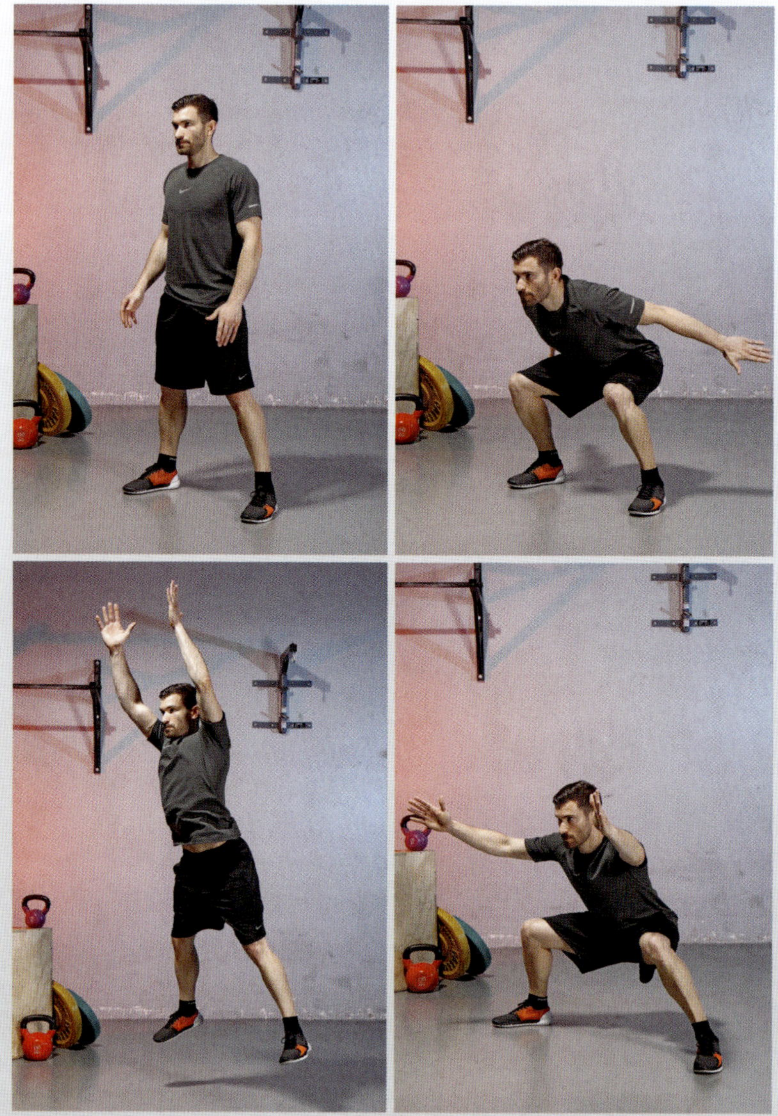

OVERHEAD SQUAT

- Sie können einen sehr leichten Stab verwenden, der die möglichst perfekte Ausführung der Übung unterstützt.
- Das Aufkommen auf dem Boden im Overhead Squat mit Stab, ausgehend von einem klassischen Kneeling Jump, wird in den folgenden Trainingsprogrammen unter der Bezeichnung »Kneeling Jump to Snatch« von Ihnen verlangt.

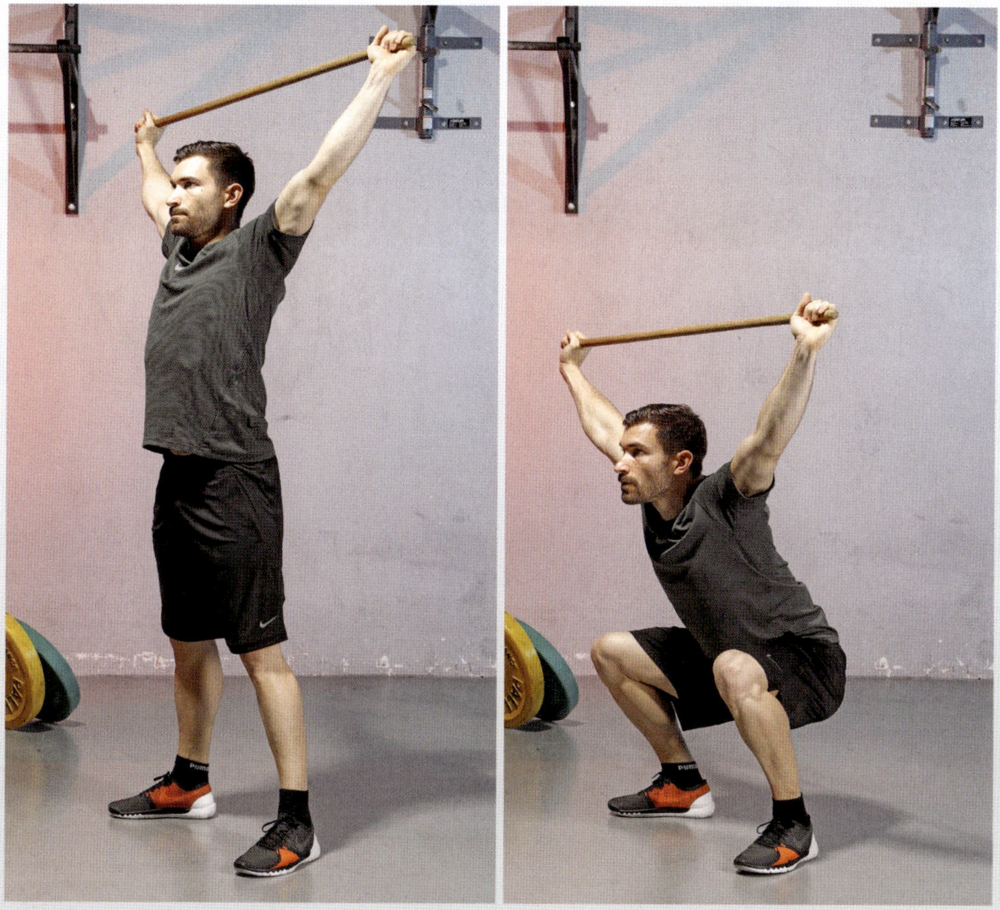

SKATER SQUAT

Führen Sie diesen Squat nur auf einem Bein aus: Der Name dieser Übung bezieht sich auf das Schwingen des Spielbeins weit nach unten und hinter den Körper. Bevor Sie die Übung in hoher Intensität ausführen, müssen Sie die Bewegung und Ihr Gleichgewicht gut unter Kontrolle haben.

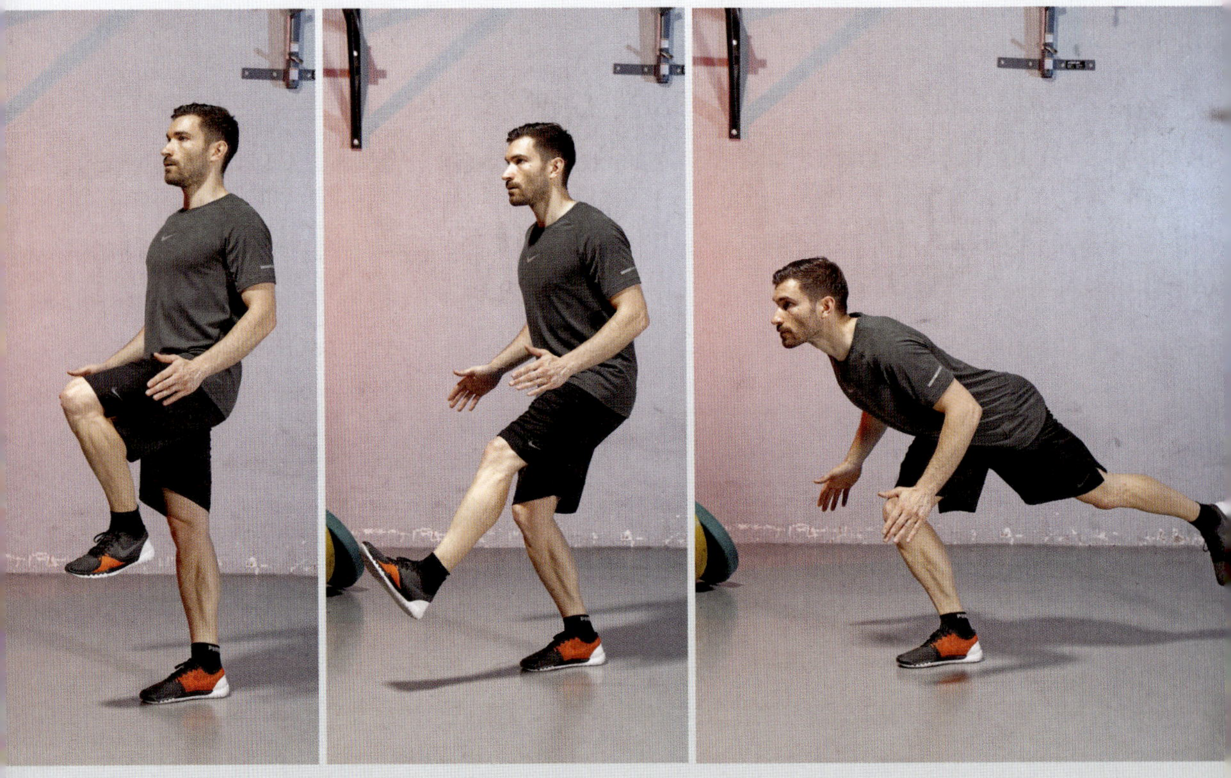

SKATER JUMP

Diese einzigartige und unglaublich funktionelle Übung simuliert den Übergang der Bewegung eines Surfers aus dem Liegen auf seinem Surfbrett in die halb gebeugte Position, bereit zum Surfen!
Die Übung soll bei den Übergängen am Boden sehr kraftvoll bleiben, wie bei allen plyometrischen (eine explosive Sprungkraft entwickelnden) Beanspruchungen.

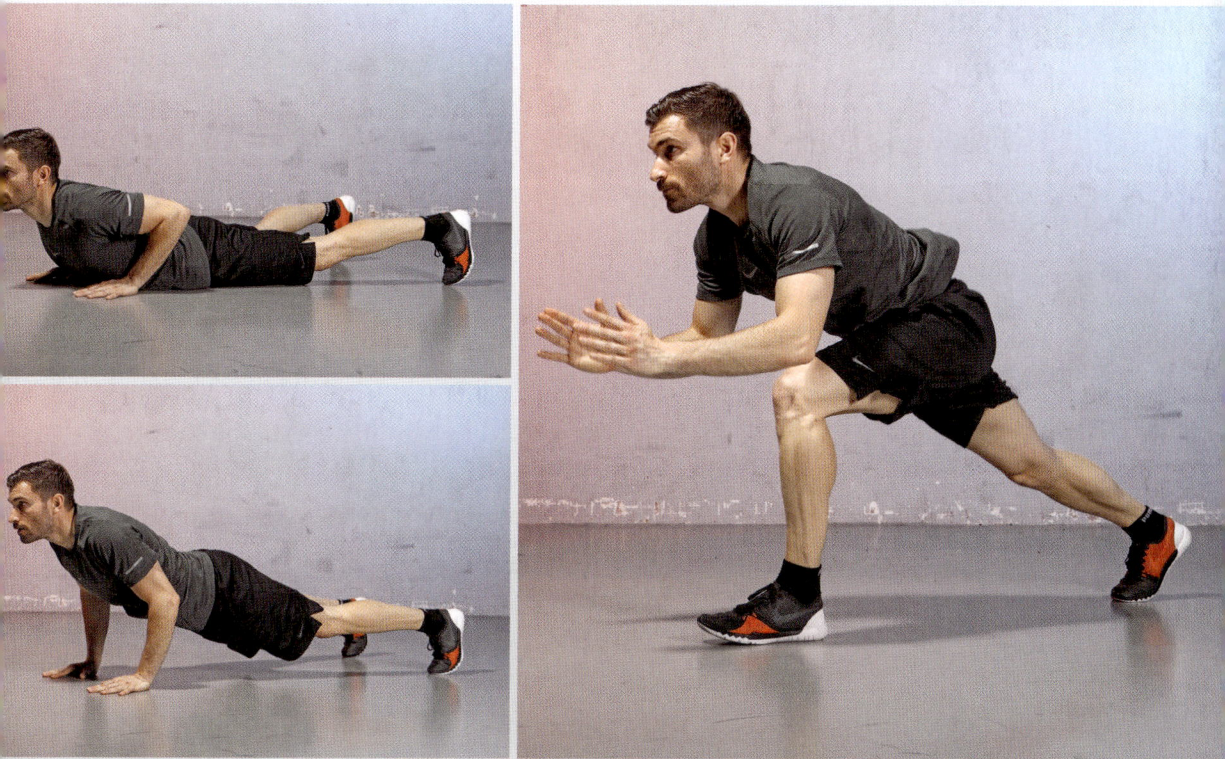

PISTOL SQUAT

Eine weitere Variante auf einem Bein, jedoch mit einer traditionelleren Ausführung der Übung als beispielsweise beim Skater Squat. Auch hier ist es wieder wichtig, dass Sie Ihr Gleichgewicht gut halten. Führen Sie die Übung zuerst mit einer Stütze aus oder indem Sie sich festhalten.

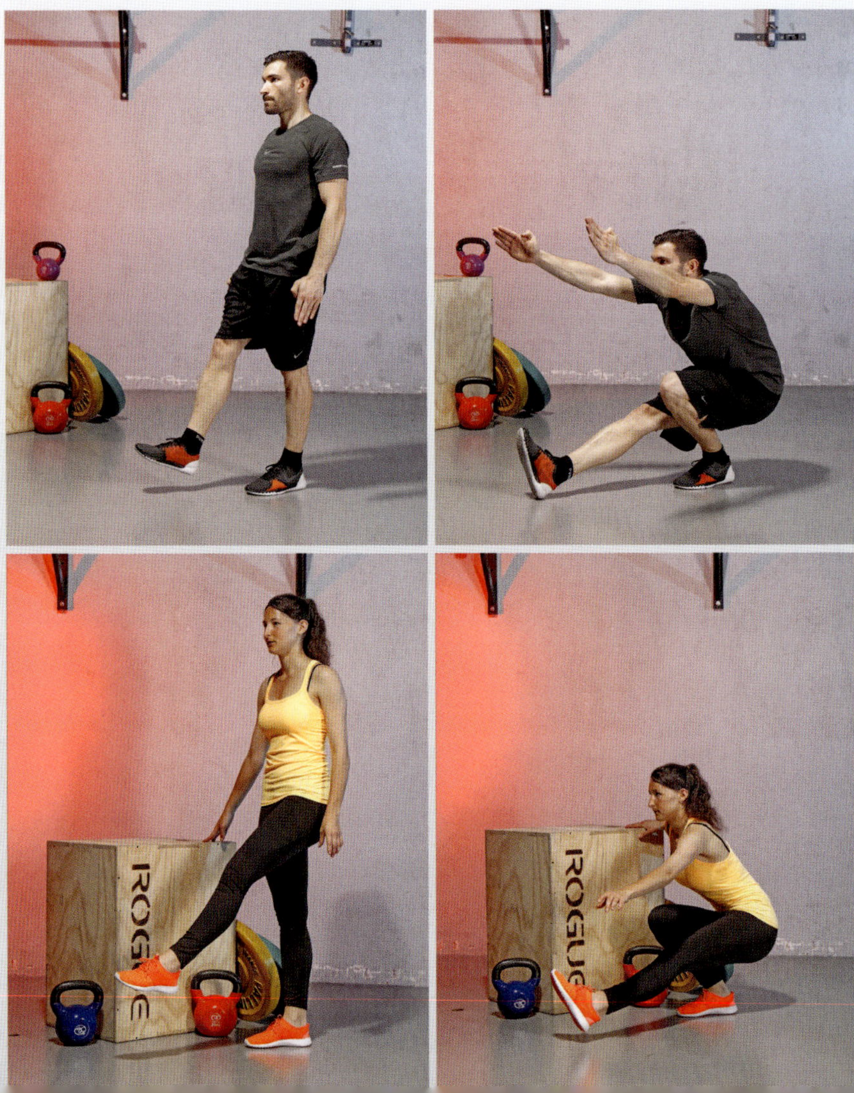

PISTOL TO CANDLESTICK TO HIGH JUMP

Eine Übung 3 in 1! Das vollständige Hinuntergehen auf einem Bein (Pistol Squat) fördert die Arbeit am Gleichgewicht und stärkt die Kontrollkraft aus der Körpermitte. Die Kerze bezieht den gesamten Körper in die Übung ein und führt zu einer intensiven Beanspruchung der Bauchmuskulatur. Die schwungvolle Phase im High Jump beendet das Training mit den unteren Extremitäten. In Kombination führt dies zu einer überaus kompletten und sehr anspruchsvollen Übung.
Bei den folgenden Trainingsprogrammen kann Ihnen auch das dynamische Nach-oben-kommen nur auf den Fußspitzen (tiptoes) abverlangt werden ...

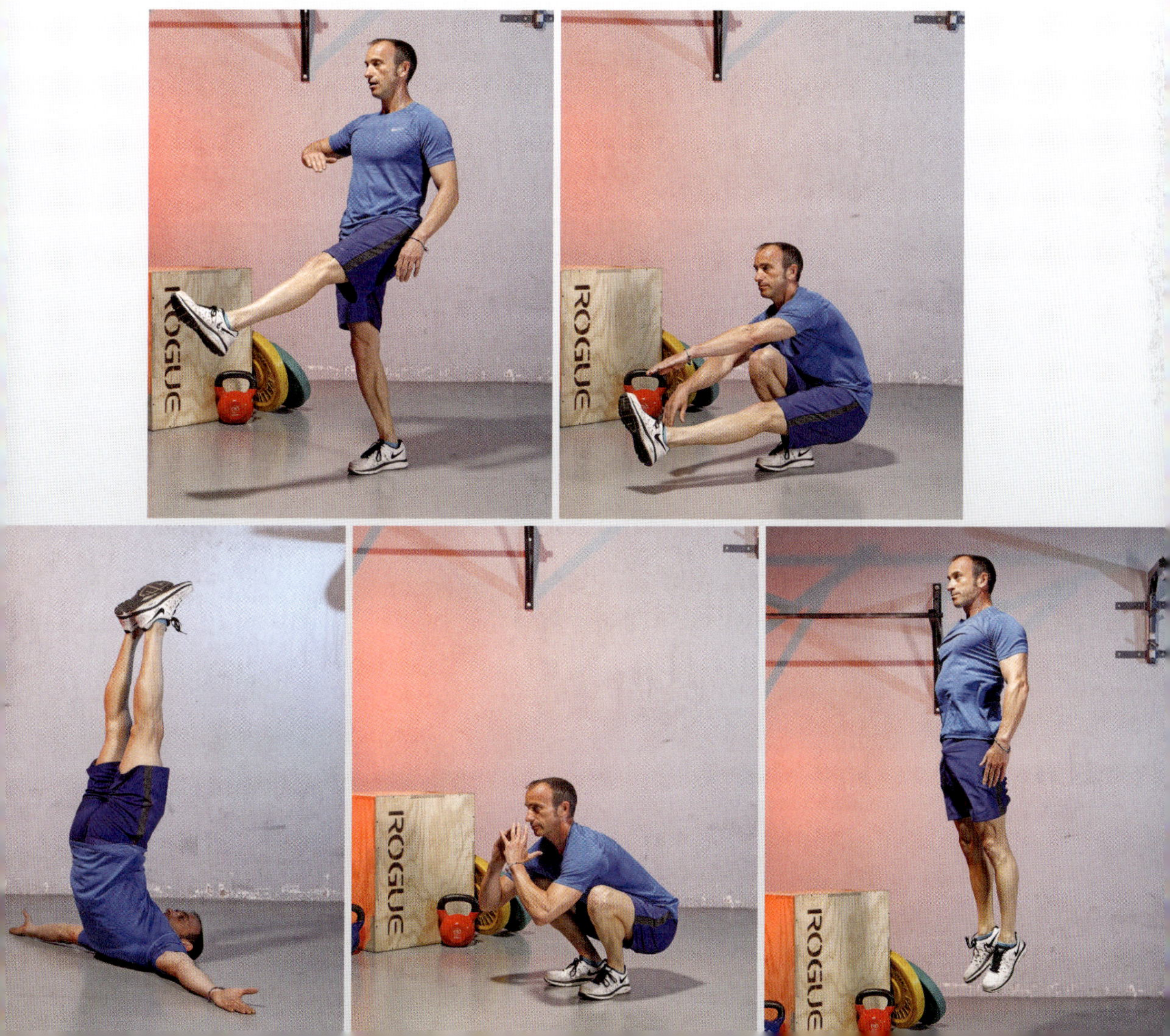

SQUAT WALK

In der Position Half-Squat machen Sie während der Übungsdauer kleine Schritte vorwärts. Achten Sie auf eine schöne Haltung, vor allem auf einen geraden Rücken, und spannen Sie die Bauchmuskulatur gut an.

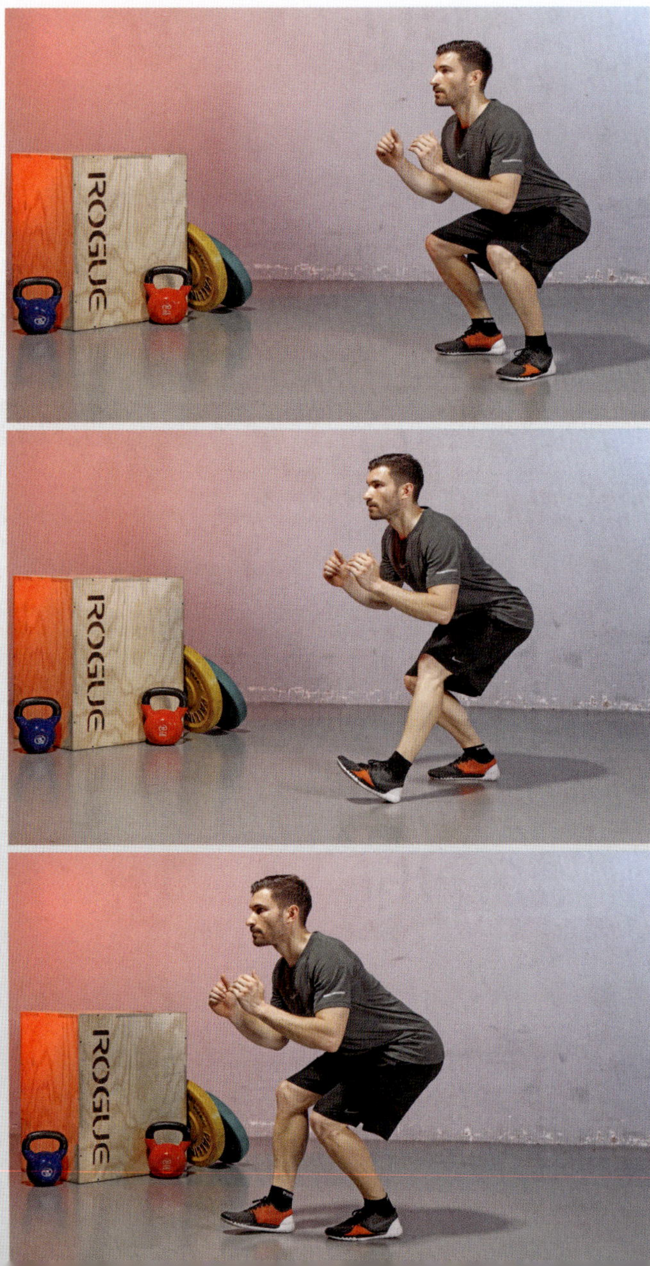

SQUAT + FRONT KICK

Hierbei handelt es sich um eine Kombination bereits im Detail beschriebener Übungen. Ziel ist es, die Bewegungen fließend und dynamisch aneinanderzureihen, wobei nach jedem Squat mit dem anderen Bein gekickt wird.

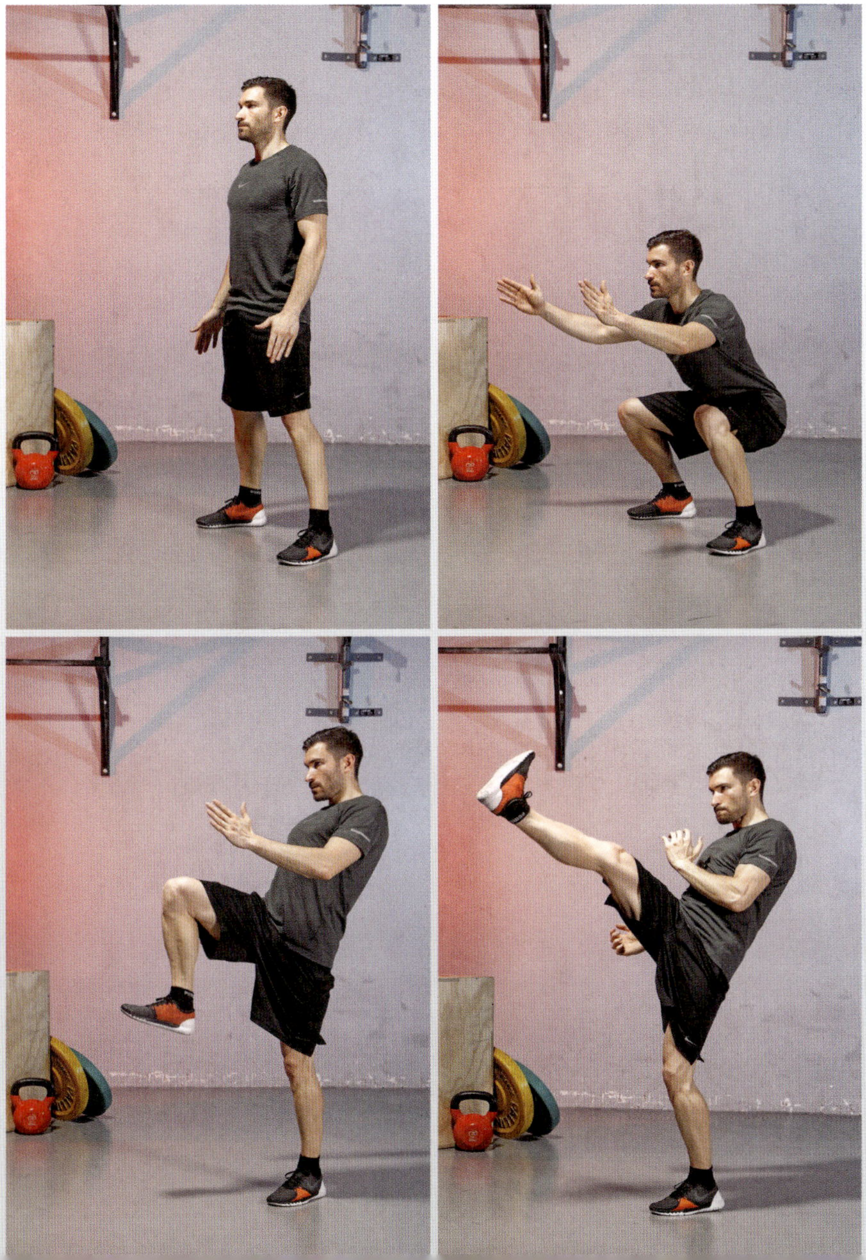

SQUAT + LATERAL KICK

Neue Übungskombination: Das Ziel ist dabei immer eine fließende und dynamische Bewegungsabfolge, wobei nach jedem Squat ein Beinwechsel erfolgt.

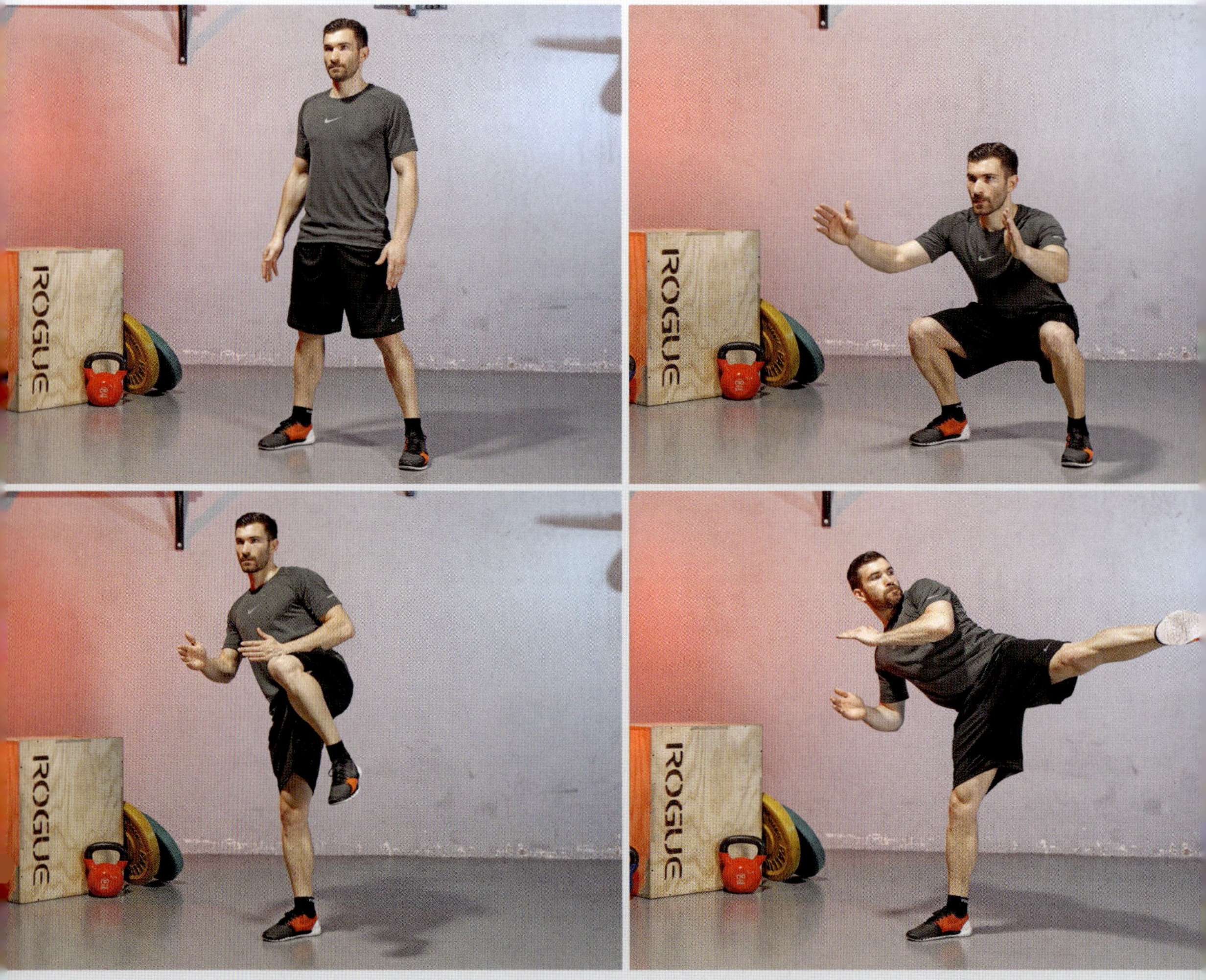

LUNGE

Diese Übung mit Ausfallschritten ist für die Muskulatur sehr anspruchsvoll, wenn man es schafft, Bewegungen mit großer Amplitude auszuführen. Nach einem großen Schritt nach vorne gehen Sie tief nach unten. Der Körper ist gerade, die Bauchmuskeln sind stets gut angespannt. Beim Hochkommen ausatmen, dann die Beine wechseln.

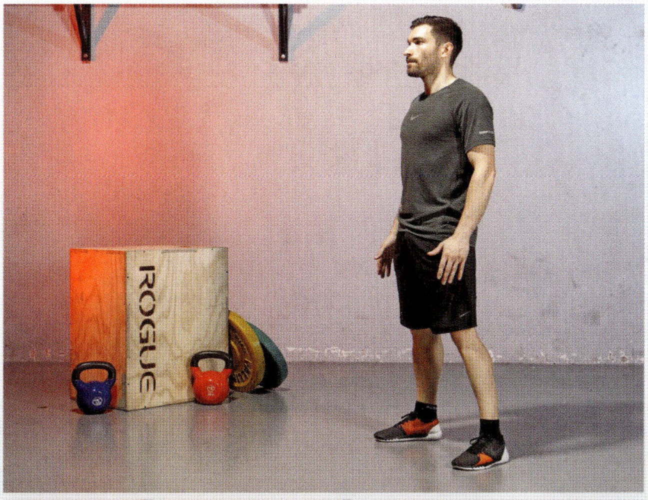

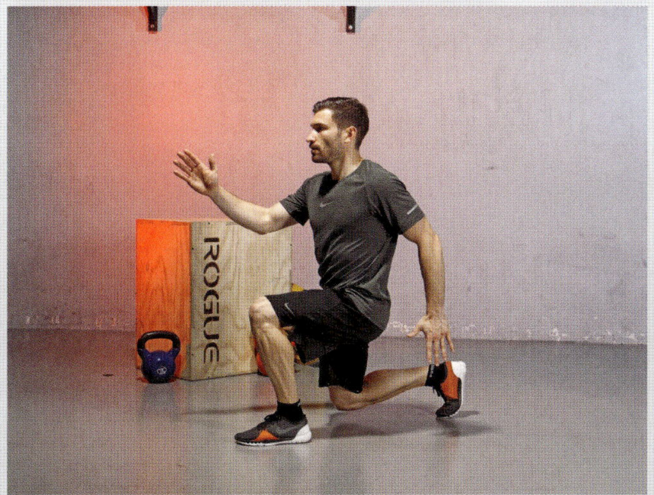

SCISSOR JUMP

Diese Übung mit großer Schnellkraft ist komplexer als sie erscheint. Üben Sie sehr gut, bevor Sie sich an Trainingsprogramme machen, in denen sie verlangt wird. Wenn Sie die Übung erst einmal beherrschen, werden Sie nicht mehr darauf verzichten wollen. Sie vereint die Vorteile von Ausfallschritten und Split Jump, zusätzlich mit einem guten Anteil ohne Bodenkontakt. Sobald Sie in der Luft sind, müssen Ihre Beine eine Bewegung »vor und zurück« ausführen, bevor sie in der Ausgangsposition zum Boden zurückkommen. Die besten schaffen es bis zu einer »doppelten« Schere!

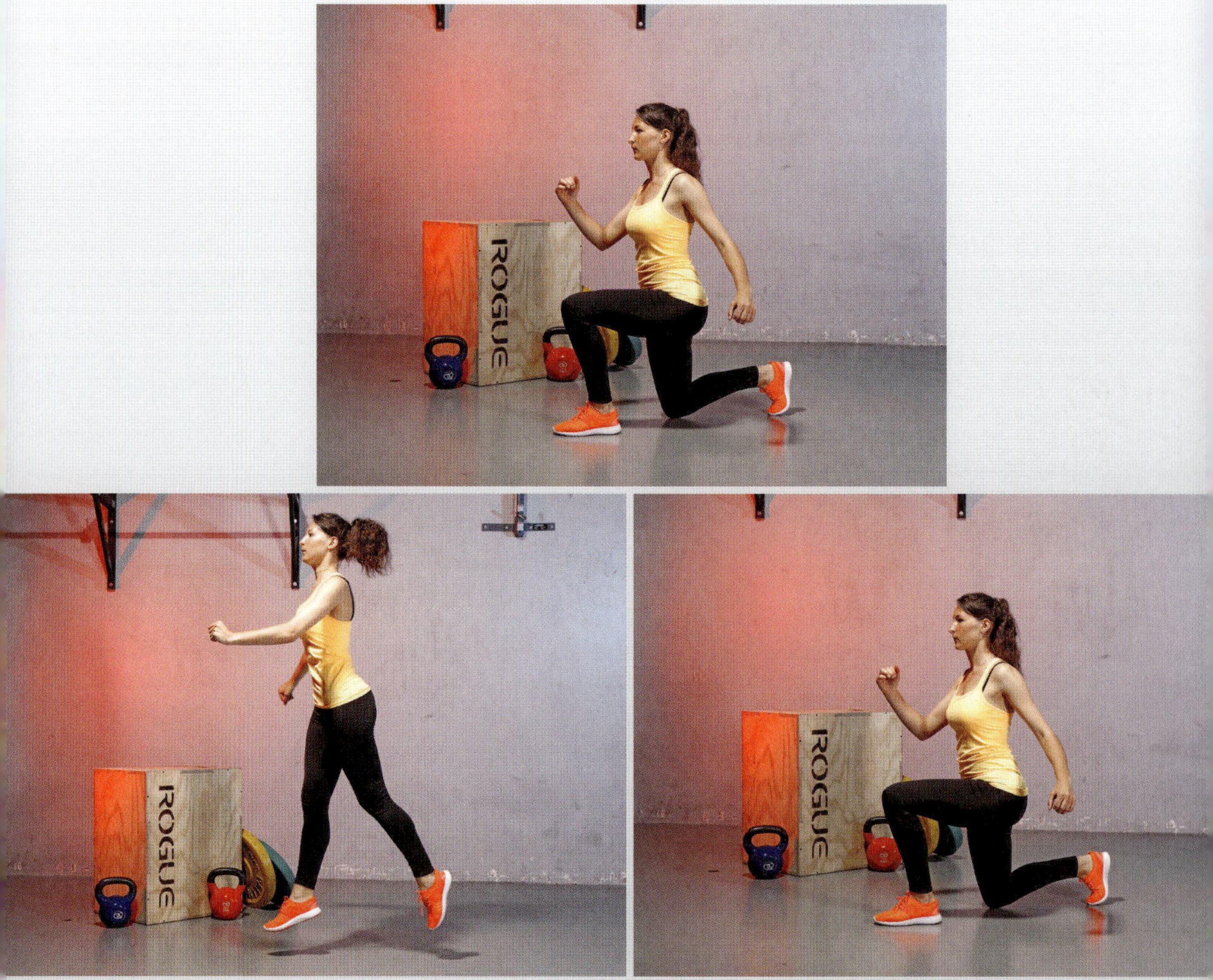

CALF EXTENSION

Stehen Sie sicher und sehr gerade, die Beine nicht weiter als beckenbreit geöffnet. Strecken Sie sich aus der Wade nach oben und gehen Sie auf die Zehenspitzen. Um die Dehnung stärker zu spüren, können Sie die Übung an einer Stufe oder einer anderen erhöhten Stütze ausführen.

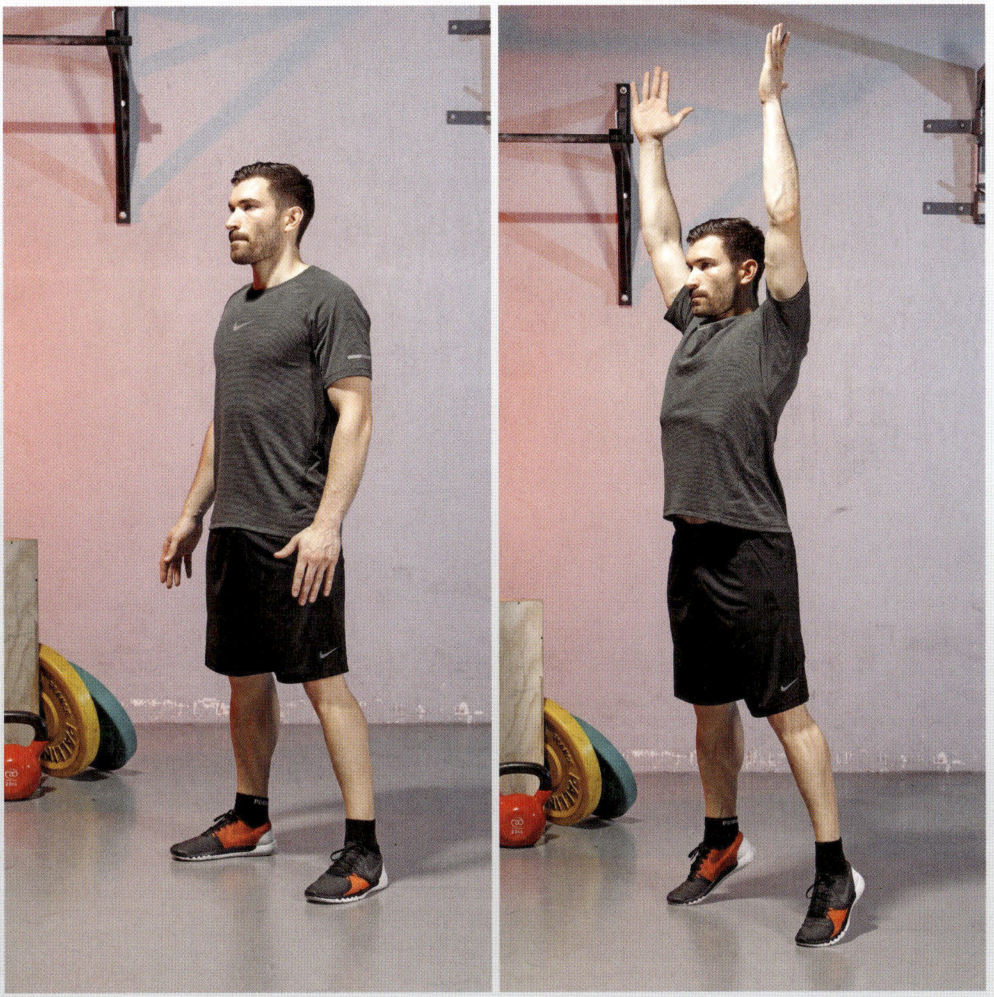

BULGARIAN SPLIT JUMP

Mit dem hinteren Bein auf einer erhöhten Stütze führen Sie einen Ausfallschritt aus, begleitet von einem leichten Abstoß des vorderen Beins: eine der besten Übungen zur Kräftigung der Gesäßmuskeln und der ischiokruralen Muskulatur.

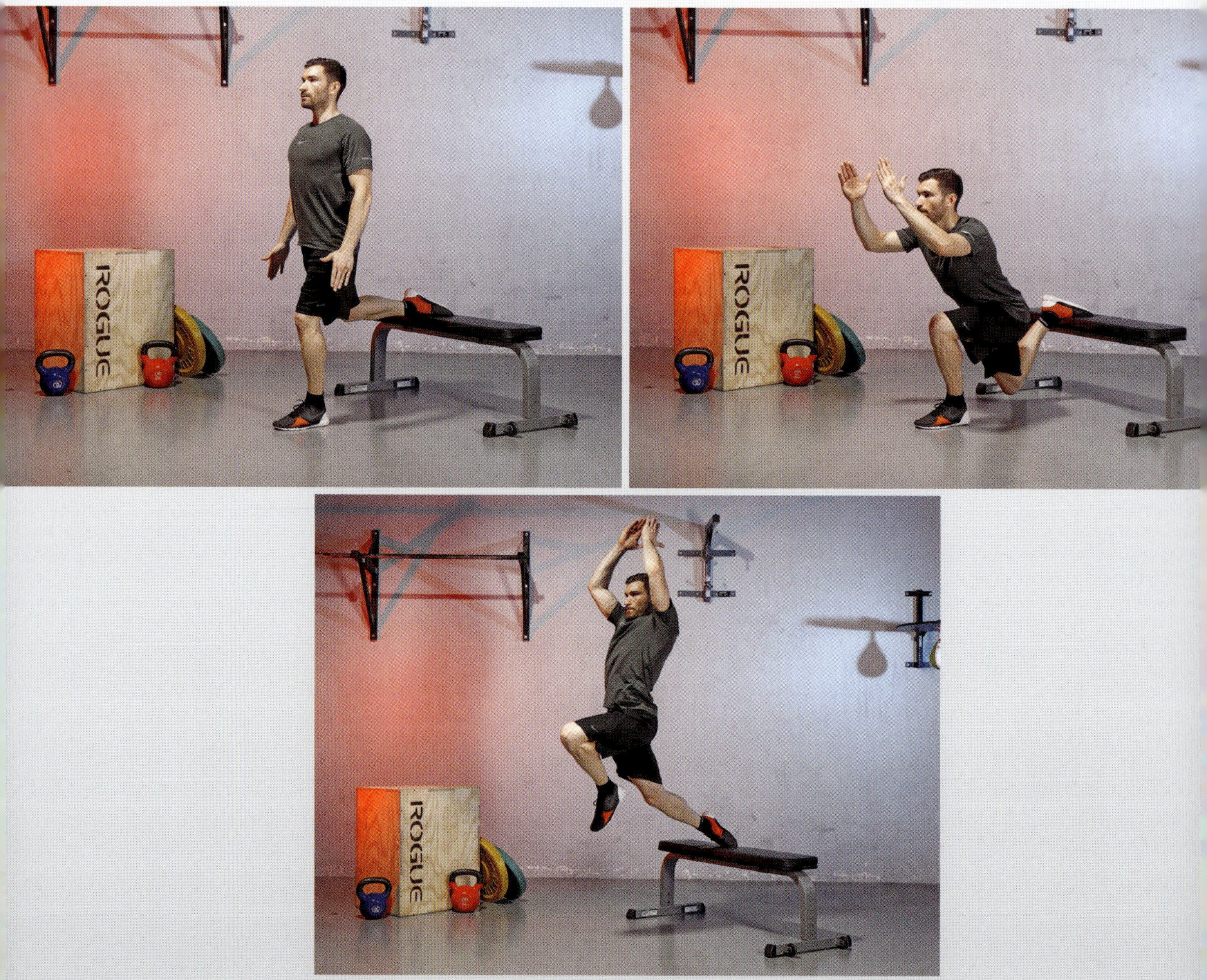

ALTERNATE BACK LUNGE TO KNEE KICK

Führen Sie einen Ausfallschritt nach hinten aus, sofort gefolgt von einem Kniestoß mit weiter Hüftextension. Die Übung wiederholen, dabei die Beine wechseln.

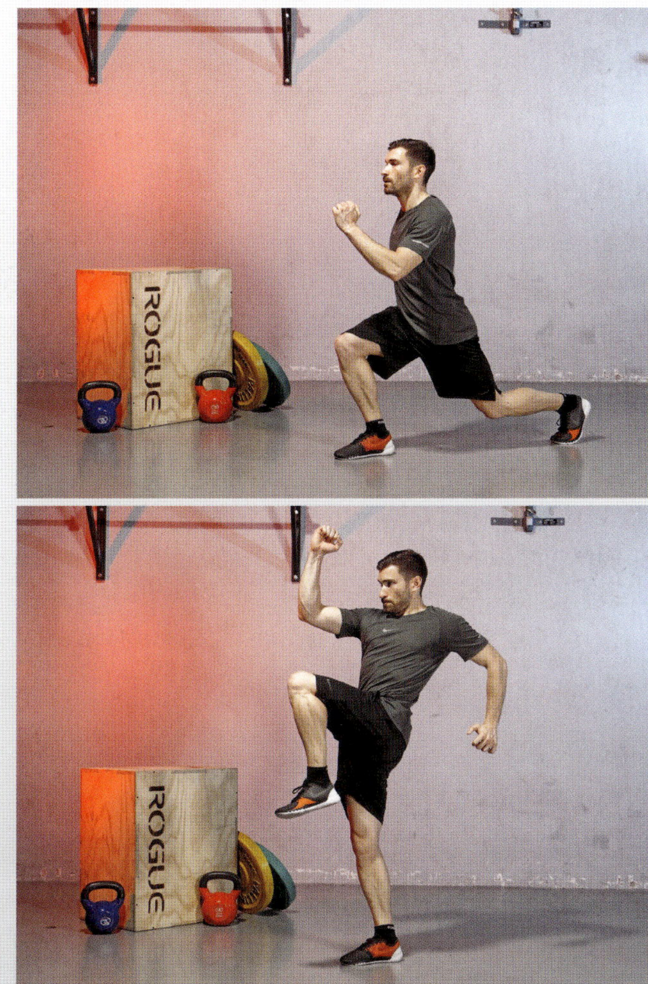

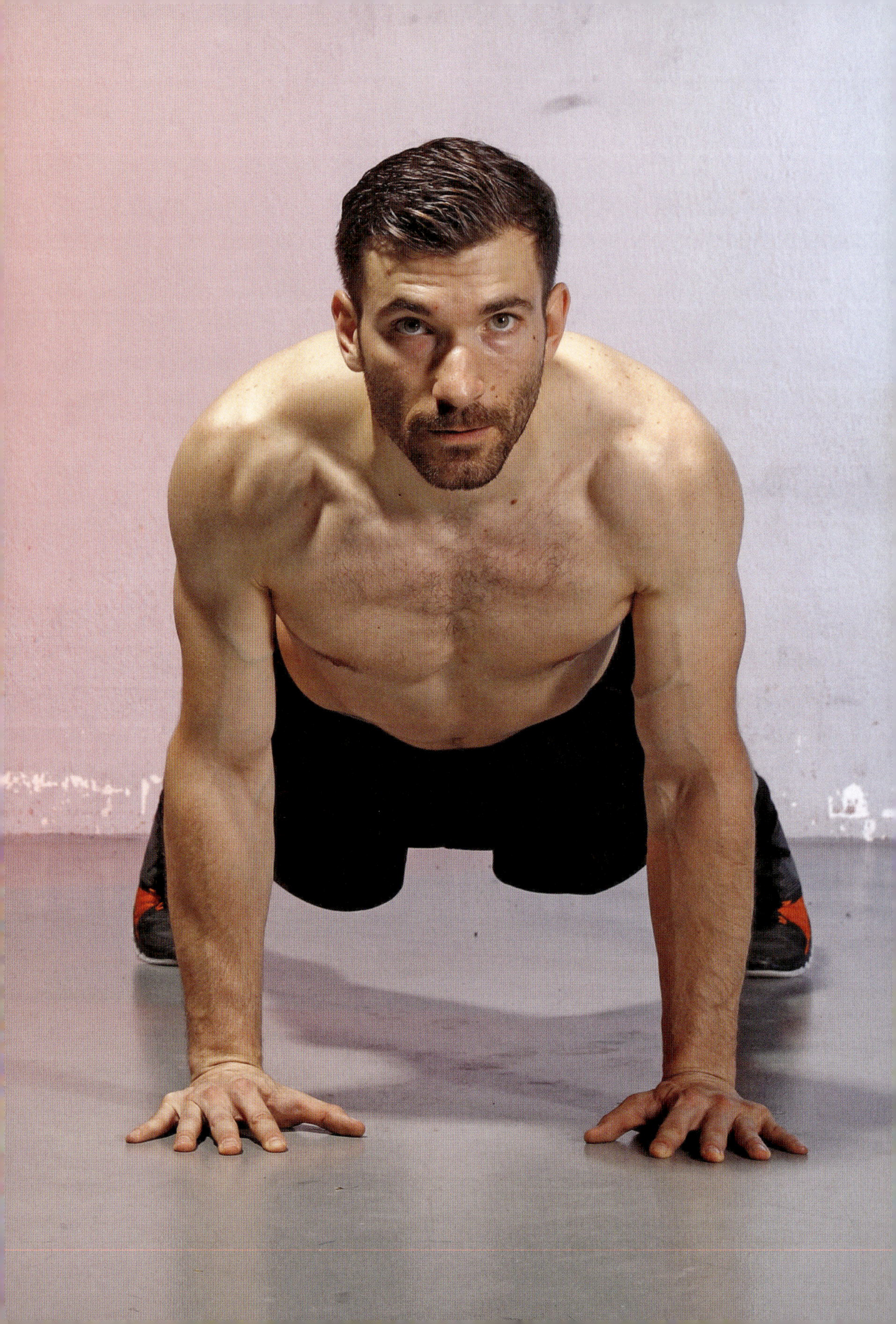

ÜBUNGSFÜHRER

ÜBUNGEN MIT 100 PROZENT EIGENGEWICHT

Die oberen Extremitäten

HIIT

PUSH-UP

Dies ist die Königsübung der Übungen mit Eigenkörpergewicht. Neben der Kräftigung der oberen Extremitäten, des Oberkörpers, des Schultergürtels und dem Erhalt der Körperspannung für eine gute Durchführung haben die Liegestützen (Push-up) weitere Qualitäten! Die Übung eignet sich besonders gut, um sie mit weniger Intensität (Liegestütz im Knien) oder mehr Intensität auszuüben (plyometrische Liegestützen, Verwendung eines elastischen Bandes): Dies wird in den folgenden Trainingsprogrammen sehr oft der Fall sein.

Unter der Bezeichnung »½ Push-up Hold« wird man Ihnen außerdem eine isometrische Halteübung bei um 90° gebeugten Armen abverlangen.

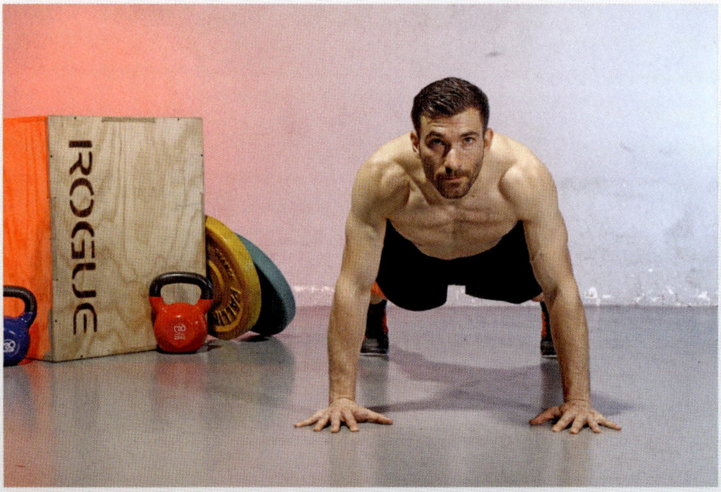

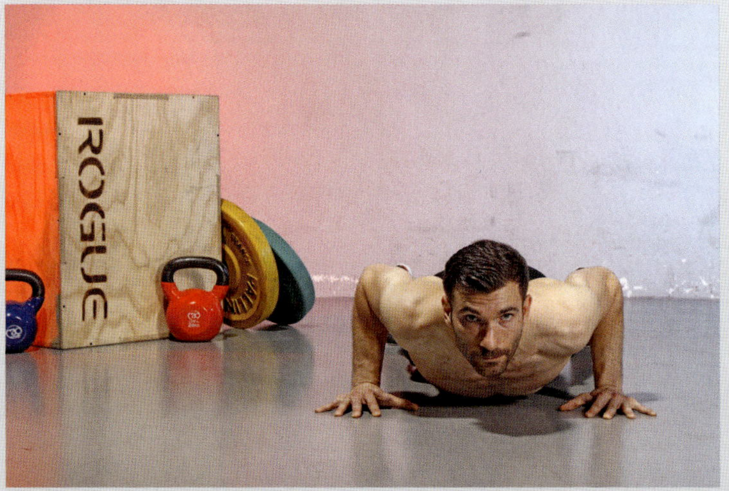

VARIANTE »JUMP«

Sollte Ihnen die Übung mit zunehmener Erfahrung tatsächlich zu einfach erscheinen, hier eine Variante, die Sie zufriedenstellen dürfte …

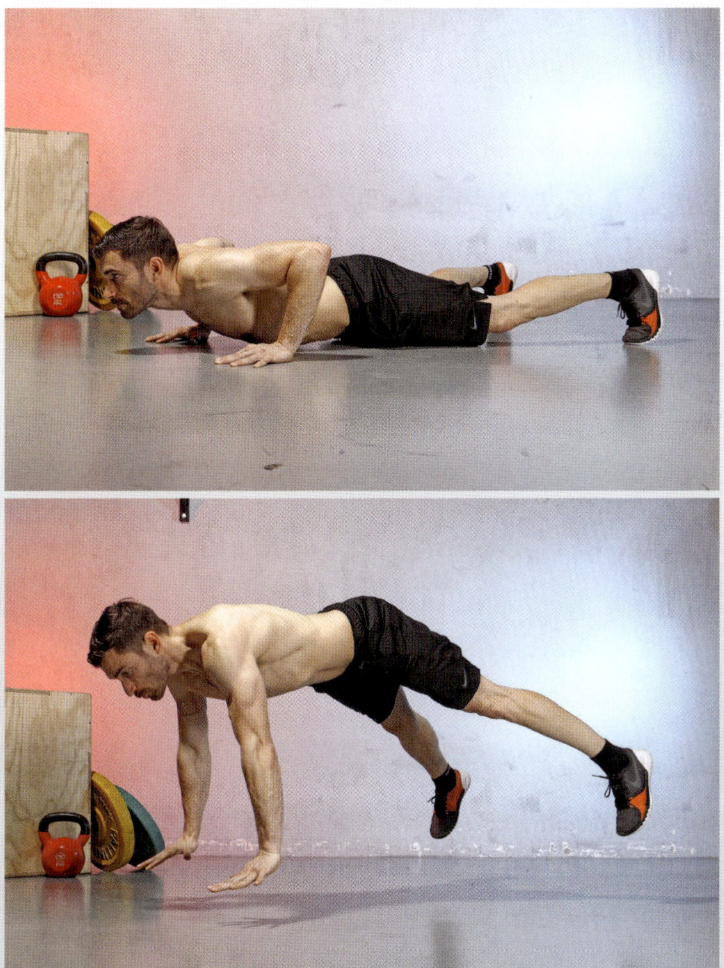

CLOSE PUSH-UP

Bringen Sie die Ellenbogen möglichst nah an den Körper und führen Sie die Liegestützen in dieser Position aus.

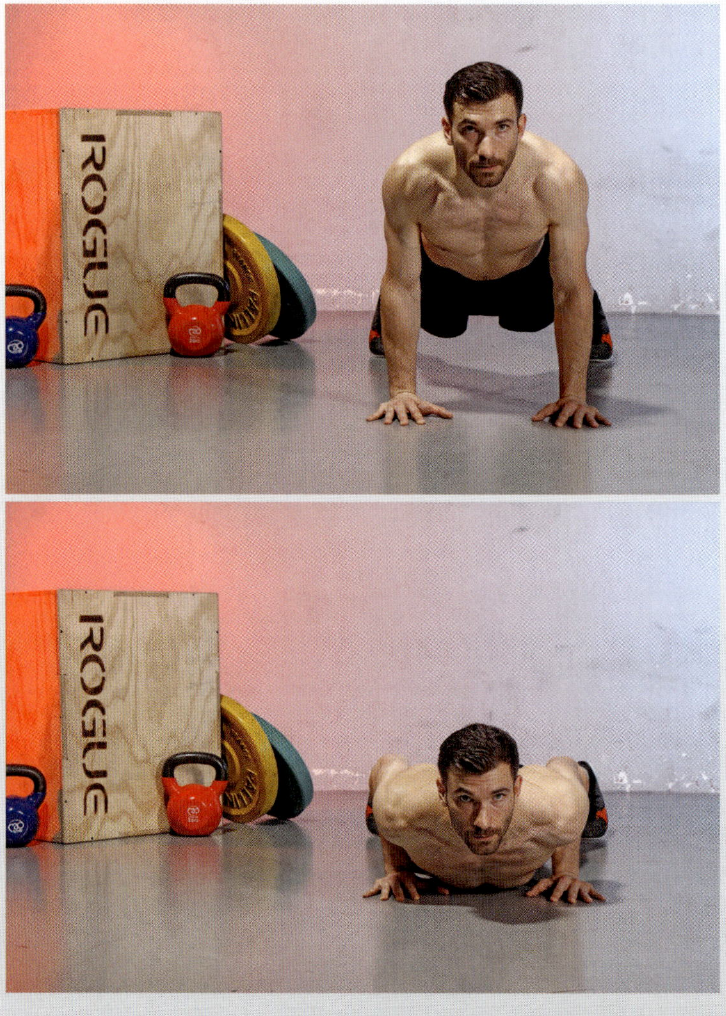

LARGE PUSH-UP

Stützen Sie die Hände weiter geöffnet auf.

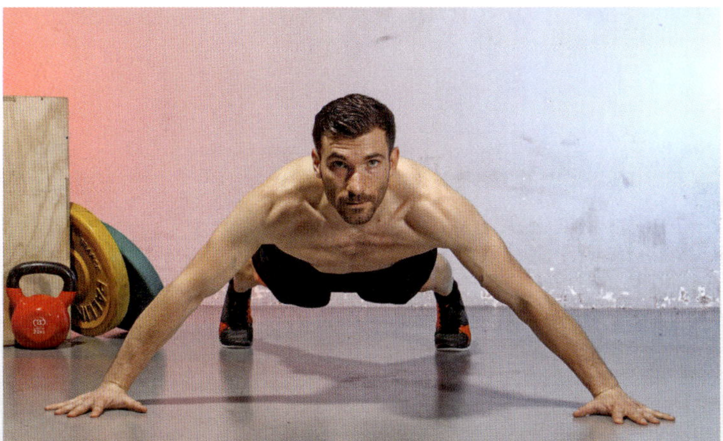

DIAMOND PUSH-UP

Bringen Sie die Hände möglichst nah zusammen und öffnen Sie die Beine etwas weiter, um ein besseres Gleichgewicht zu haben.

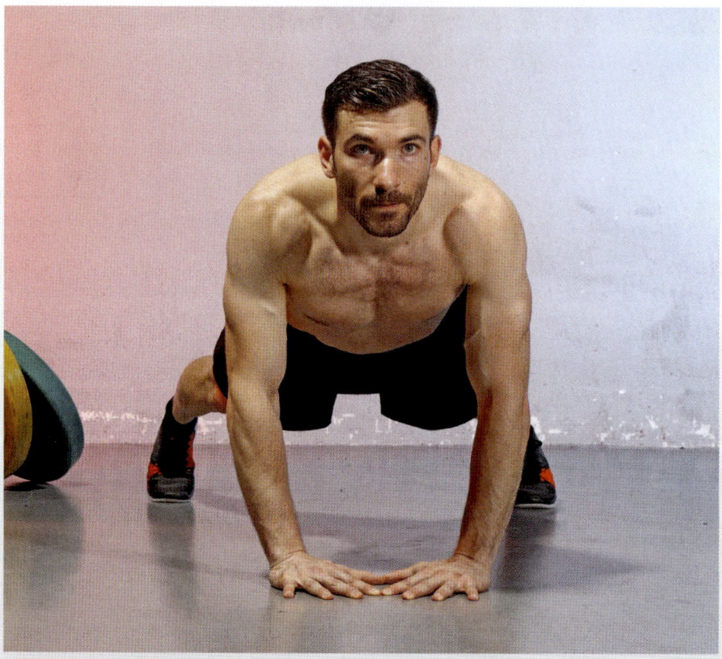

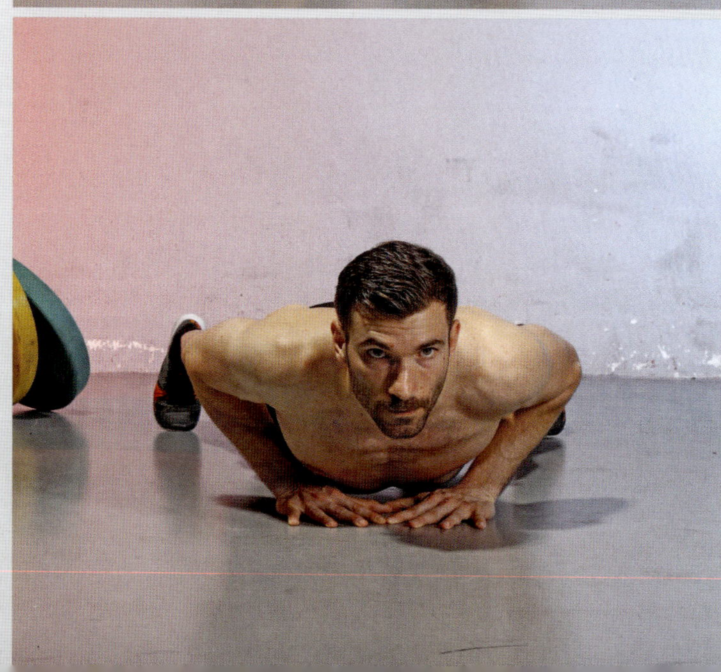

HINDU PUSH-UP

Diese Variante verlangt etwas mehr Koordination: Aus der Position Liegestütz öffnen Sie die Beine etwas weiter als schulterbreit und gehen mit den Füßen etwas nach vorne. Heben Sie die Hüften, um mit dem Körper ein »umgedrehtes V« zu bilden, halten Sie Kopf, Hals und Rücken in einer geraden Linie, die Beine gestreckt und die Ohren zwischen den Schultern.

Beugen Sie die Arme und bringen Sie das Kinn in einer Linie mit dem Rücken zwischen den Händen nah zum Boden. Beugen Sie den Körper nach vorne, um die Brust zwischen den Händen nah zum Boden zu bringen. Heben Sie den Kopf, biegen Sie den Körper durch, indem Sie sich mit den Armen abstoßen, und bringen Sie die Hüften mit gestreckten Armen Richtung Boden. Führen Sie die Bewegung umgekehrt aus, um wieder in die Position des umgedrehten V zu kommen.

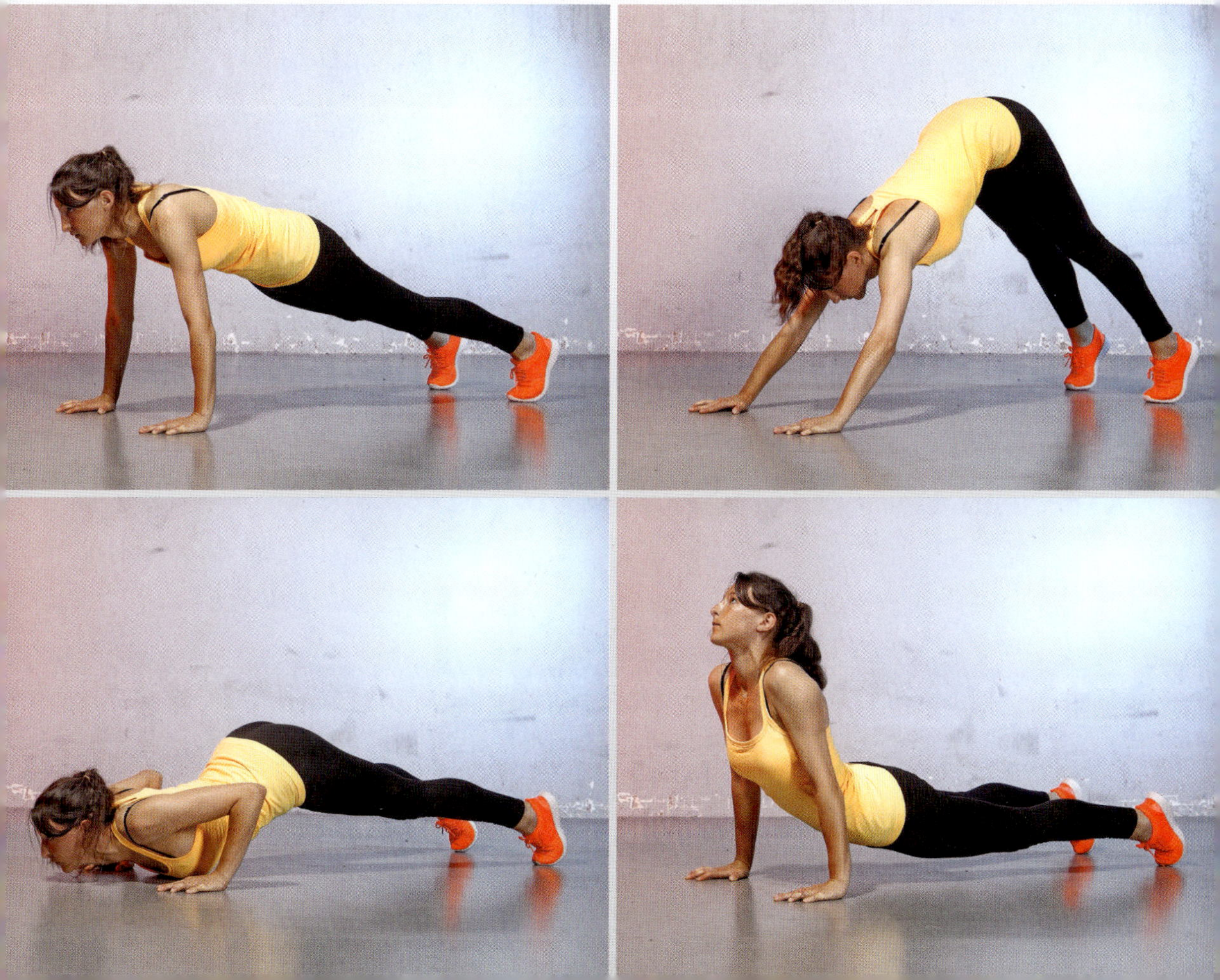

CLOSE/LARGE PUSH-UP

Das Prinzip besteht darin, einen Liegestütz mit schulterbreit geöffneten Armen auszuführen und anschließend einen Liegestütz mit weit geöffneten Armen, wobei für den Wechsel der Armposition ein Abheben erfolgt.

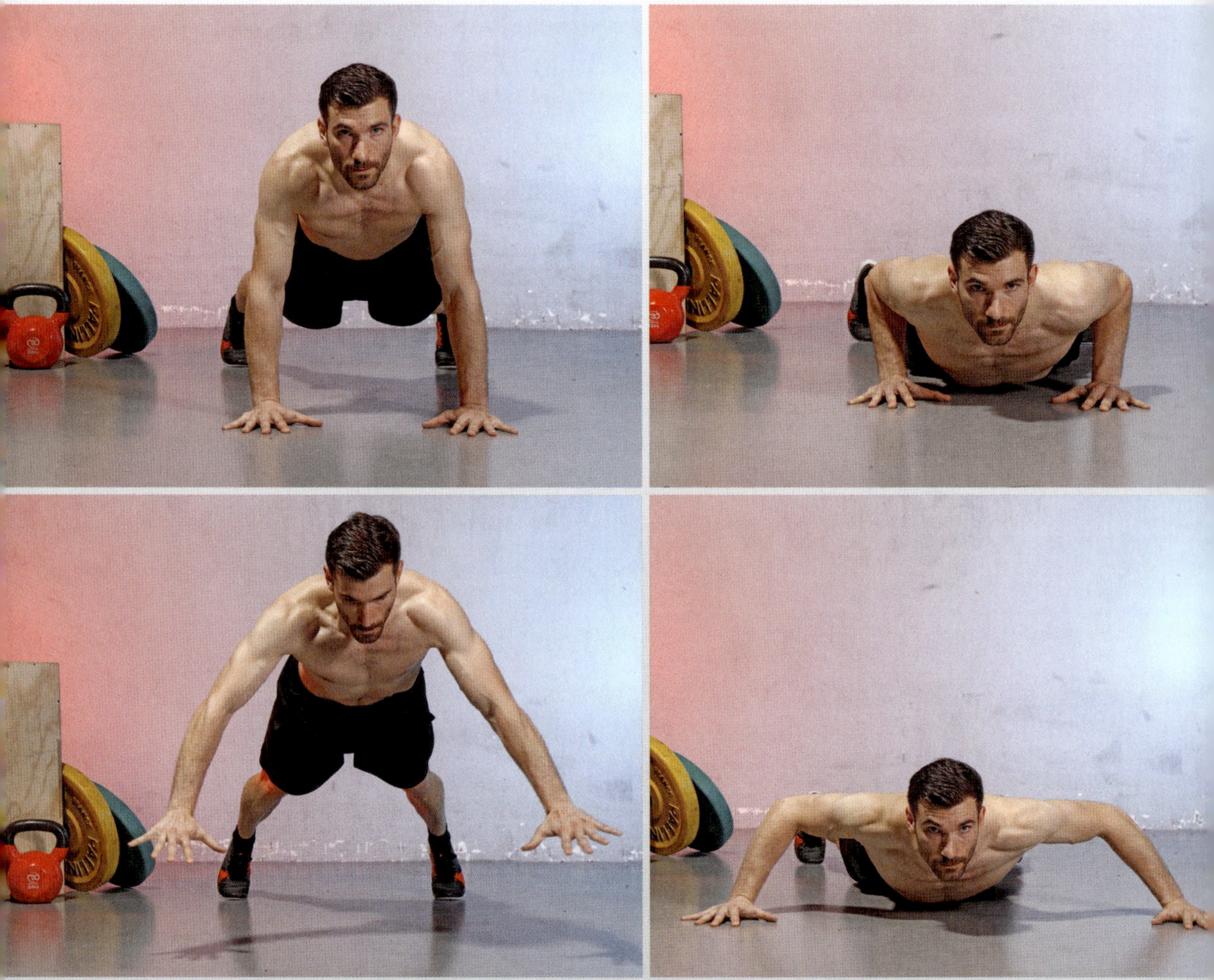

SPIDERMAN PUSH-UP

Diese Übung ist eine interessante Variante der klassischen Liegestütze. Beim Absenken bringen Sie ein Knie nach vorne zum Ellenbogen und bleiben dabei möglichst nah am Boden. Diese Übung trainiert die Brustmuskeln, die dorsalen Schultermuskeln und die Trizepsmuskulatur sehr effizient.

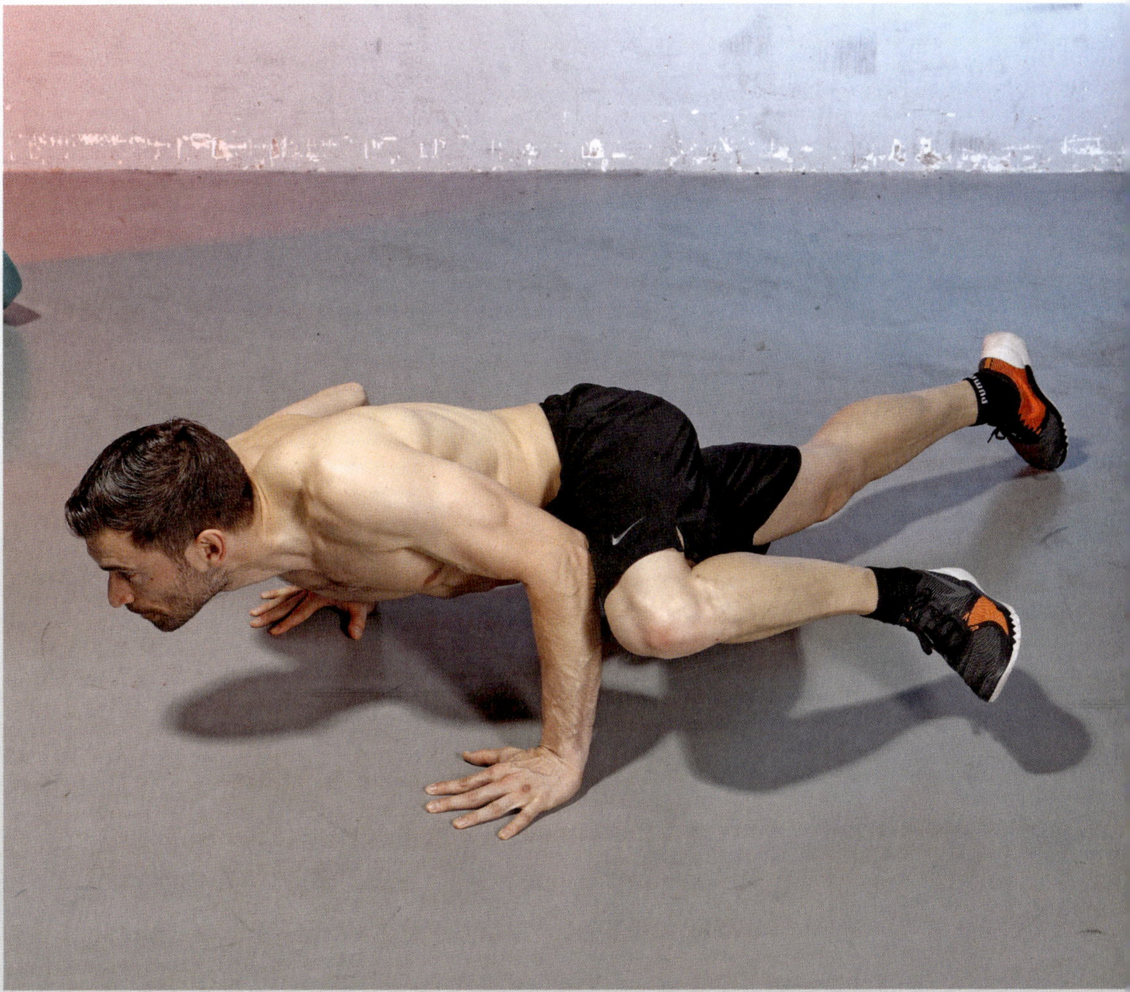

PUSH-UP + LEG EXTENSION

Führen Sie einen klassischen Liegestütz aus. Während Sie die Arme beugen, strecken Sie ein Bein nach oben und spannen dabei die Gesäßmuskeln kräftig an. Bei jedem Liegestütz das Bein wechseln, das gestreckt wird.

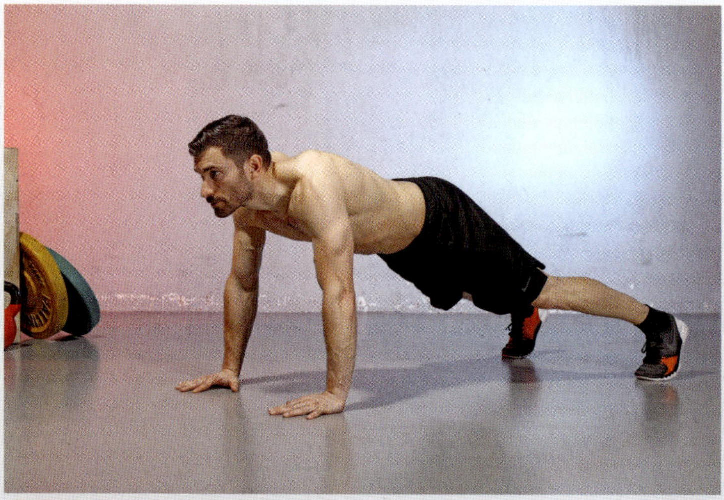

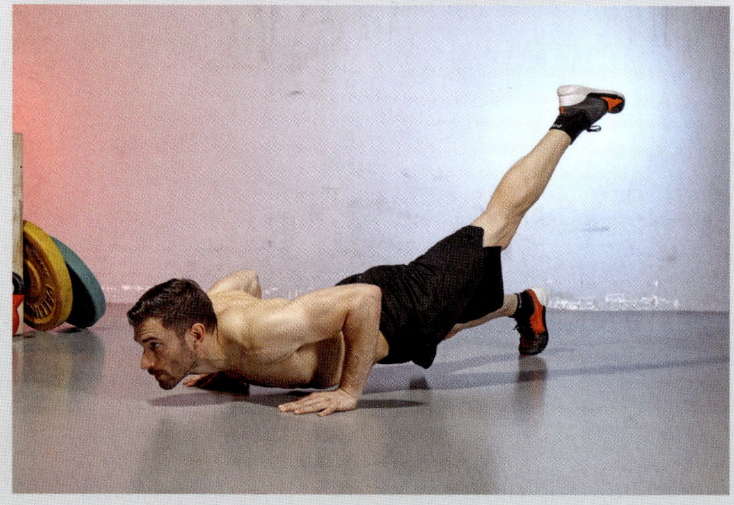

HAND STAND PUSH-UP

Handstand-Liegestützen gegen eine Wand sind für die fortgeschrittensten Leistungsstufen vorgesehen – für Übende, die bereits sehr viel Erfahrung haben und besonders sportlich sind.

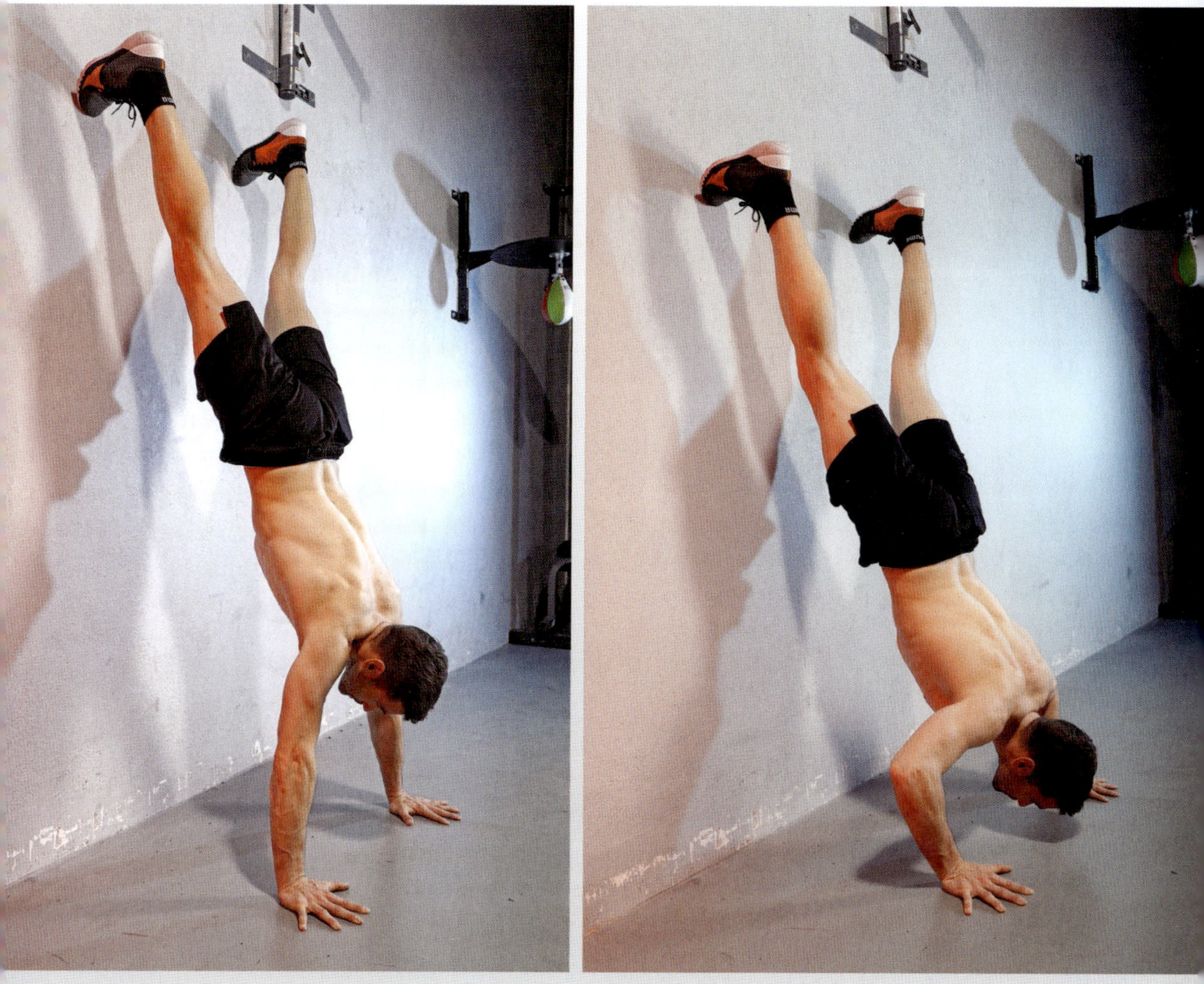

CROSS PUSH-UP

Diese Liegestützen werden auch als »T-Push-up« bezeichnet. Sie ergänzen die elementaren Qualitäten der klassischen Liegestützen um die wichtige Komponente einer dynamischen Körperspannung, wobei der Triceps brachii stärker beansprucht wird. Eine unumgängliche Übung für eine gelunge HIIT-Einheit!

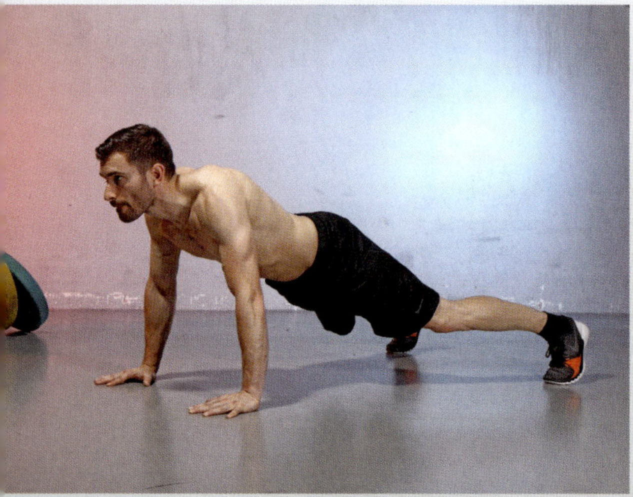

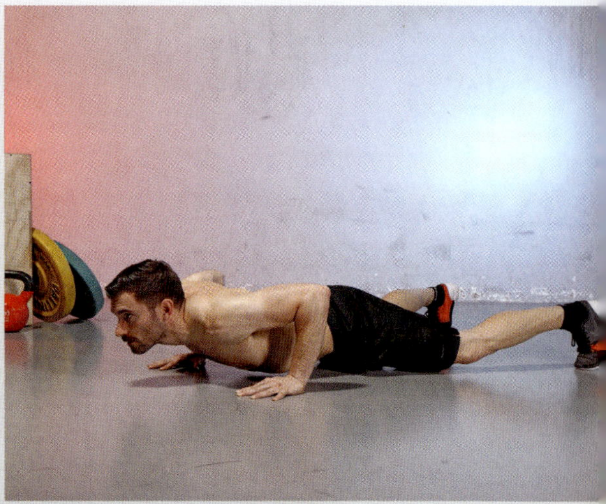

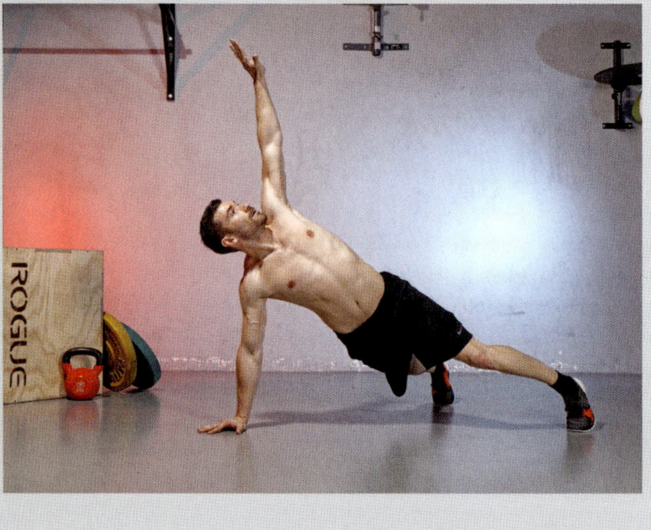

BLAST OFF PUSH-UP

Der gesamte Körper trägt zur guten Durchführung dieser Übung bei. Die Besten beginnen mit möglichst weit geöffneten gestreckten Armen. Lassen Sie sich weit nach vorne fallen, kontrollieren Sie Ihren Körper in der tiefen Liegestützposition, und üben Sie fortlaufend weiter.

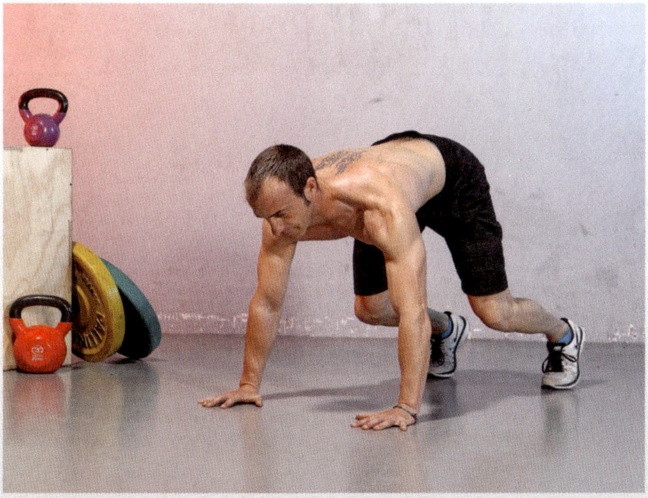

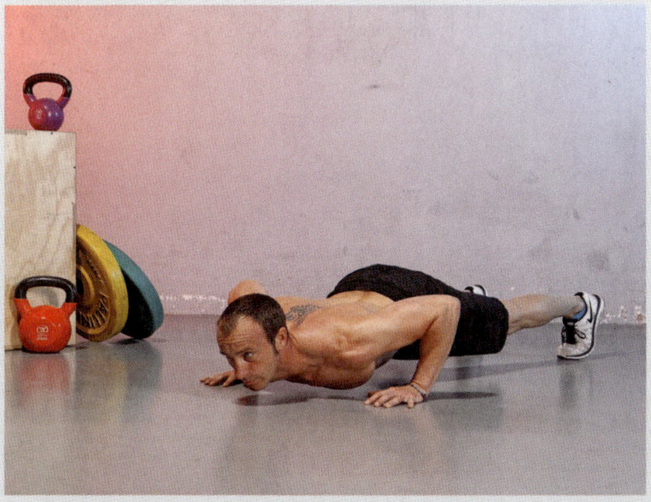

PUSH-UP JACK

Plyometrischer Liegestütz, bei dem Sie aus der Position Plank mit gestreckten Armen und beckenbreit geöffneten Beinen in die tiefe Liegestütz-Position mit weit geöffneten Armen und Beinen wechseln.

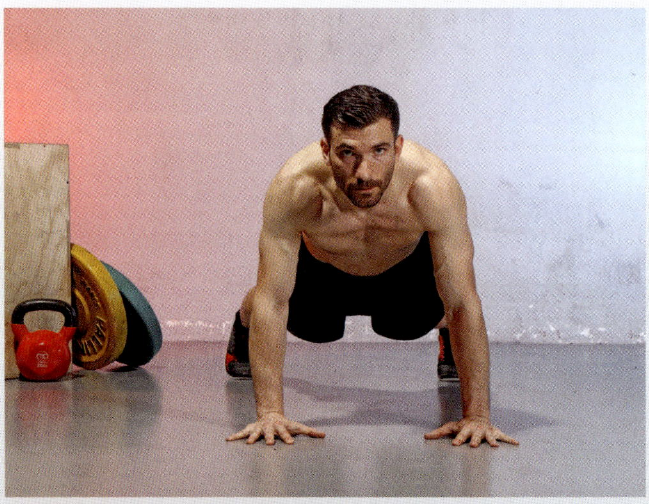

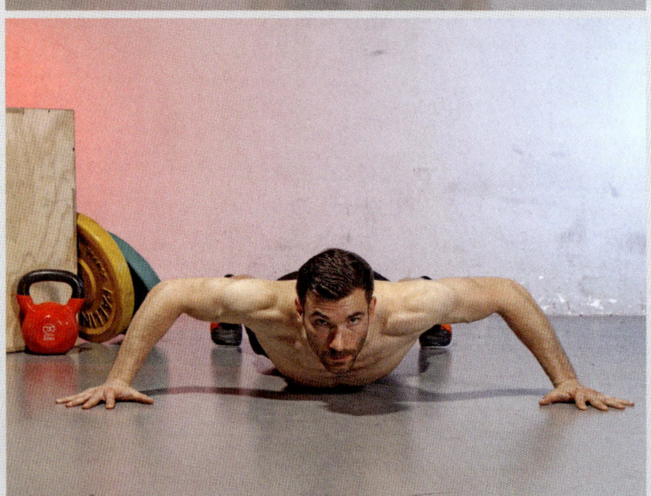

CLAP PUSH-UP

Der berühmte Liegestütz mit Klatschen! Diese besonders schwungvolle Übung verlangt als Vorbereitung ein besonders gründliches Aufwärmen von Muskeln und Gelenken.
Im Trainingsprogramm Pandemonium wird Ihnen eine Version »Wall Tap Push-up« abverlangt: Dabei stützen Sie sich sofort nach dem Klatschen mit den Händen gegen eine Wand. Das ist eine noch höhere Schwierigkeitsstufe!

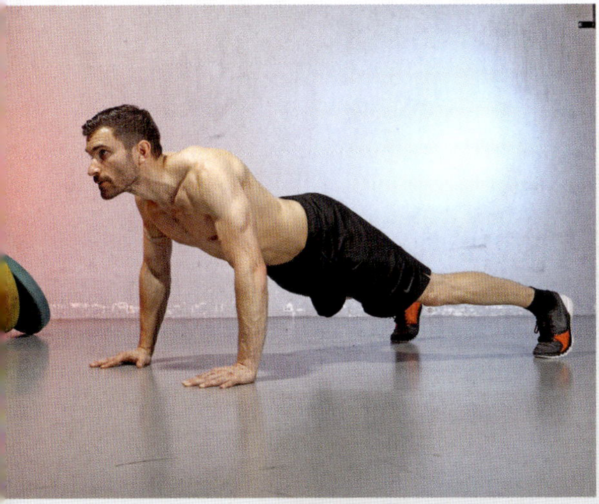

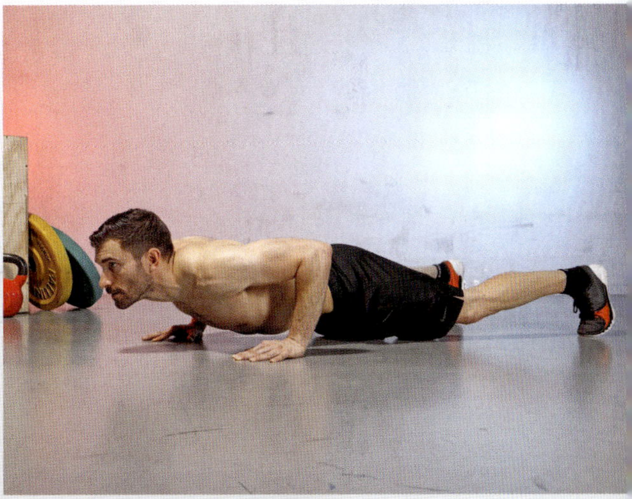

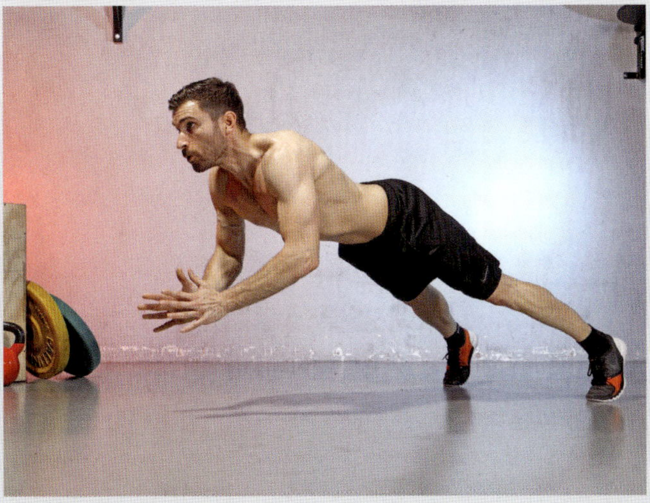

VARIANTE

Bei der Version »Staggered Push-up« wechselt die Position der Hände zwischen zwei Impulsen (Abheben beider Hände vom Boden) auf einer Vor-Zurück-Achse. Die besonders »Nervösen« unter Ihnen bringen die Hände abwechselnd auf Kopfhöhe und auf Hüfthöhe.

BREAK DANCER PUSH-UP

Mein Liebling unter den Liegestützen! Zu den Qualitäten, die der Grundübung eigen sind, kommen hier eine starke dynamische Körperspannung, Herz-/Kreislauftraining und Koordination hinzu.

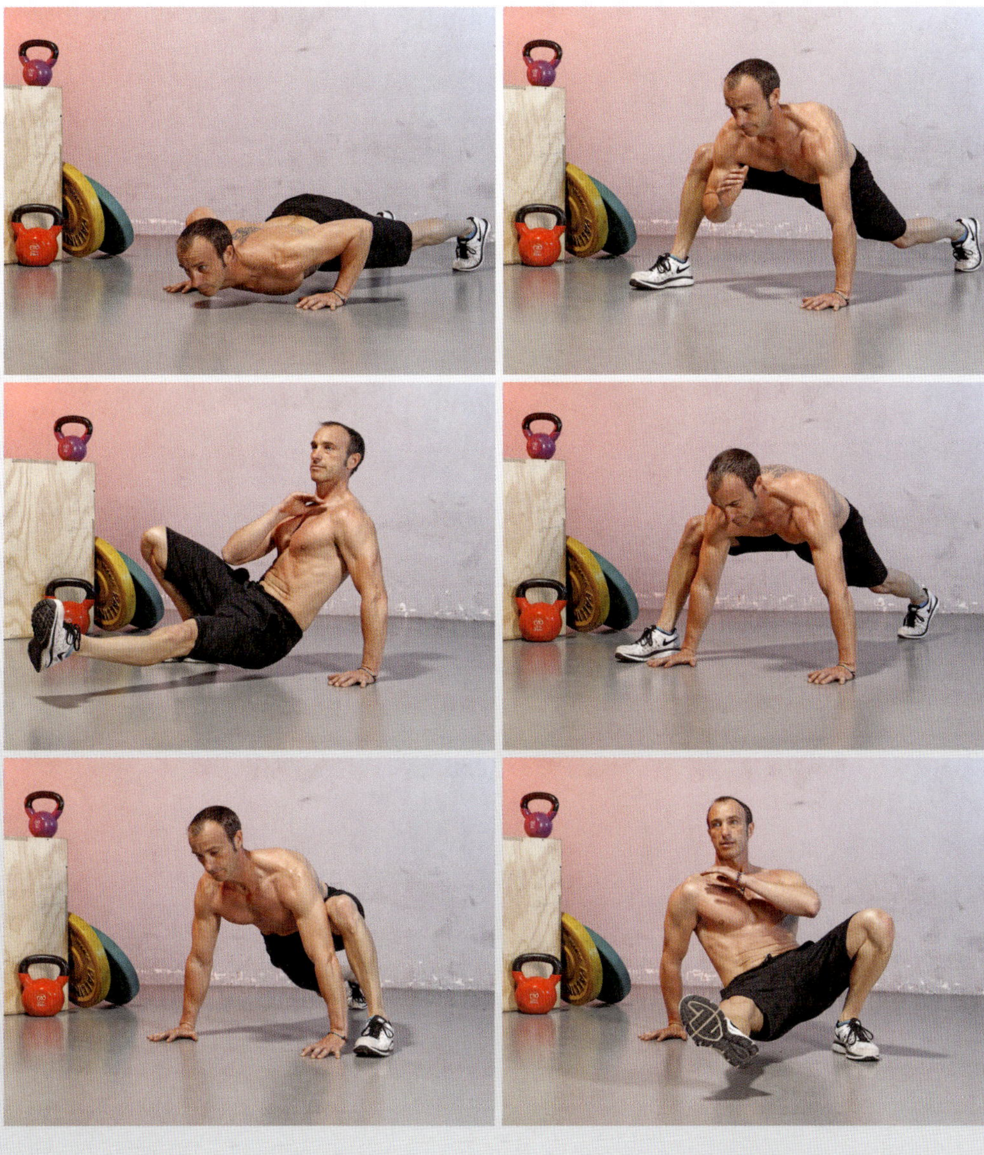

SHOULDER PRESS

Diese Übung beansprucht die Arme und vor allem die Schultern. Halten Sie die Beine gut gestreckt, das Gesäß ist nach oben gestreckt. Ihr Körper bildet ein umgedrehtes V. Beugen Sie die Arme. Gehen Sie mit Ihrem Körper weit nach vorne und nach unten. Spüren Sie die Gewichtsverlagerung, atmen Sie aus, und stoßen Sie sich dabei auf den Armen ab, um wieder in die Ausgangsposition zu kommen.

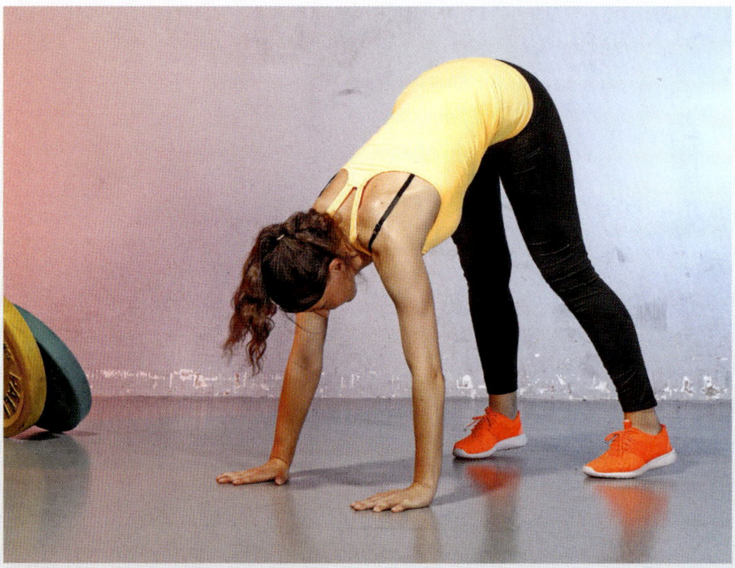

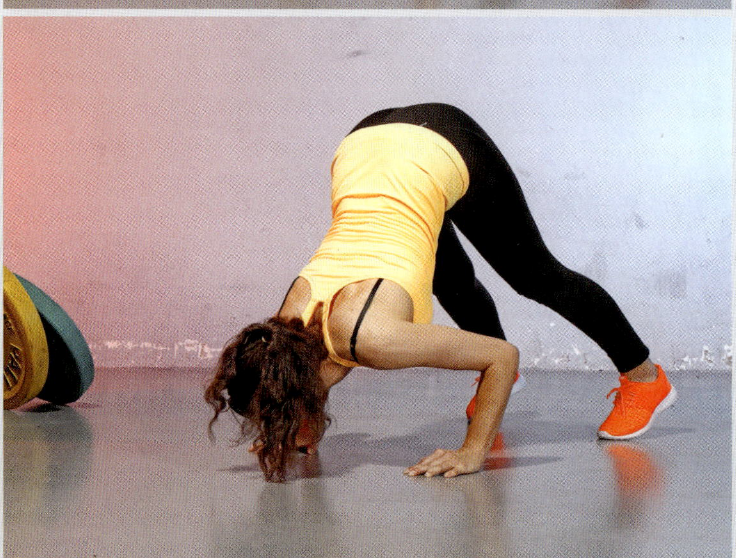

VARIANTE

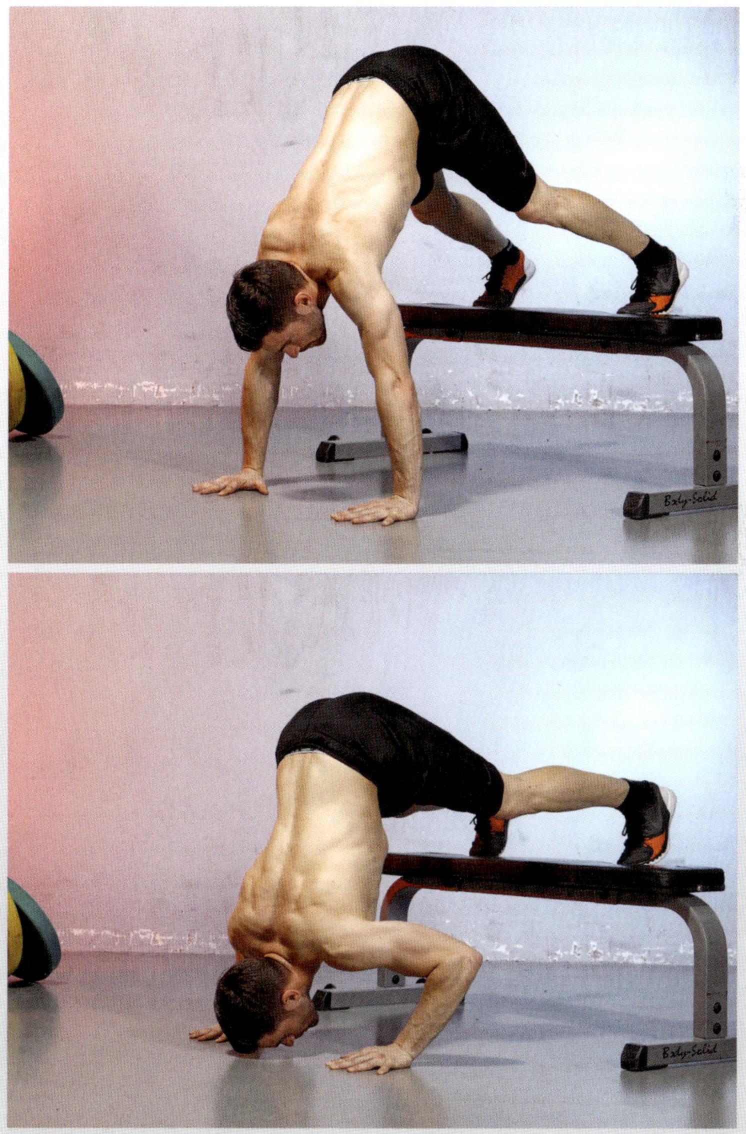

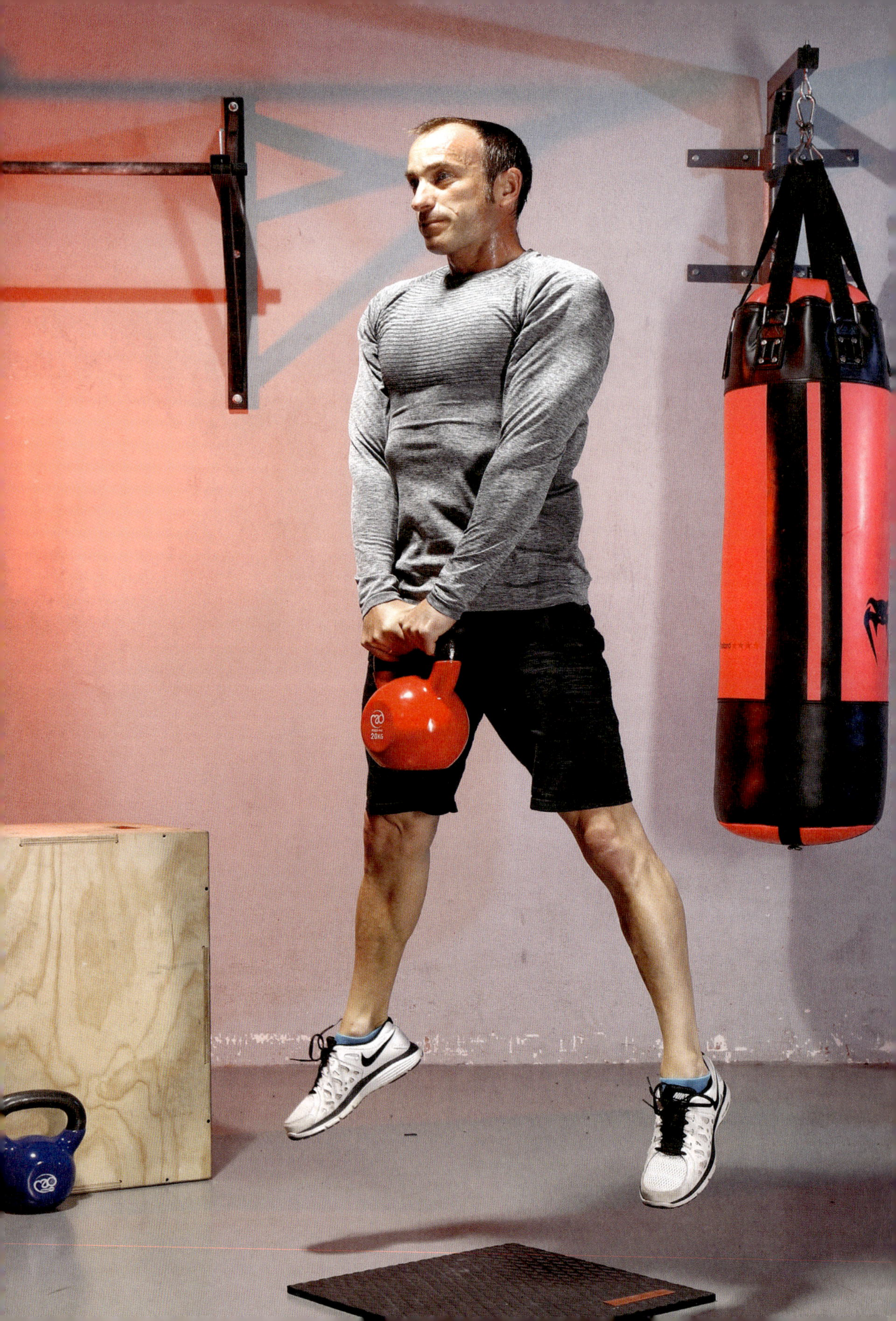

20KG

ÜBUNGSFÜHRER

ÜBUNGEN MIT 100 PROZENT EIGENGEWICHT

Mit kleinen Trainingsgeräten

HIIT

Die erforderlichen Geräte

Hantelscheiben

Auch ohne Stange lassen sich die Gewichtsscheiben einer Hantel gezielt im Training einsetzen.

Springseil

Es wird als Hauptübung genutzt oder bei einer aktiveren Erholungsphase im Trainingsprogramm Pandemonium (S. 325). Ich rate Ihnen zum Kauf eines Springseils, das sich für Double Unders eignet.

Klimmzugstange

Ganz einfach ein Muss!

Olympische Hantelstange

Das Gewicht einer Hantelstange beträgt für Männer 20 kg, für Frauen 15 oder 10 kg. Stecken Sie Gewichtsscheiben auf, die für das Gewichtheben geeignet sind und beim Bodenkontakt diesen nicht beschädigen. 5–15 kg zusätzlich auf jeder Seite sind das absolute Maximum, wenn Sie beim hochintensiven Training Wert auf eine perfekte Technik und Haltung legen.

Kugelhantel (Kettlebell)

Das Fitnessgerät schlechthin! Idealerweise haben Sie zwei zur Verfügung:

- eine leichte (12–16 kg für Männer, 8–12 kg für Frauen) für dynamische Übungen mit einem Arm;
- eine schwerere für weniger dynamische Übungen.

Kurzhantel (Dumbbell)

Wie bei den Kettlebells wäre es auch hier wünschenswert, dass Sie sich zwei Paar dieser Hanteln beschaffen, ein leichtes für dynamische Übungen und ein anderes für »stabilere« Übungen wie den Deadlift.

Elastisches Band

Ein absolutes Muss! Ich empfehle eine leichte bis mittlere Widerstandsstufe für eine rasche und gesunde Ausführung der Übungen (Ippon Squat, Stand-up ...).

Box

Ob aus Holz oder aus anderem Material – ich empfehle Ihnen zwei verschiedene Höhen:

- ca. 30 cm für Plio-Box-Übungen;
- ca. 60 cm für Box Jump, Step-up Box und weitere zusammengesetzte Übungen, die Sprünge erforderlich machen.

Boxsack

Sie werden ihn nur bei bestimmten thematischen Übungssequenzen verwenden. Er gehört jedoch zurecht zu der Ausstattung, die man üblicherweise in Fitnessstudios und zahlreichen privat eingerichteten Fitnessräumen findet.

Übungen mit Hantelscheiben

PLATE IN SQUAT

Natürlich findet man auch den klassischen Squat, die Version »plate in« konzentriert sich jedoch stärker auf das Training mit konstantem Zusammenführen der Schulterblätter, was zum Erhalt einer perfekt angepassten Haltung beiträgt. Die Version »drop« (Ausgangsposition gestreckte Beine auf Zehenspitzen, tiefste Position mit weiter geöffneten Beinen) ist dynamischer und verlangt nach mehr Koordination.

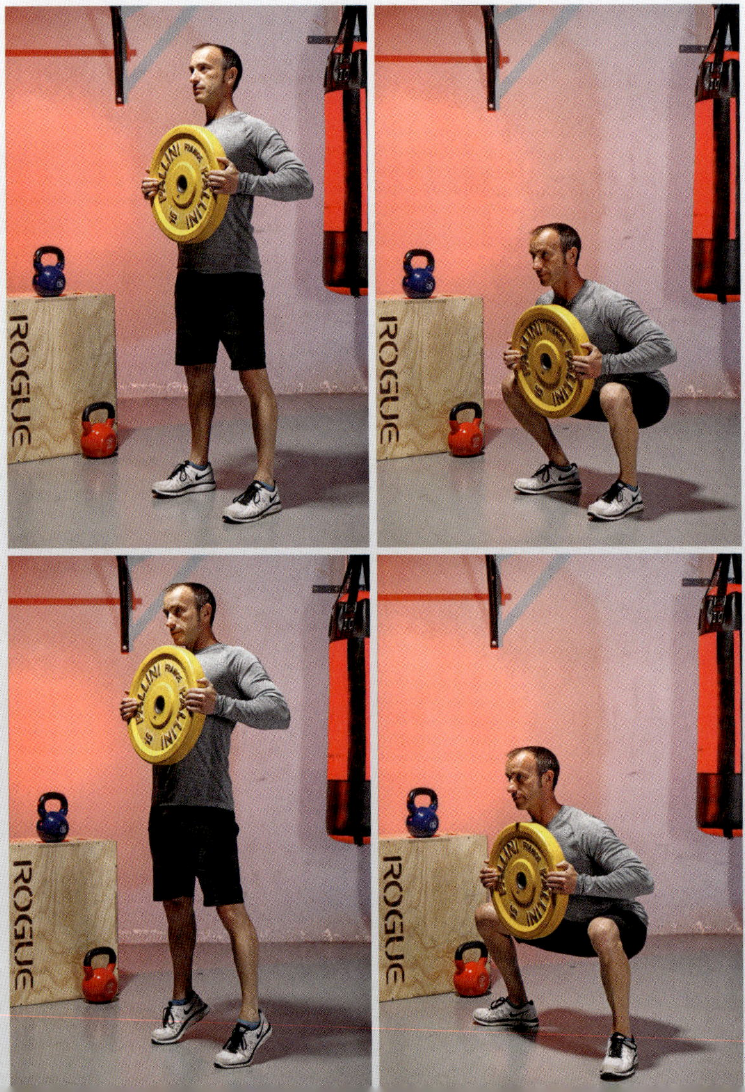

PLATE OUT SQUAT

Bei dieser Version entfernt sich das Gewicht beim Hinuntergehen vom Körperschwerpunkt. Der Akzent liegt auf dem Training der dynamischen Körperspannung. Es ist wichtig (vor allem bei der Version »drop«), keine zu schwere Hantelscheibe zu nehmen, damit der Rücken gerade bleibt.

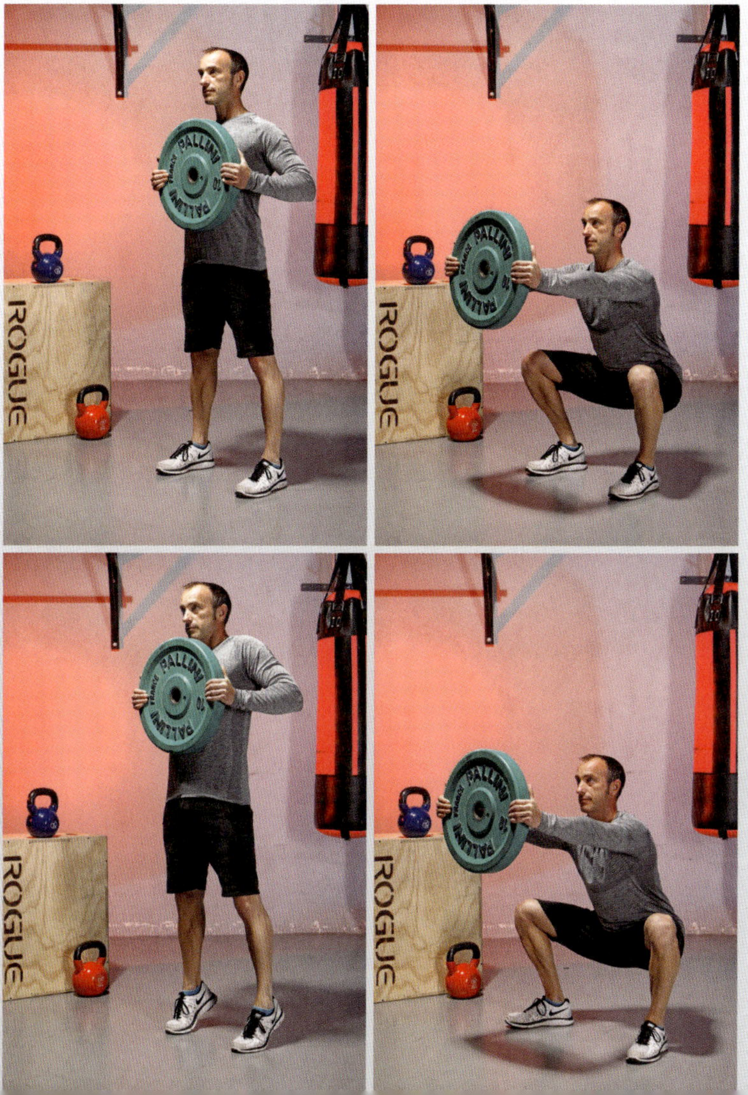

GROUND TO OVERHEAD PLATE

Dies ist die gleiche Übung wie mit einer olympischen Hantelstange, aber weniger anspruchsvoll. Eine ideale Lernübung oder wenn der Organismus bereits erschöpft ist, um die Unversehrtheit der Wirbelsäule nicht zu beeinträchtigen. Die gleiche Übung kann auch mit einer olympischen Hantelstange (mit oder ohne Gewichten) verlangt werden. In diesem Fall enthält der Name der Übung die Bezeichnung »bar«.

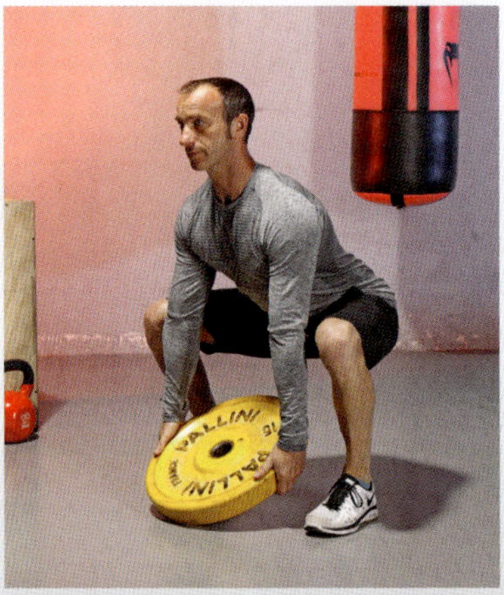

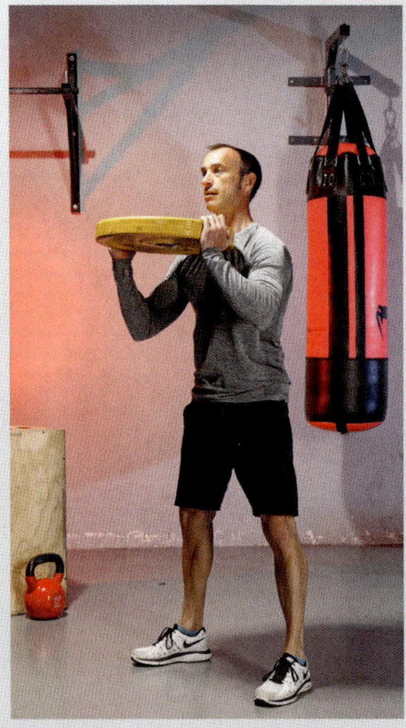

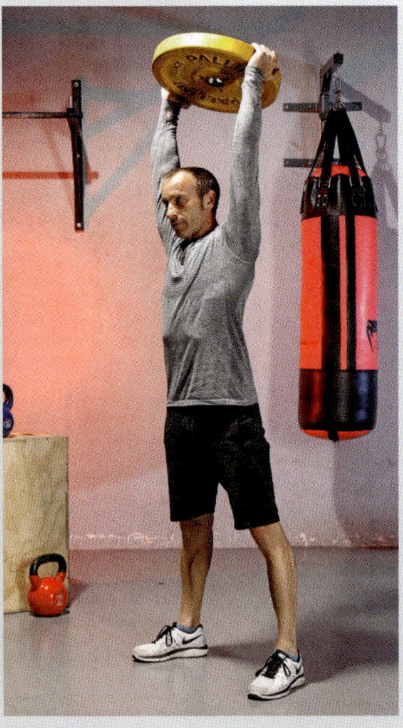

HALO PLATE

Das ist *die* Übung für dynamische Körperspannung schlechthin! Heben Sie die Ellenbogen gut an, um die Streckung der schrägen Bauchmuskeln zu optimieren. Der Bauch bleibt während der gesamten Übungssequenzen eingezogen.

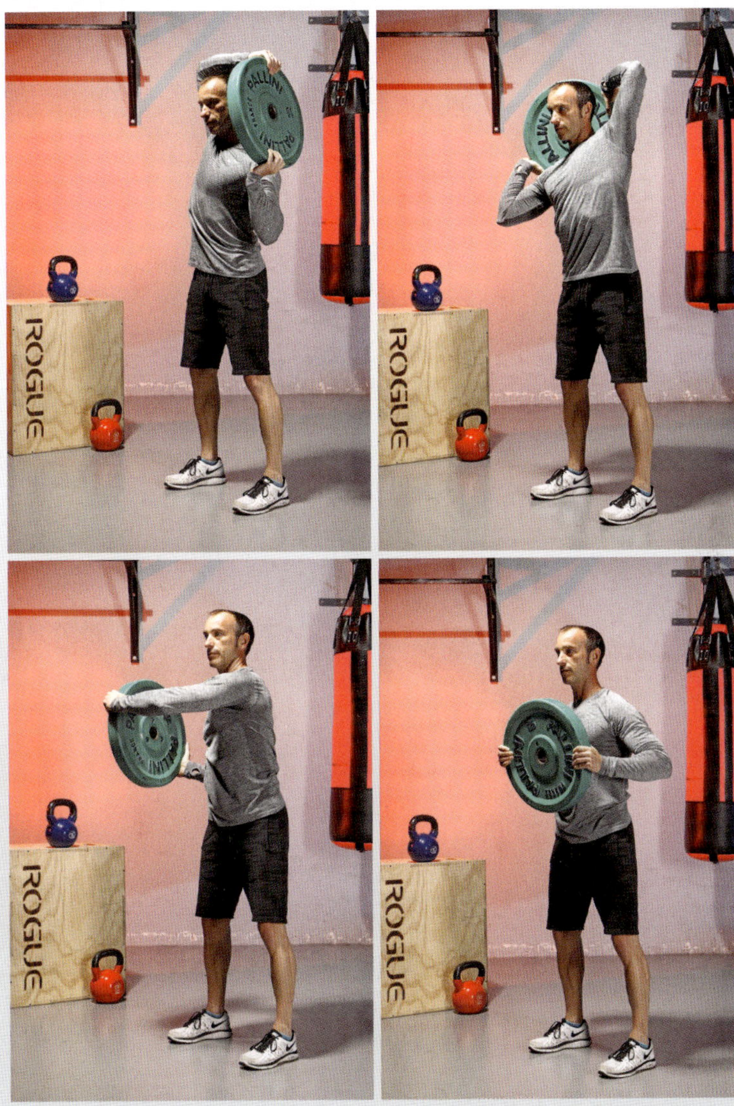

ROTATIONAL PLATE SPLIT JUMP

Voneinander unabhängige Bewegungen des Oberkörpers (Drehungen nach rechts oder links) und der unteren Extremitäten, die auf einer Vorwärts-Rückwärts-Ebene Ausfallschritte ausführen. Hierzu braucht man Koordination, dynamische Körperspannung und muskuläre Ausdauer!

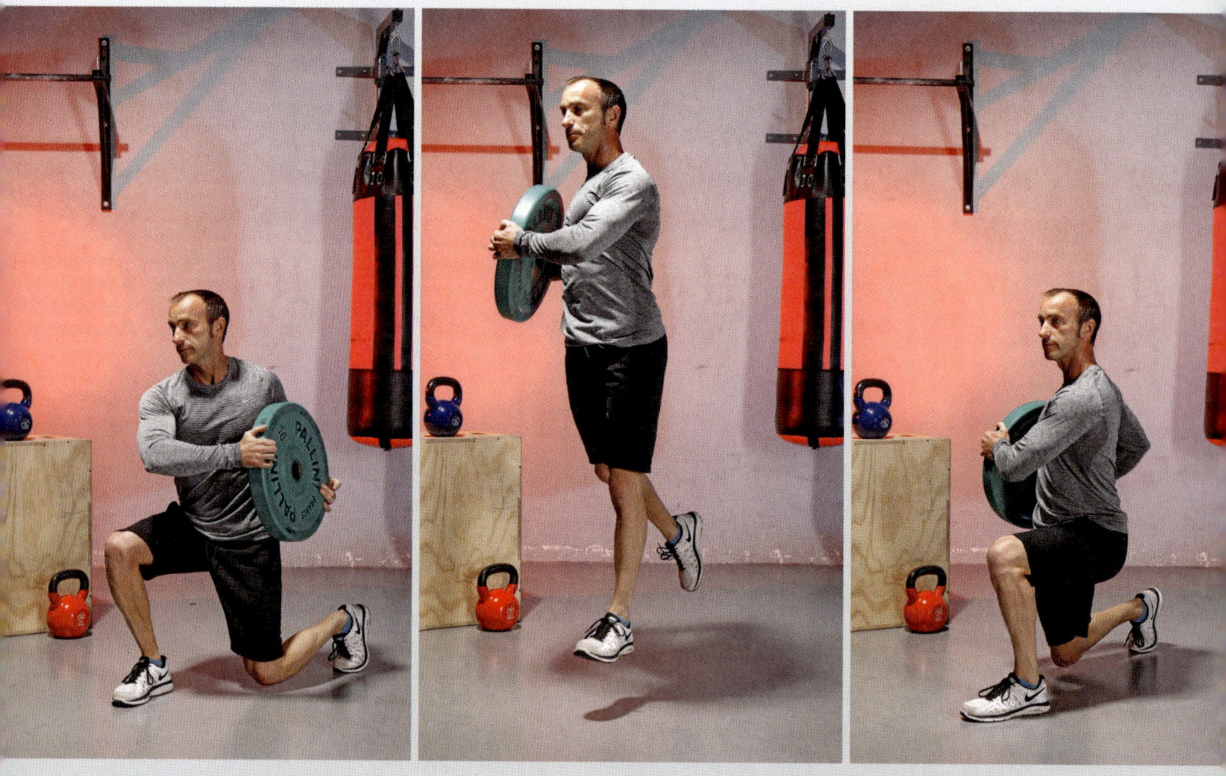

Springseil

ROPE JUMP (DOUBLE UNDER)

Führen Sie einen einfachen oder einen Doppelschlag aus: Diese Übung aus dem Fitnessprogramm von Boxern findet zunehmend Eingang in das Trainingsprogramm eines breiteren Publikums.

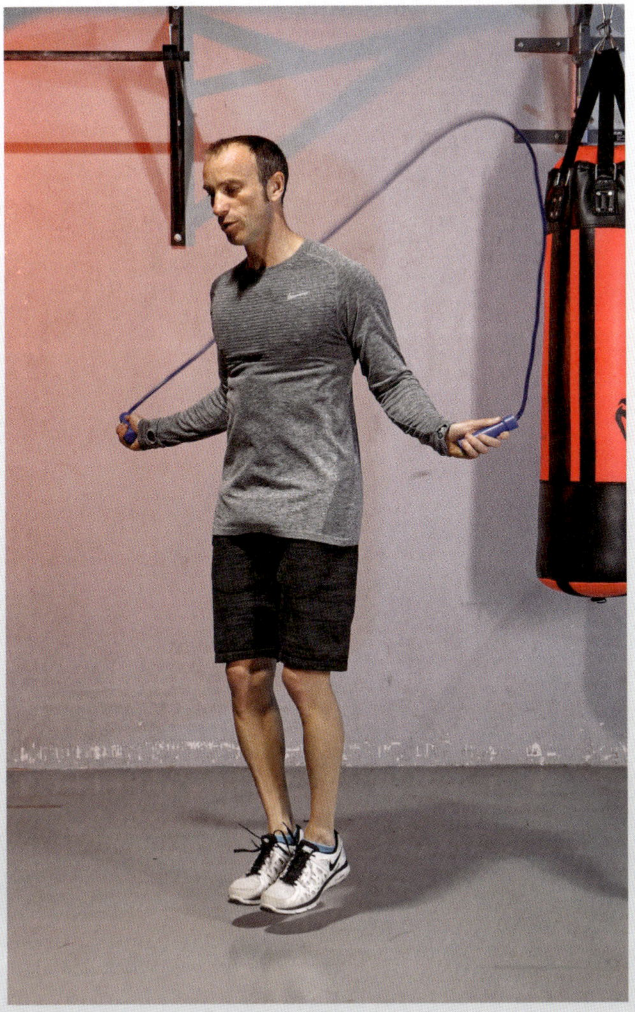

Klimmzugstange

L-SIT BAR

Diese Übung für die Körperspannung, die im Street Workout viel trainiert wird, kommt vor allem im Eliteprogramm Pandemonium vor (S. 325).

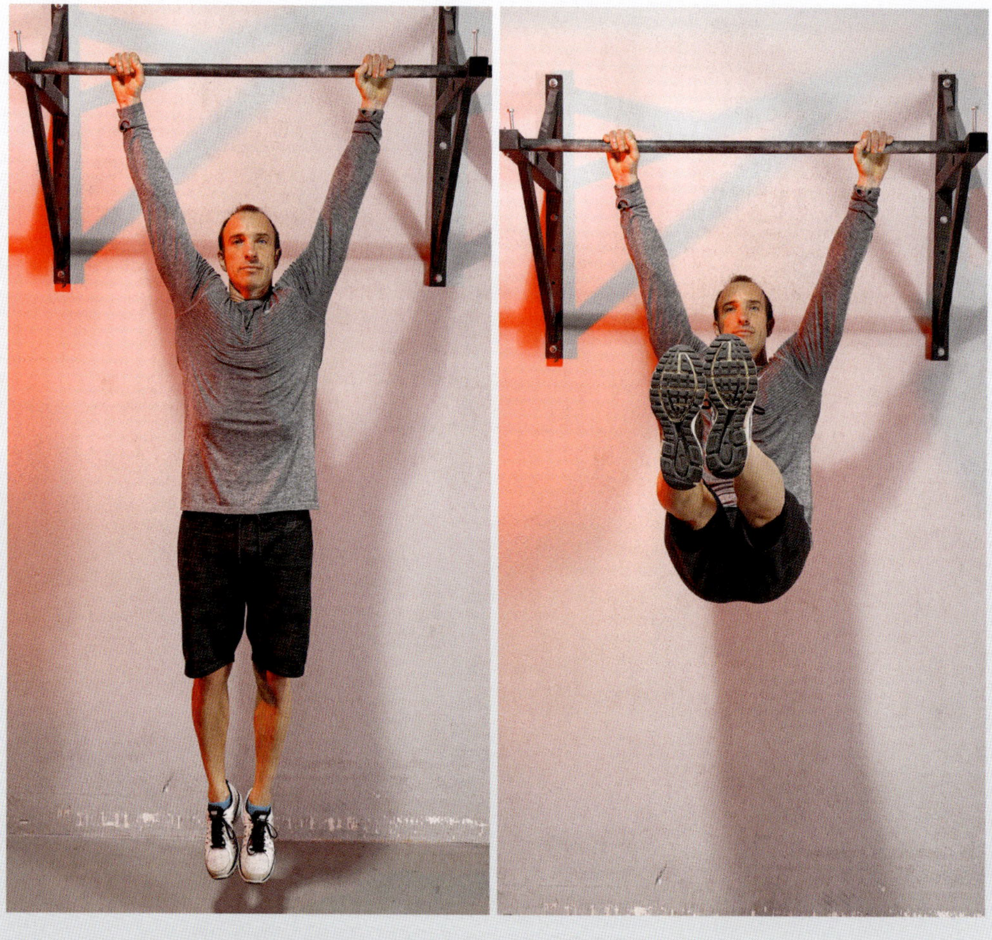

PULL-UP

Eine richtungsweisende und zeitlose Übung. Aber, Vorsicht: 15–30 Sekunden fortlaufende Klimmzüge sind nicht für jeden erreichbar. Es wird manchmal nötig sein, die Anstrengung anders zu dosieren, um bis zum Ende der Übungszeit durchzuhalten! Akzeptiert werden alle Arten von Klimmzügen wie auf diesen Fotos im »Schlafmodus«.

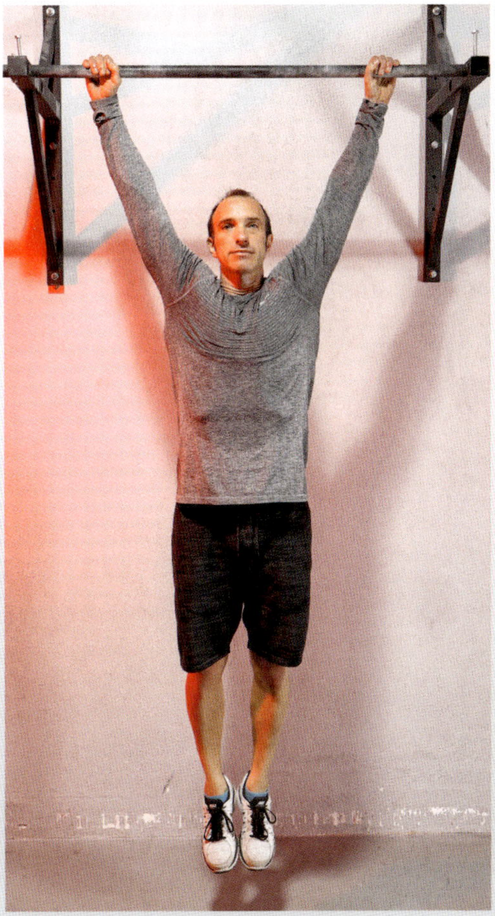

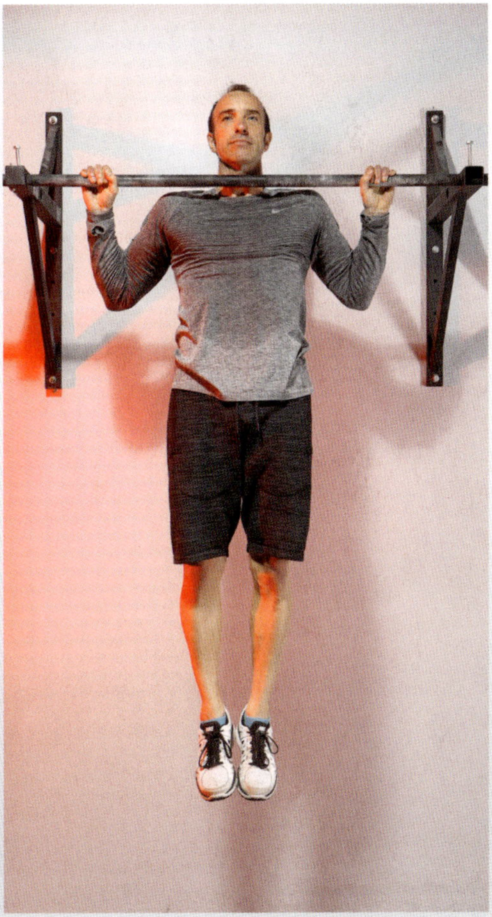

CHIN-UP

Die kleine Schwester des Pull-ups! Die Übung unterscheidet sich nur durch den Handgriff: Die Handflächen schauen zu Ihnen. Die Beugemuskeln der Arme werden dabei stärker beansprucht.

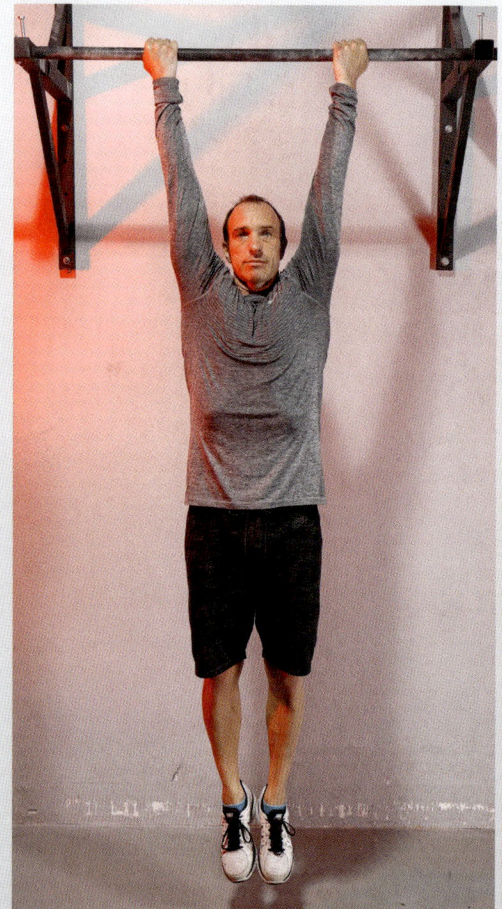

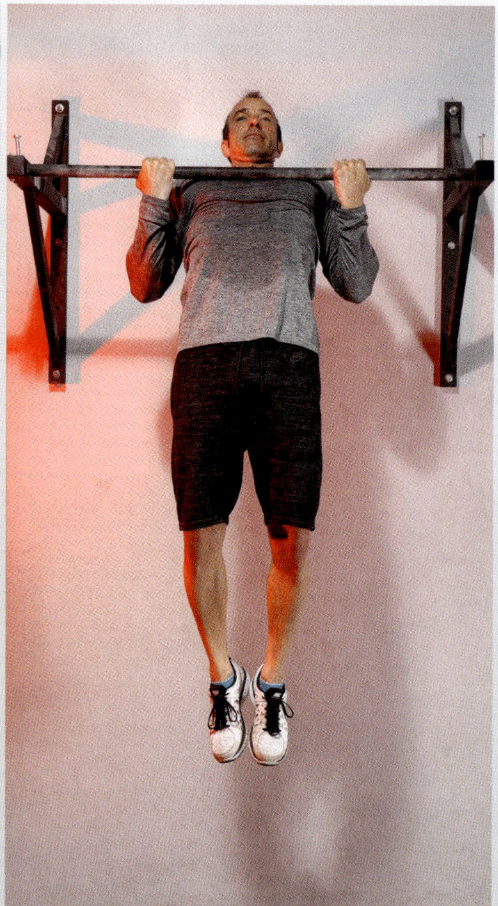

ONE ARM PULL-UP HOLD

Der Begriff »hold bezeichnet« das isometrische Halten in der anspruchsvollsten Übungsphase: Hier betrifft das den gesamten Übungsteil zwischen der vollständigen Schließung von Ober- und Unterarm und dem Winkel von 90°! Achtung, keine Drehung erlaubt! Sie müssen möglichst gerade hängen bleiben und den freien Arm nach vorne strecken und die Bauchmuskulatur stark anspannen. Dies ist eine ziemlich extreme Übung und wird Ihnen erst ganz am Ende des Programms Pandemonium abverlangt (S. 325).

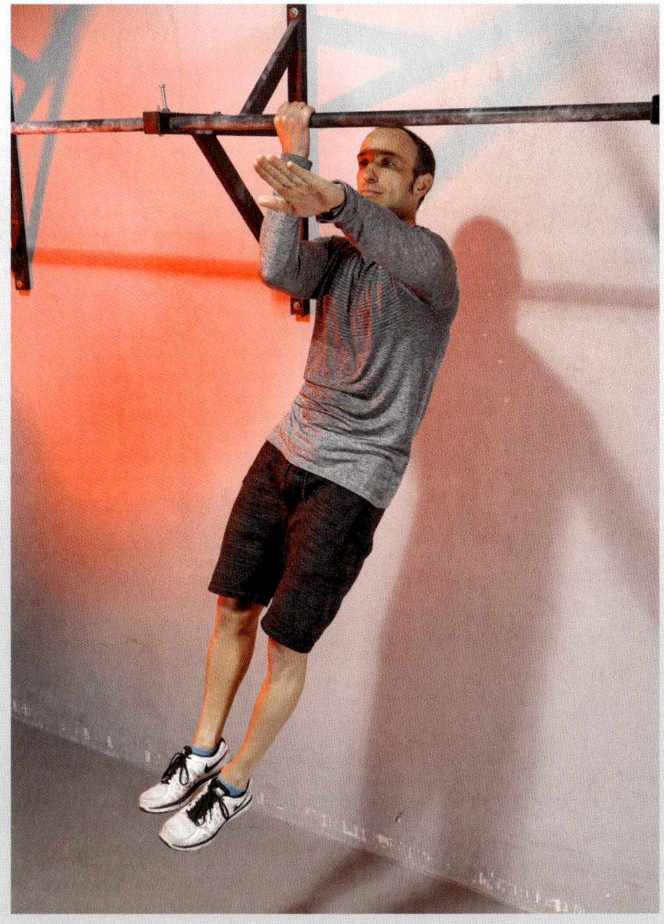

Olympische Hantelstange

OVERHEAD SQUAT

Diese Übung, die bei den Gewichthebern auch als »Reißen« bekannt ist, stellt im Sinne der Beanspruchung beteiligter Muskelgruppen sowie hinsichtlich der Qualitäten an erforderlicher Geschmeidigkeit und nötigem Gleichgewichtssinn eine enorme Herausforderung dar. Im Rahmen des Hochintensiven Intervalltrainings werden leichte bis mittlere Gewichte verwendet, um die Schnelligkeit der Ausführung und eine angemessene technische Qualität zu gewährleisten. Der Begriff »hold« bedeutet, dass Sie in der tiefen Position innehalten müssen (Isometrie): Enthält der Übungsname diesen Zusatz, müssen Sie mit gestreckten Armen und gebeugten Beinen so lange die Position halten, wie es das Trainingsprogramm vorschreibt.

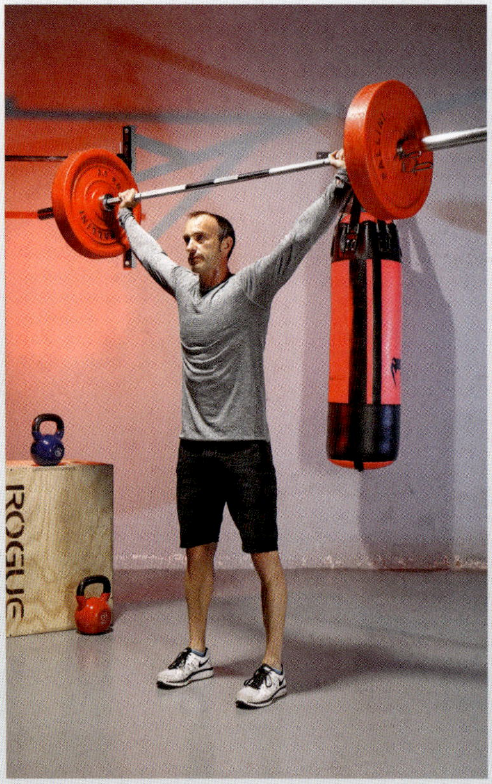

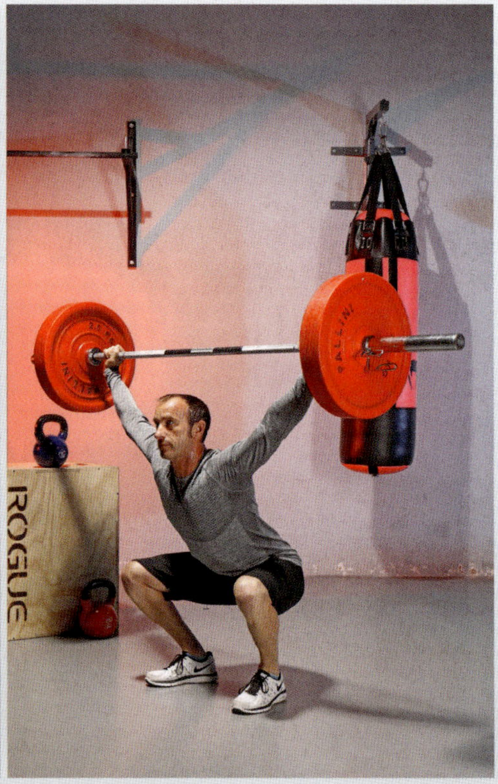

SPLIT SQUAT

Es handelt sich um abwechselnde und gesprungene Ausfallschritte, deren Ausführung auf verschiedene Arten möglich ist.

- **Overhead**: Sie halten mit gestreckten Armen eine olympische Hantelstange (mit oder ohne Gewichten);
- **Prisoner**: ohne Gewicht, die Arme sind gebeugt, die Hände hinter dem Nacken.

In beiden Fällen werden das Herz-/Kreislaufsystem und die Muskeln stark beansprucht!

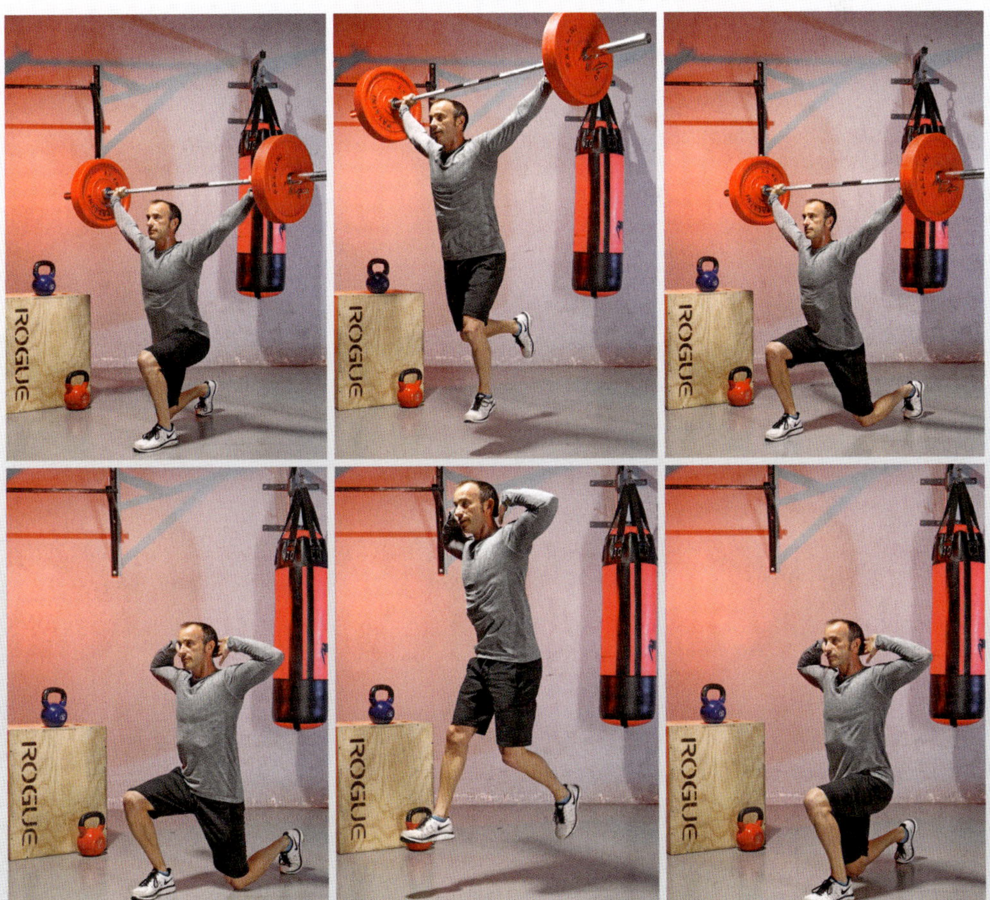

BACK SQUAT TO PRESS

Eine komplexe Übung, bestehend aus einem klassischen Back Squat, sofort gefolgt von einem Heben der Stange bis in die Position mit gestreckten Armen, wobei die Stange hinter der Achse gehalten wird, die zwischen den Ohren verläuft.

Vorsicht vor einem Ablegen der Stange auf den Schultern: Selbst ein leichter Stoß auf die Halswirbel ist unbedingt zu vermeiden! Führen Sie die Übung daher besser mit einer leeren Stange aus oder mit Gewichten, die für eine perfekte technische Ausführung geeignet sind.

Dies ist eine der besten Übungen für das gleichzeitige Training der oberen und unteren Extremitäten. Der klassische Back Squat wird Ihnen nur mit einer »leeren« Stange abverlangt.

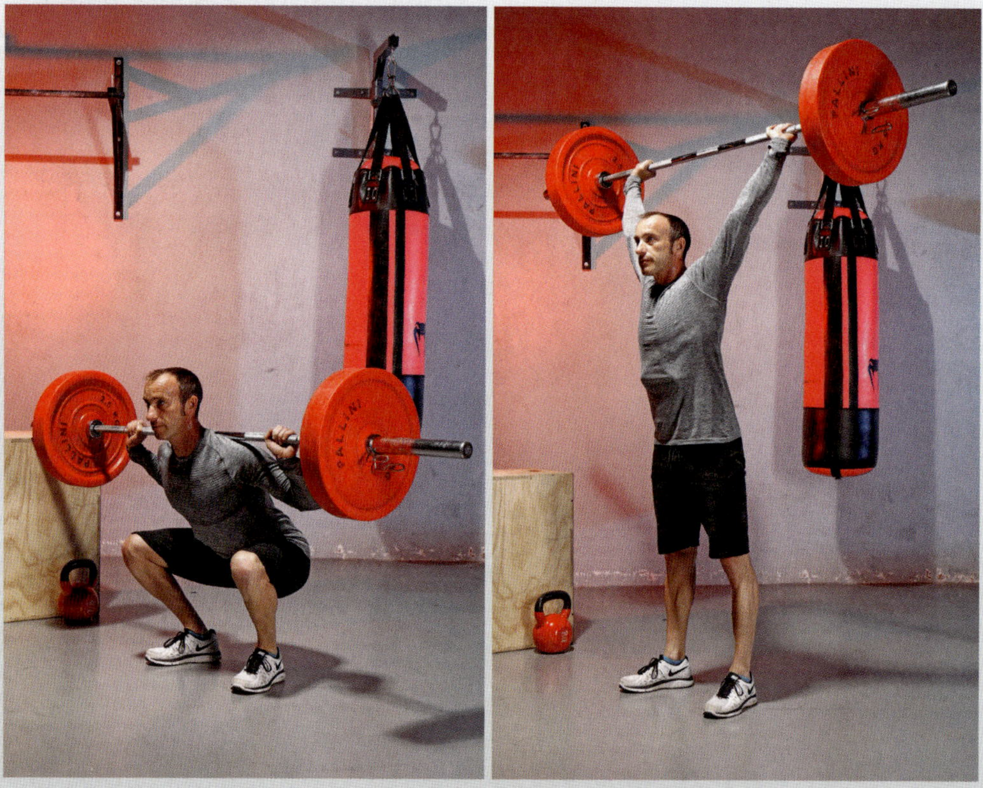

DEADLIFT

Das Heben eines ruhenden Gewichts (Kreuzheben) ist im sportlichen und athletischen Krafttraining eine »Königsübung«. Die Ausführung verzeiht keine Mittelmäßigkeit. Das heißt: Selbst wenn die Übung nur mit leichten Gewichten, aber nicht korrekt ausgeführt wird, haben Sie ein direktes Verletzungsrisiko. Ich kann es deshalb gar nicht oft genug wiederholen: Qualität geht vor Quantität! Also: Wenn Sie von den (zahlreichen) Vorteilen dieser Übung profitieren wollen, nehmen Sie sie nicht auf die leichte Schulter, sondern achten Sie auf Ihren Rücken, dann werden Sie imposante Ergebnisse erzielen.

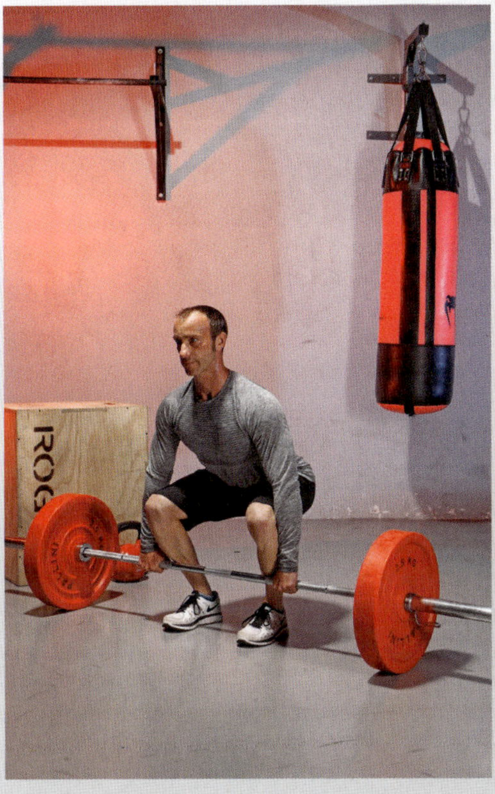

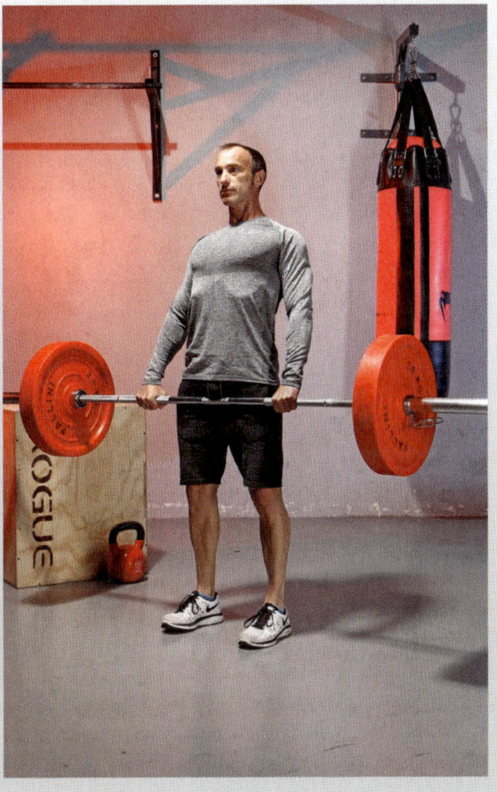

HIP MUSCLE SNATCH

Ausgehend von einer Position mit Hantelstange auf Hüfthöhe führen Sie das Reißen durch. Dabei gibt es drei verschiedene Schwierigkeitsgrade:

- **Ausführung »muscle«**: Beine und Arme sind gestreckt. Die Muskeln müssen besonders aktiv sein und das Gleichgewicht der Gesamtheit von Körper und Last ist stärker gefordert.

- **Ausführung »power«**: Die Beine werden leicht gebeugt während Sie unter der Stange durchkommen, aber ohne dass die Füße nach außen zeigen.

- **Ausführung »squat«**: Diese Ausführung ist am umfassendsten. Die Übung endet mit komplett gebeugten Beinen (Position Full Squat), die Füße zeigen nach außen. So ist die Ausführung der olympischen Grundübung sehr ähnlich.

Egal in welcher dieser Ausführungen: Die Übung ist ein Muss und zwingend zu absolvieren, wenn Sie Ihre Ziele im HIIT erreichen wollen.

Wenn vor den Ausführungen »muscle«, »power« oder »squat« die Bezeichnung hip fehlt, bedeutet dies, dass die Stange bei jeder Wiederholung systematisch auf dem Boden abgelegt wird.

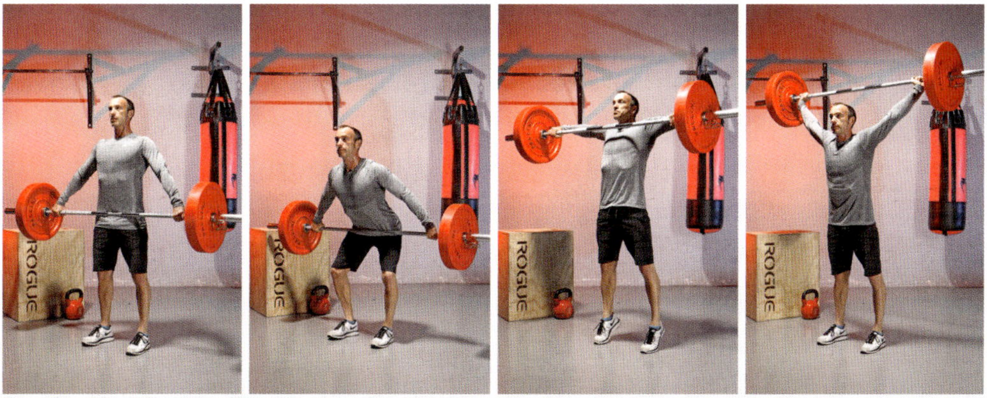
ROGUE

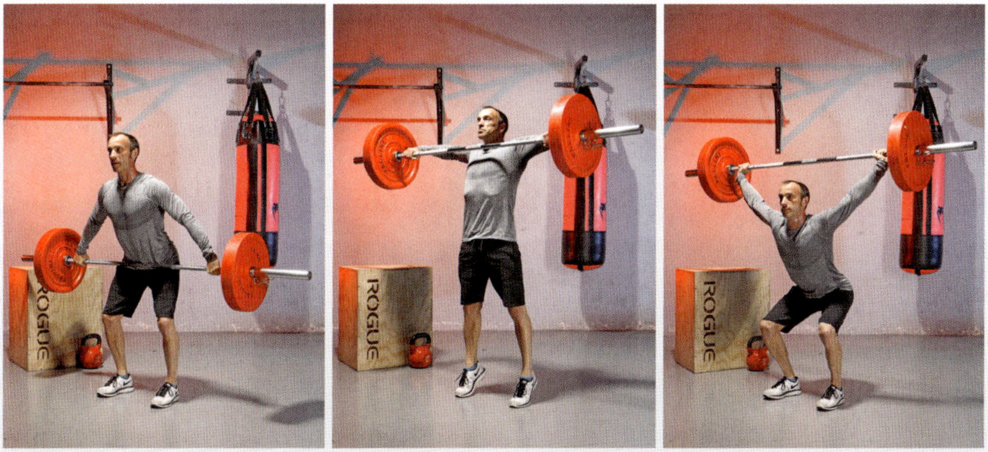
ROGUE

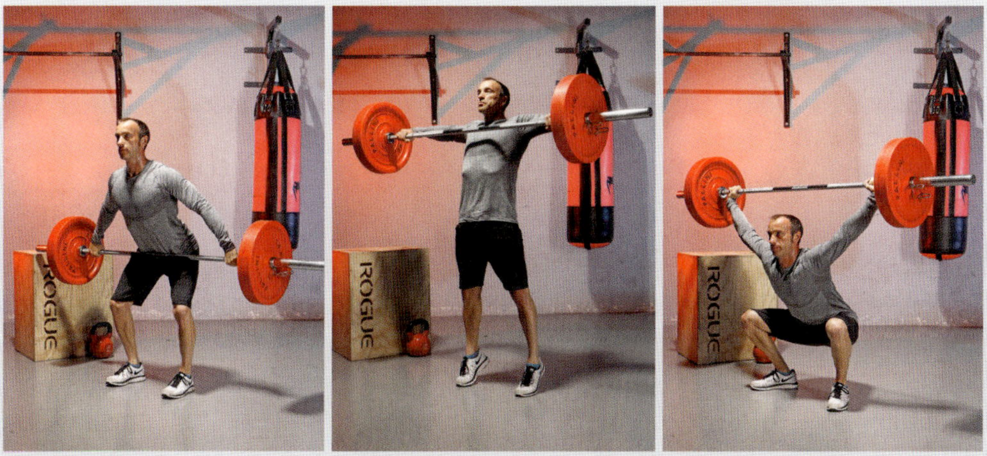
ROGUE

HIP MUSCLE CLEAN

Es gelten die gleichen Anweisungen wie beim Snatch. Denken Sie daran, die Ellenbogen beim eigentlichen Umsetzen gut anzuheben. Zeigen die Ellenbogen eher nach unten, begünstigt dies die (gefährliche) Ausführung mit rundem Rücken.

Wiederholung bezüglich der Ausführungen:

- Muscle: Beine sind gestreckt;
- Power: Viertel-Squat, die Füße zeigen nicht nach außen;
- Squat: Gesäß nah am Boden, die Füße zeigen nach außen.

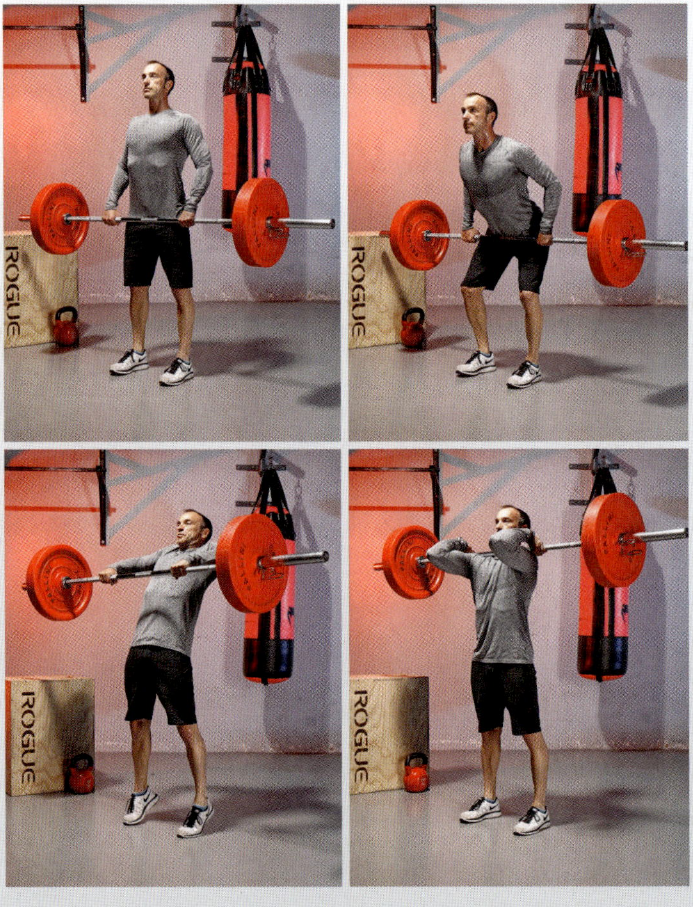

Wenn vor den Ausführungen »muscle«, »power« oder »squat« die Bezeichnung »hip« fehlt, bedeutet dies, dass die Stange bei jeder Wiederholung systematisch auf dem Boden abgelegt wird.

HIGH PULL SNATCH

Hierbei handelt es sich nur um die ersten Phasen der olympischen Übung (die ersten beiden Phasen des Reißens). Der Schwerpunkt liegt auf der Geschwindigkeit und der dynamischen Körperspannung. Sie werden beim Hochintensiven Intervalltraining sehr schnell Ihr Tempo steigern. Achten Sie jedoch auf eine perfekte Ausführungstechnik. Eine Stange mit leichten oder mittleren Gewichten wird daher der perfekte »Verbündete« sein.

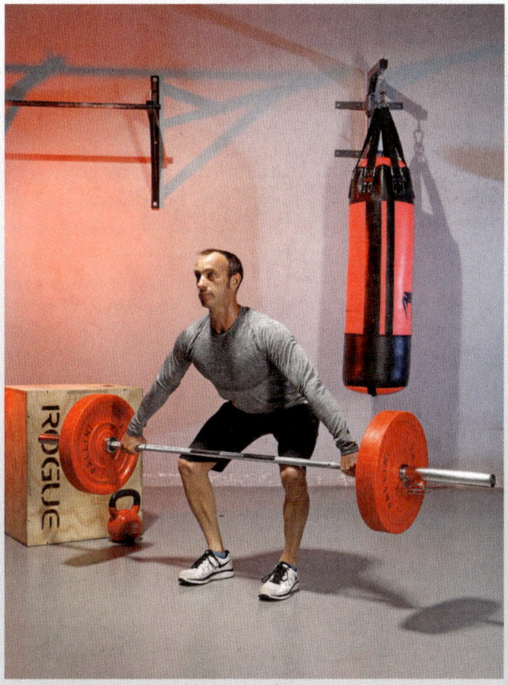

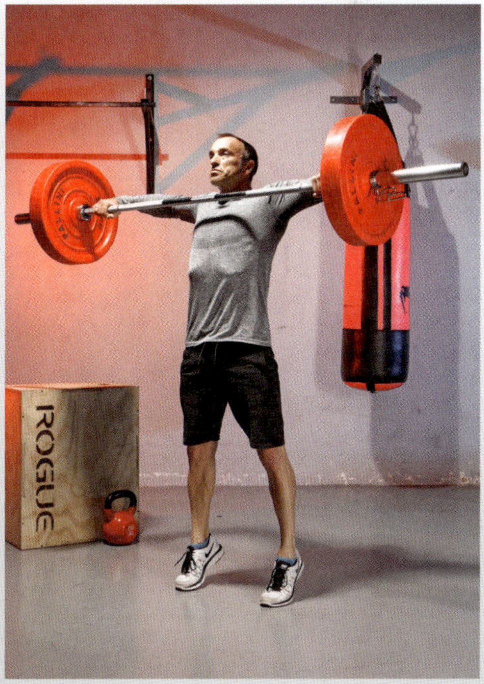

DROP SNATCH

Die Version »drop« ist von allen die schwungvollste. Hier wird sie durch die Positionierung der Stange auf den Schultern erleichtert, die Stange ist also näher an der Achse ihrer tiefsten Position. Nach einem (kontrollierten) Aufrichten auf den Zehenspitzen kommen Sie unter der Stange durch wie bei der Ausführung Squat Snatch. Der Augenblick, in dem die Füße wieder auf den Boden »klatschen«, entspricht dem Moment, in dem sich Ihre Arme strecken, um die Stange in ihrer Position fest zu verriegeln.

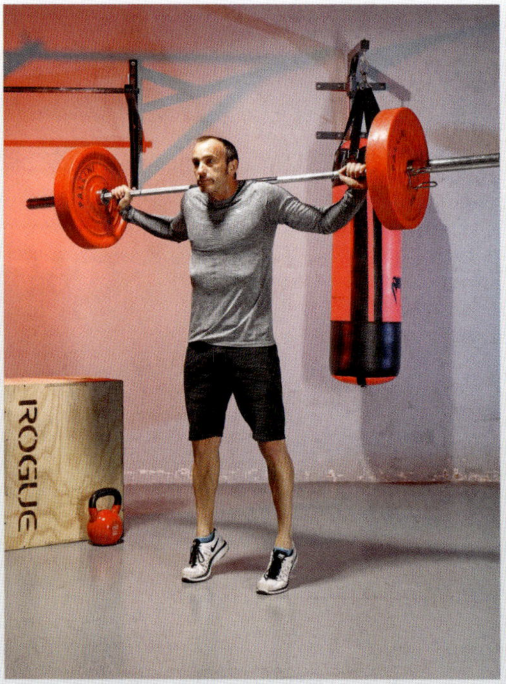

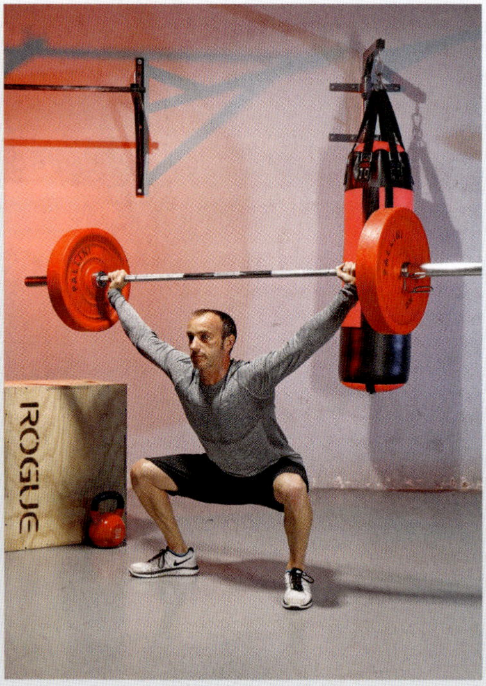

SNATCH BALANCE

Die Übung ist dem Drop Snatch sehr ähnlich. Sie unterscheidet sich durch einen dynamischeren Beginn mit einer Art Absprung in der Viertel-Hocke. Der Rest der Übung ist dann identisch mit dem Drop Snatch.

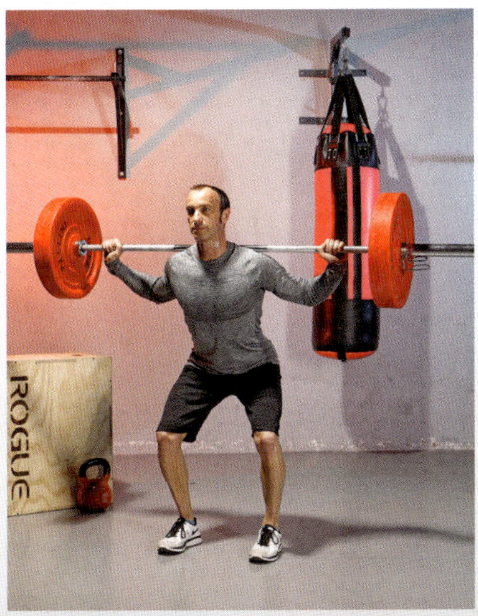

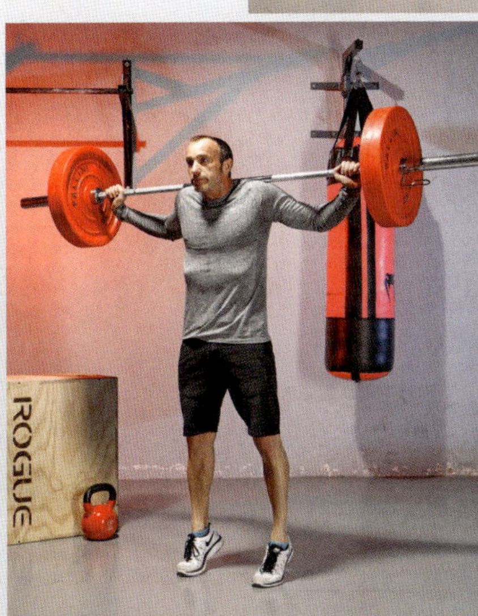

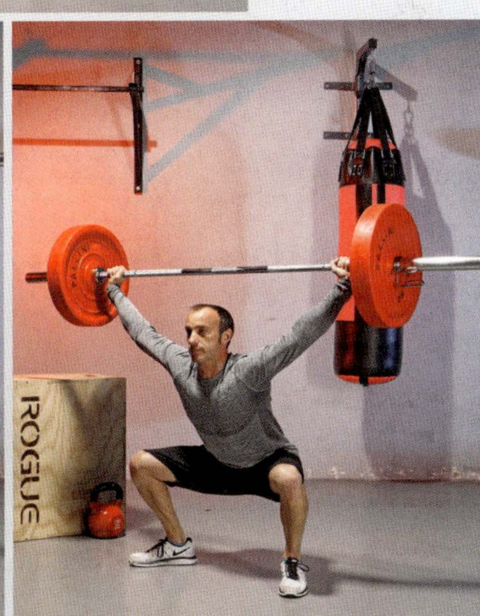

SIDE LUNGE BAR

Die Übung ist technisch einfacher als die meisten anderen Übungen mit einer olympischen Hantelstange in diesem Buch. Der seitliche Ausfallschritt eignet sich perfekt für die intensive Kräftigung der gesamten Oberschenkelmuskulatur.

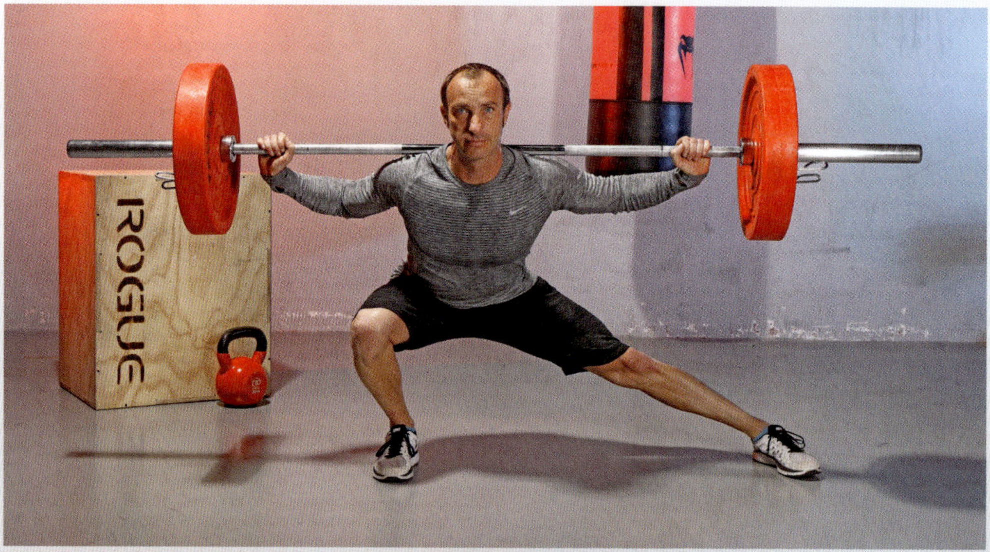

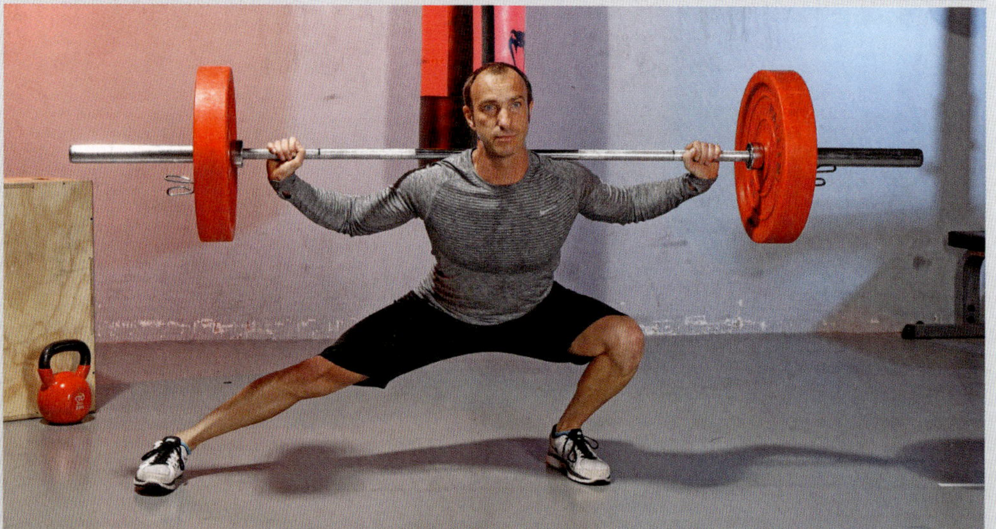

THRUSTER

Diese kombinierte Übung besteht aus einem Front Squat und einem Shoulder Press. Viele halten sie für die umfassendste überhaupt, da sie Bewegungs- und Haltemuskeln stark fordert. Auch der Effekt auf die Herz-/Kreislaufleistungen ist bemerkenswert. Hüten Sie sich jedoch davor, dem »Gesetz des Zeitmessers« und dessen logischer Folge, dem »Maximum an Wiederholungen«, nachzugeben! Sie müssen unbedingt während der gesamten Trainingsdauer in maximaler Intensität eine perfekte technische Ausführung beibehalten.

Sie werden in den vorgeschlagenen Trainingsprogrammen die Bezeichnung »Kneeling Jump to Clean« finden. Dabei handelt es sich um einen klassischen Kneeling Jump (S. 82), der mit einer olympischen Hantelstange ausgeführt wird und mit einer Landung in der tiefen Position der Übung Thruster endet (Foto unten).

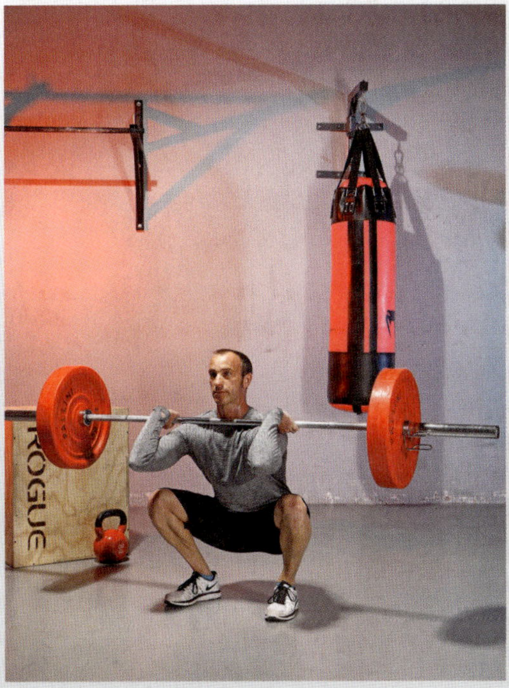

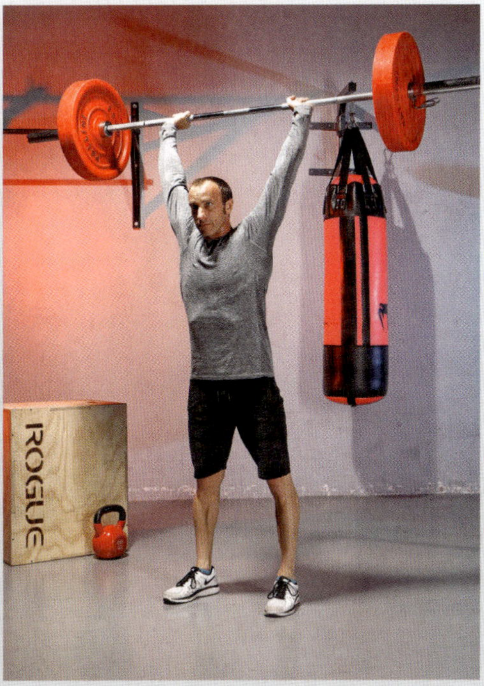

SPLIT JERK

Platzieren Sie die Hantelstange hinten auf Ihren Schultern. Führen Sie einen Viertel-Squat aus (Schwung-Phase) und anschließend das im Gewichtheben allgemein bekannte Drücken. Diese technische Übung verlangt Präzision, richtige Ausführung und neuromuskulären Schwung. Bei der Ausführung können Sie die Amplitude der Landung im Ausfallschritt steigern, um die Gesäßmuskulatur noch mehr zu fordern.

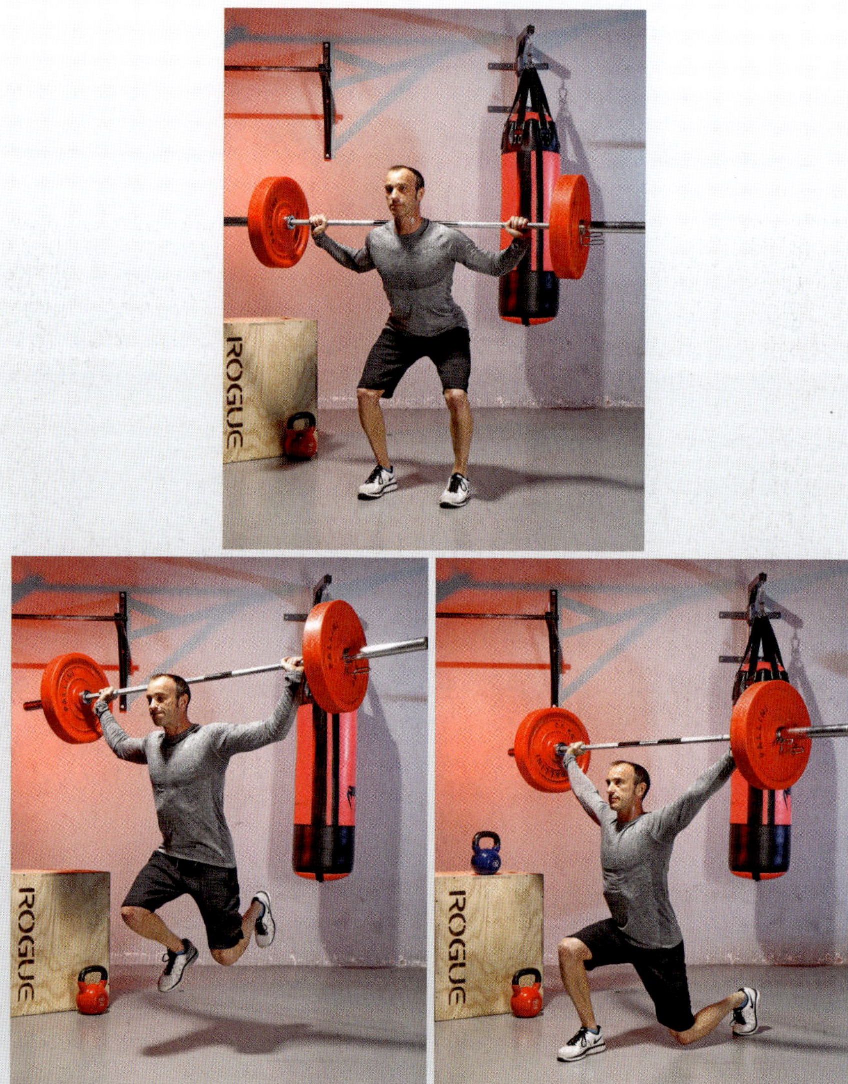

Kugelhantel (Kettlebell)

KETTLEBELL SWING

Das ist *die* Übung schlechthin für die Beugung/Streckung der Hüften. Der Rücken muss dabei unbedingt gerade gehalten werden. Mit zwei Händen ausgeführt ist dies die Grundform aller Übungen mit diesem Trainingsgerät.

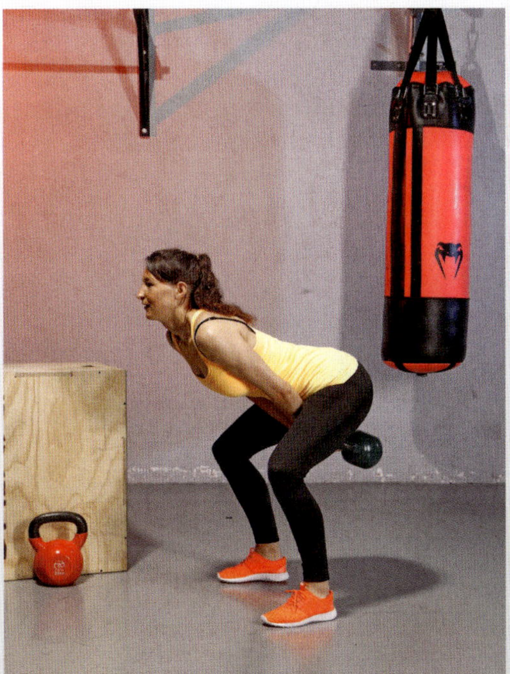

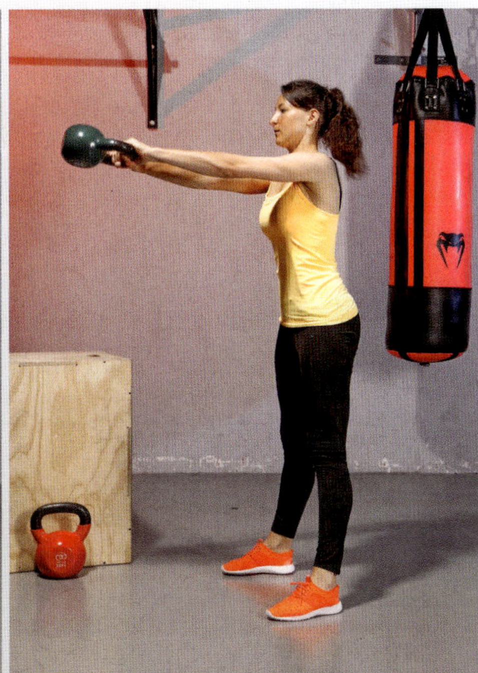

KETTLEBELL OUTSIDE SWING TO BOTTOM-UP LUNGE

Diese Kombination beansprucht alle Muskeln und verlangt auch hohe propriozeptive, also das Zusammenspiel der Muskeln und das Körpergefühl (Gleichgewicht und Reaktionsfähigkeit) erfordernde Qualitäten bei der Stabilisierung der Kettlebell.

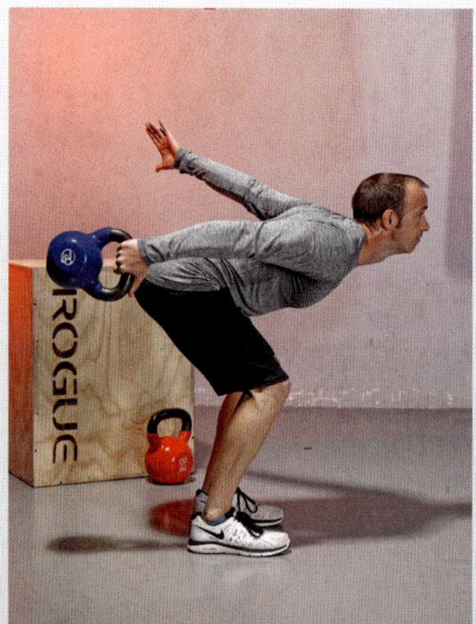

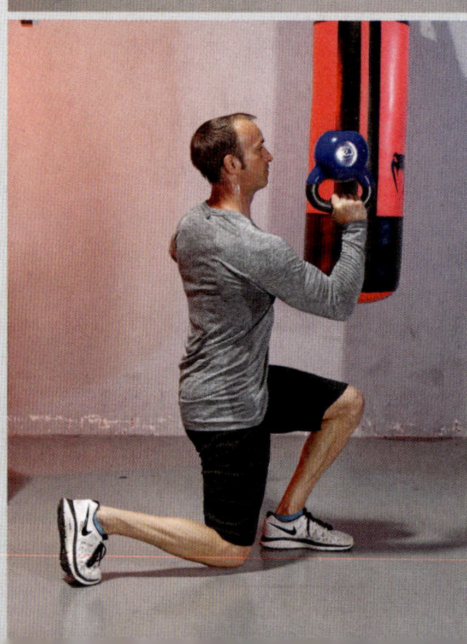

KETTLEBELL SNATCH

Der Snatch, eine wichtige Übung im »Girevoy Sport« (Übungen mit Kugelhanteln, die auch als »Girya« bezeichnet werden), ist von Natur aus eine schwungvolle Übung. Im Rahmen des Hochintensiven Intervalltrainings werden diese Übungen Ihre Herzfrequenz schneller in die Höhe treiben, als Sie glauben. Enthält die Übung den Zusatz »to back lunge«, schließt direkt an den Snatch ein Ausfallschritt nach hinten an, und zwar mit dem entgegengesetzten Bein zu der Hand, die die Kettlebell hält.

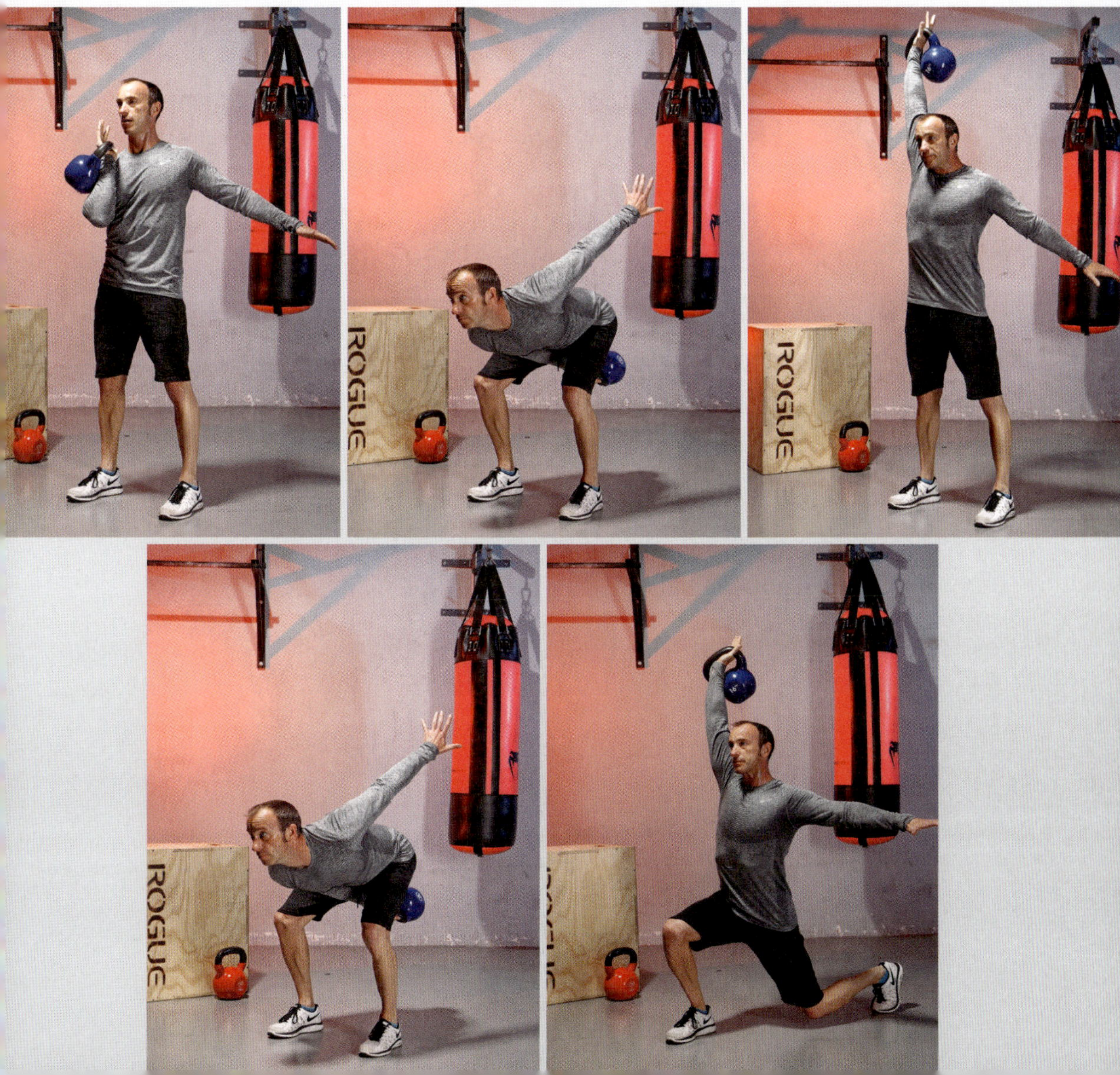

KETTLEBELL SWING TO GOBLET SQUAT

Auf den Swing folgt hier ein Front Squat, bei dem das Übungsgerät mit beiden Händen nah am Körper gehalten wird (diese Position heißt »Goblet Squat«). Auf diese Weise wird die Grundübung vervollständigt.

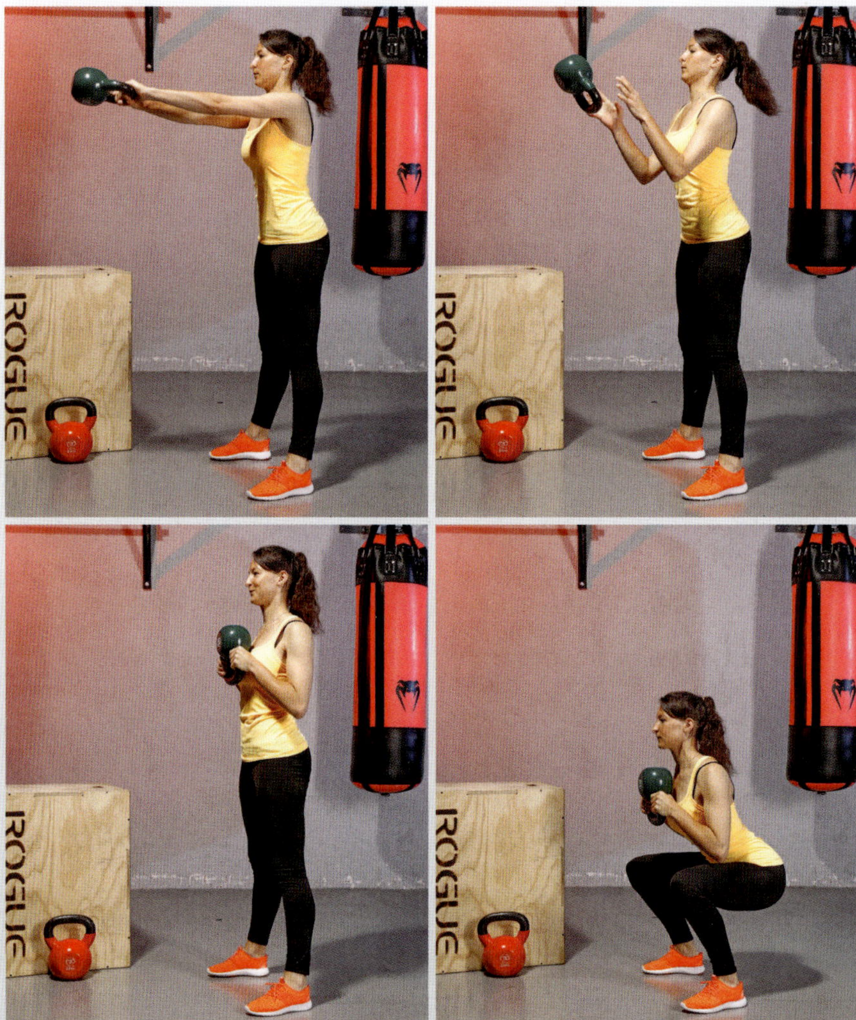

KETTLEBELL SWING TO JUMP (GORILLA COMPLEX)

Die gesamte Kombination (Complex) erfolgt kontinuierlich im Schwung, der von Ihren Hüften erzeugt wird (Beugung/Streckung). Sie dürfen keine unproduktive Schulterarbeit »draufsetzen«. Der Rücken muss unbedingt völlig gerade bleiben.

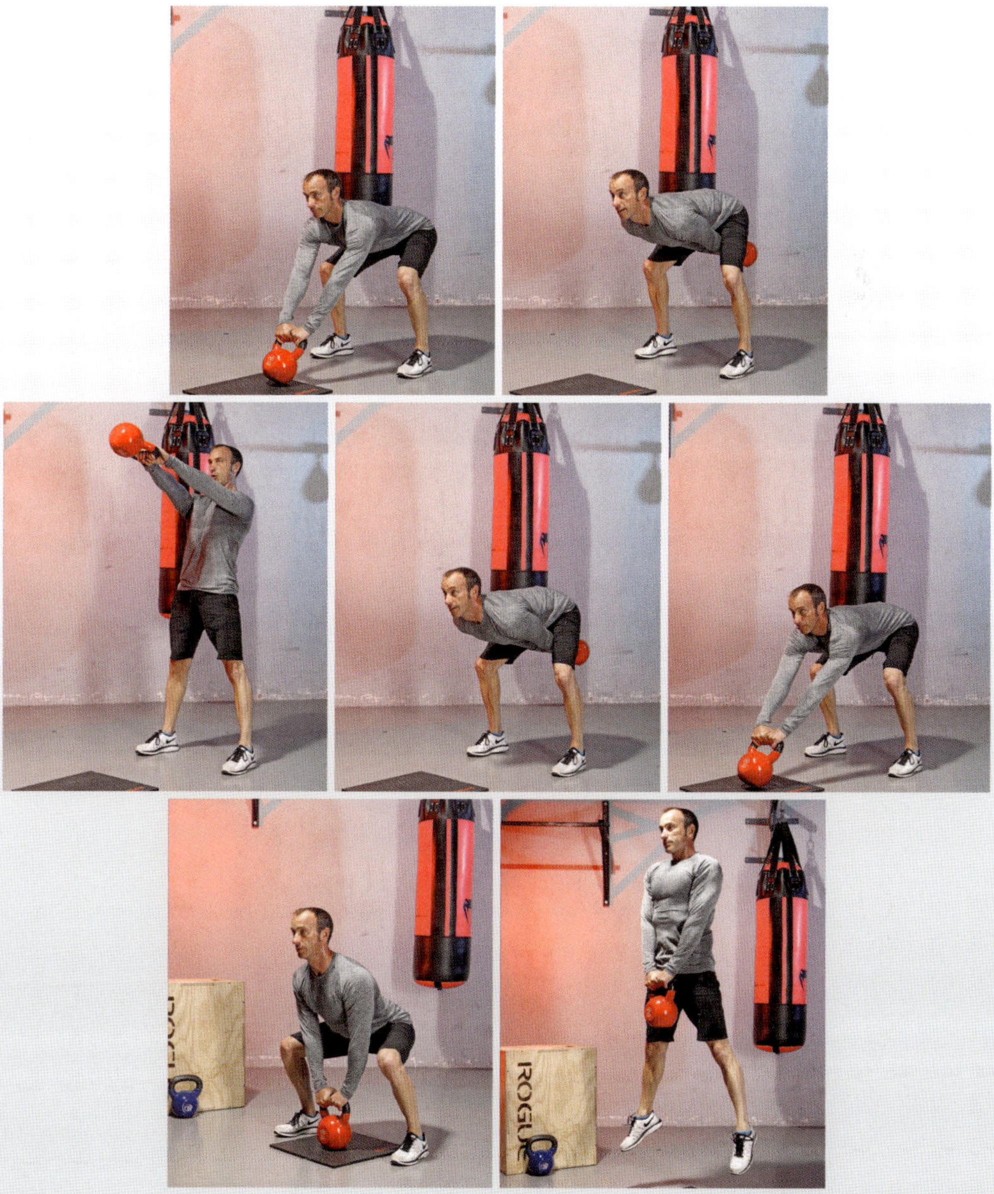

ONE HAND KETTLEBELL SQUAT TO TWIST PRESS

Die Übung setzt sich zusammen aus einem Front Squat, bei dem die Kugelhantel mit einer Hand gehalten wird, gefolgt von einem Push Press mit Beckendrehung und Anspannung der Bauchmuskulatur. Eine funktionelle und überaus umfassende Übung, was die muskuläre Beanspruchung betrifft.

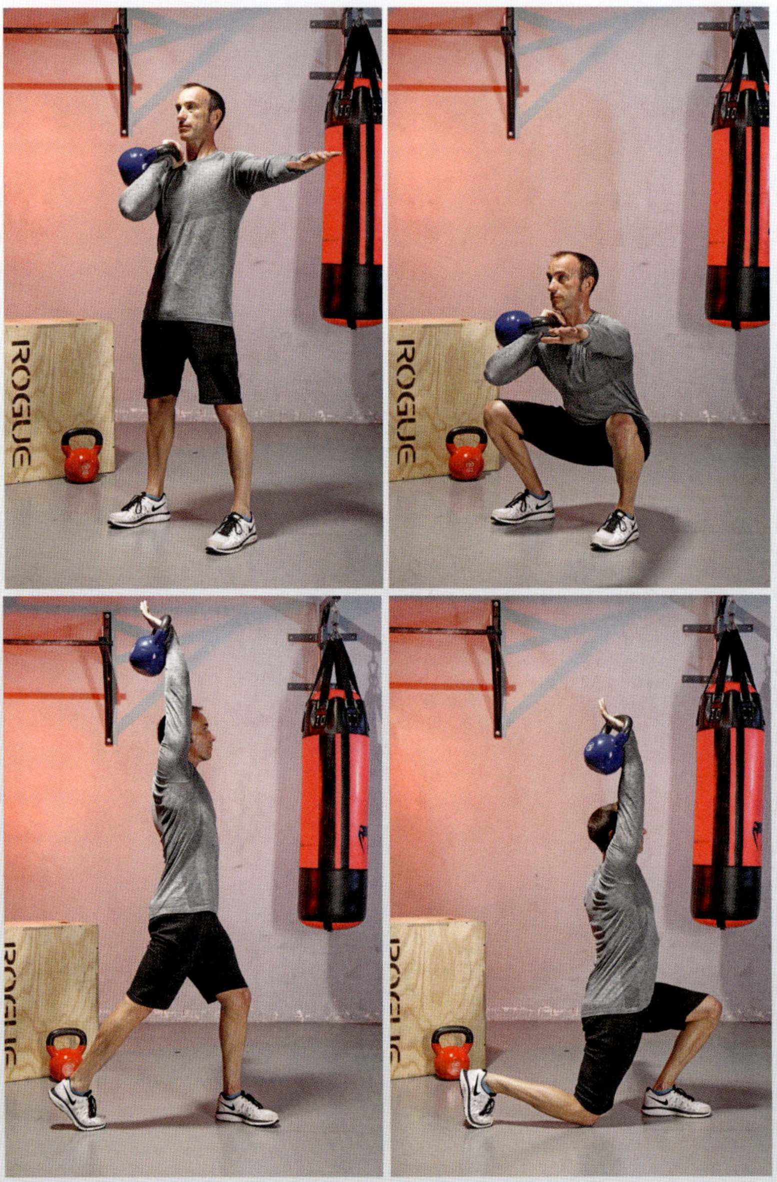

Kurzhantel (Dumbbell)

DUMBBELL GOBLET SQUAT

Hier finden sich beim Squat die gleichen Vorteile wie mit der Hantelscheibe: Je nach dem Thema einer Trainingseinheit gibt es jedoch andere direkte Kombinationsmöglichkeiten.

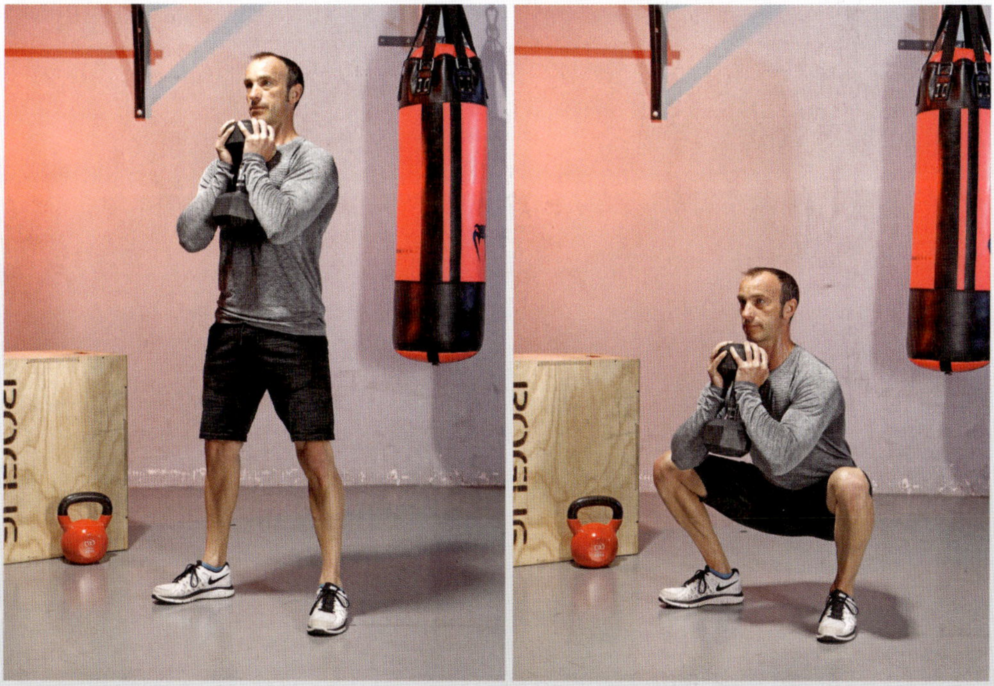

DUMBBELL SNATCH

Dieser Snatch ist im Vergleich zu den Versionen mit olympischer Hantelstange oder mit Kettlebell einfacher: Ideal ist er für den Anfänger, vereint aber dennoch die Hauptwirkungen dieser Übung, nämlich Schwung und Koordination. Achtung, egal mit welchem Gerät Sie hantieren, die Übung muss in einem Zug ausgeführt werden, nicht in zwei Etappen.

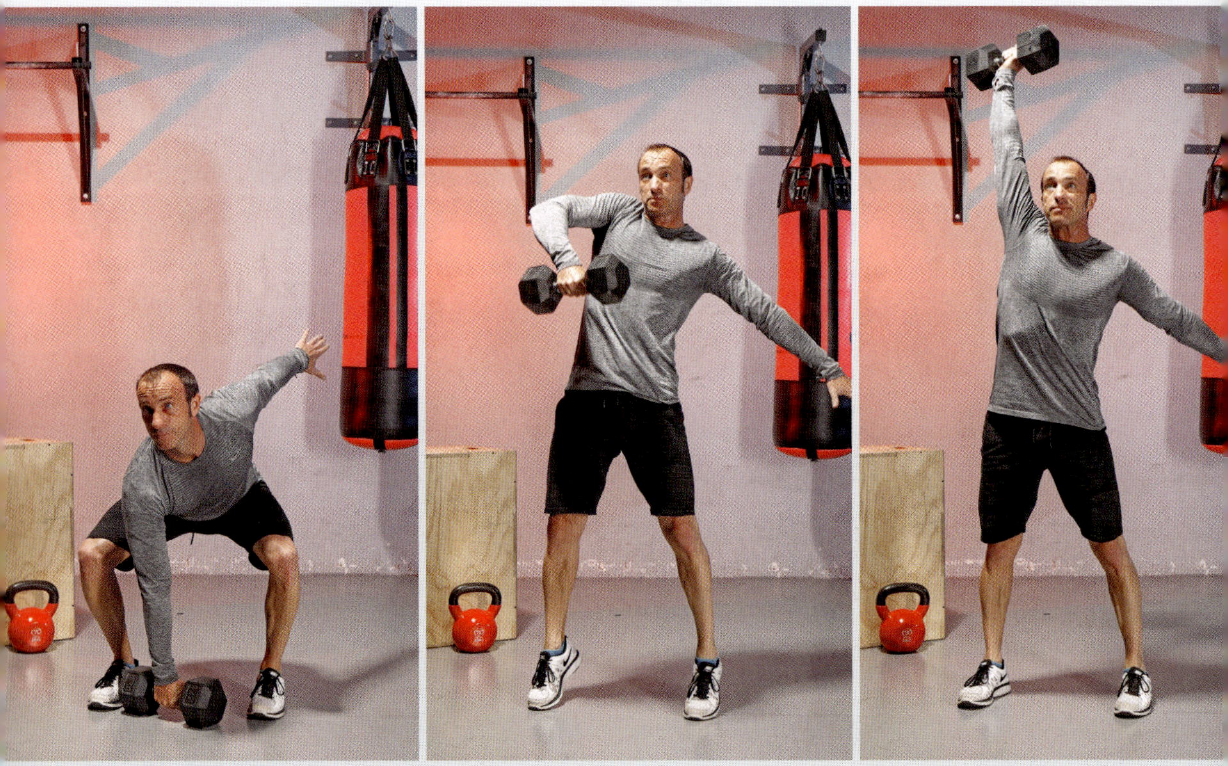

DUMBBELL SUMO DEADLIFT

Die Position der Hantel auf der Achse des Körperschwerpunkts begünstigt eine sichere und korrekte Ausführung. Für diese Übung sollte allerdings eine Hantel mit mehr als 15 kg genommen werden.

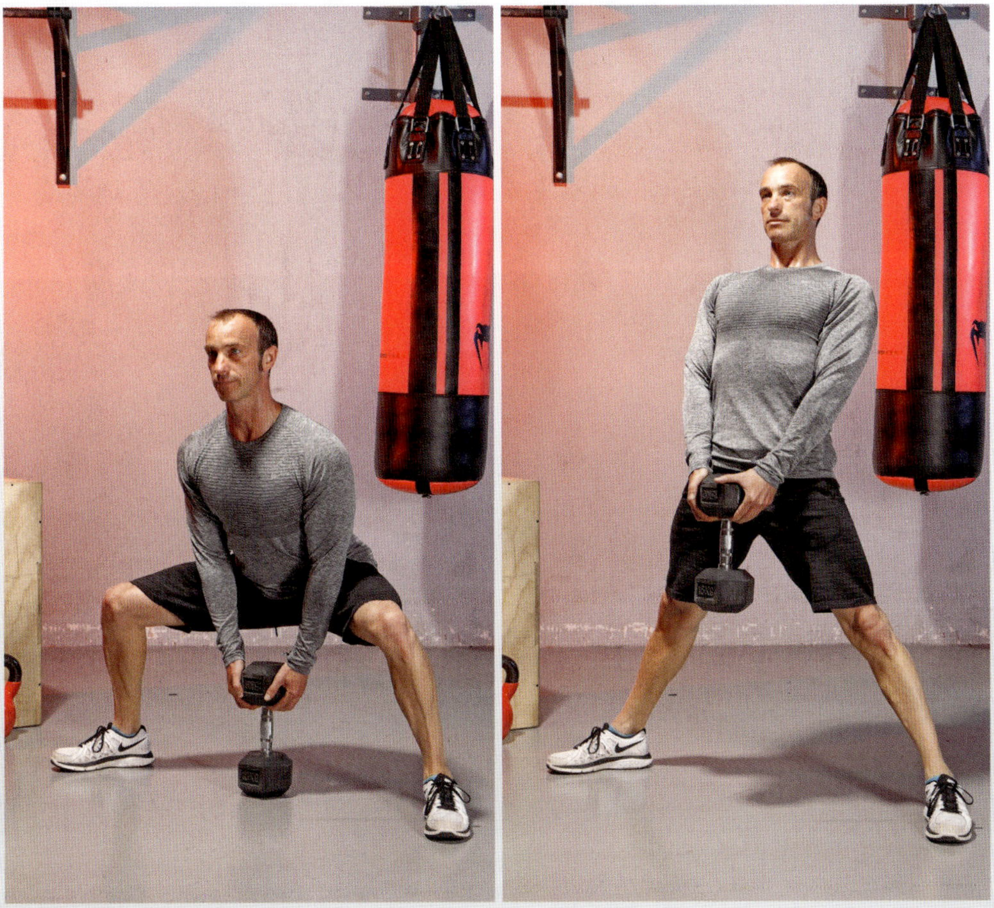

DUMBBELL DISCUS

Die Übung geht auf das Diskuswerfen zurück und ist ein Muss für die Koordination im Muskel und zwischen den Muskeln. Sie trainiert die gesamte Muskulatur, besonders die Quadrizepsmuskulatur und die schrägen Bauchmuskeln.

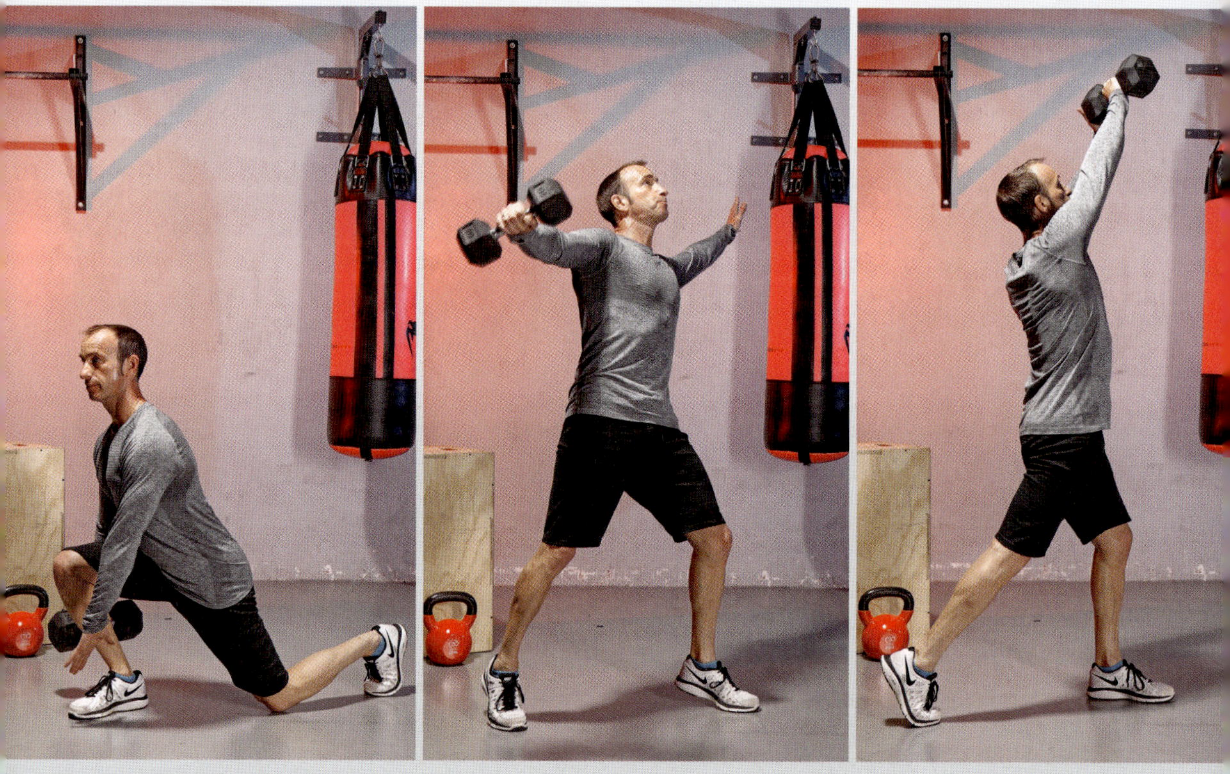

DUMBBELL HIPS ROTATE UPPERCUT

Der gesamte Körper ist an der guten Ausführung dieser schwungvollen Übung beteiligt! Lassen Sie in der Intensität der Beckendrehung nicht nach und achten Sie auf fließende Übergänge beim Seitenwechsel. Bleiben Sie nicht steif auf den Füßen stehen, sondern bewegen Sie sich geschmeidig und schnell wie ein Boxer im Ring!

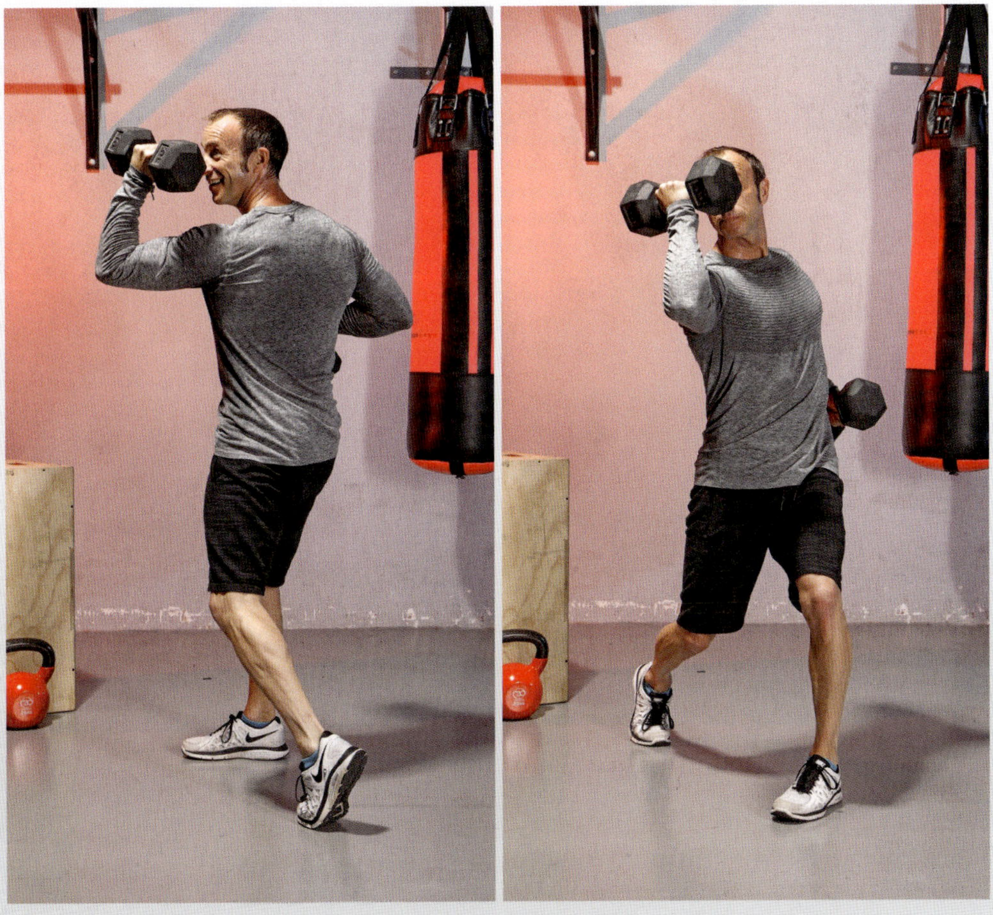

DOUBLE DUMBBELL OUTSIDE SWING TO FRONT SQUAT

Eine unglaublich effiziente Übungskombination. Denken Sie daran, die Ellenbogen beim Front Squat gut anzuheben, um der Wirbelsäule nicht zu schaden (der Rücken muss bei der Beinbeugung immer sehr gerade bleiben).

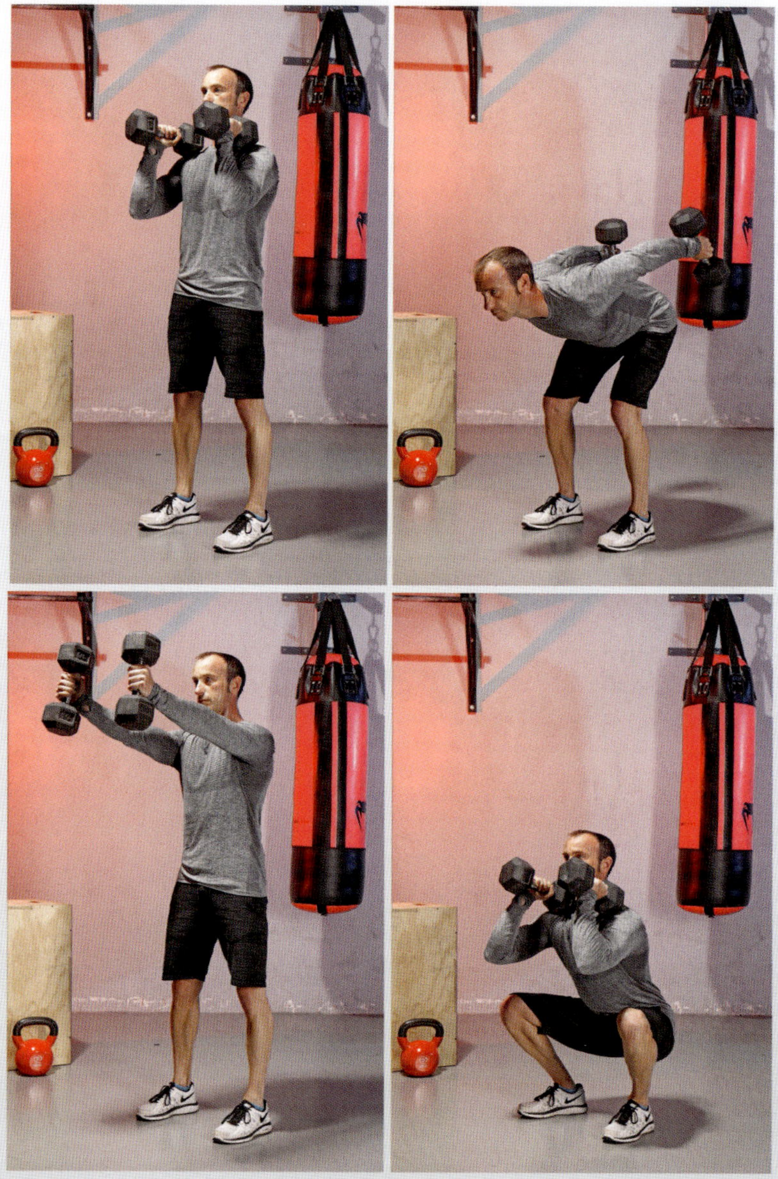

DOUBLE DUMBBELL OUTSIDE SWING TO ROW

Diese Übungskombination folgt derselben Logik wie die vorherige Übung. Hier liegt der Schwerpunkt stärker auf der Kräftigung des Schultergürtels.

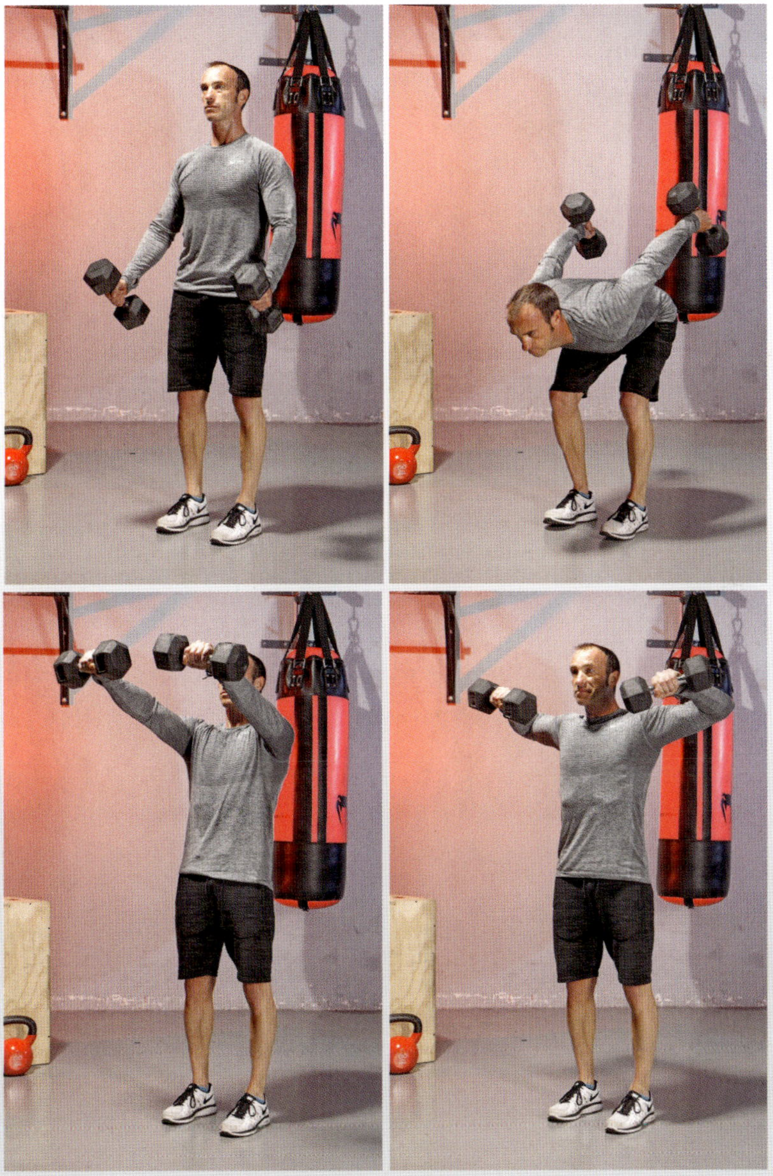

Elastisches Band

Die meisten Übungen mit Eigenkörpergewicht können auch zusätzlich gegen den Widerstand eines elastischen Bandes ausgeführt werden. In den folgenden Trainingsprogrammen wird darauf immer eigens hingewiesen. Sie können auch selbst, ohne dass dies ausdrücklich angegeben ist, auf diese Weise die Intensität steigern – natürlich unter der Voraussetzung, die Grundübung nicht zu verfälschen. Hier folgen Erläuterungen zu fünf Übungen, die sich besonders gut für die Ausführung mit einem elastischen Band eignen.

IPPON SQUAT

Eine recht komplexe Übung, bestehend aus einem »Zug« am elastischen Band, einer Drehung des gesamten Körpers und einer Oberschenkelbeugung, um das Band zu unterqueren ... Der freie Arm unterstützt/verstärkt die Drehung und sorgt dabei insgesamt für eine gewisse Stabilität. Die tiefe Position am Ende der Übung kann auf Zehenspitzen oder mit flach aufgesetzten Füßen erfolgen.

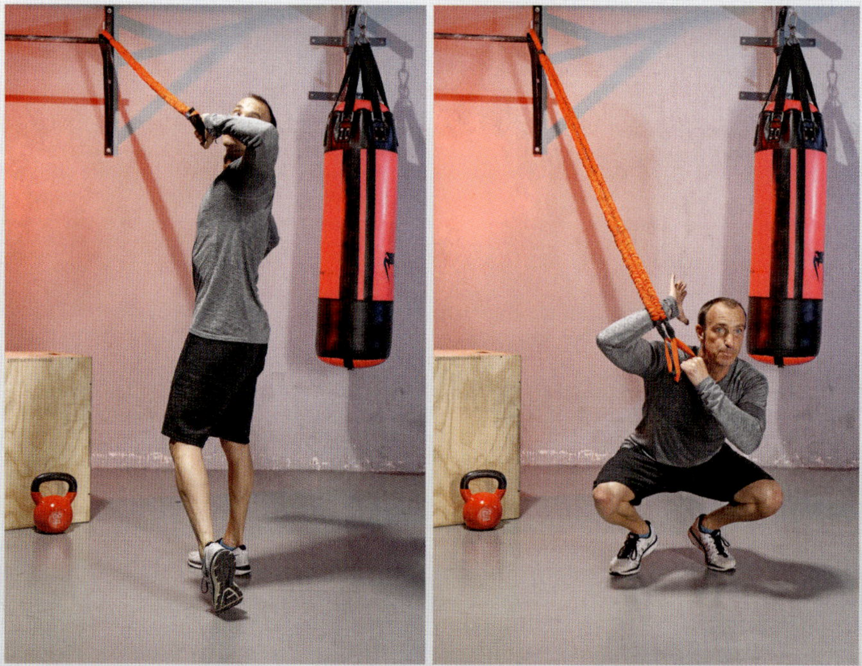

STAND-UP

Noch nie schien es so schwierig zu sein, sich hinzulegen und wieder aufzustehen! Das Trainieren mit dem elastischen Band erleichtert das Hochkommen, verstärkt aber während der Armstreckung die Intensität auf der Schulterrückseite und im gesamten Schultergürtelbereich.

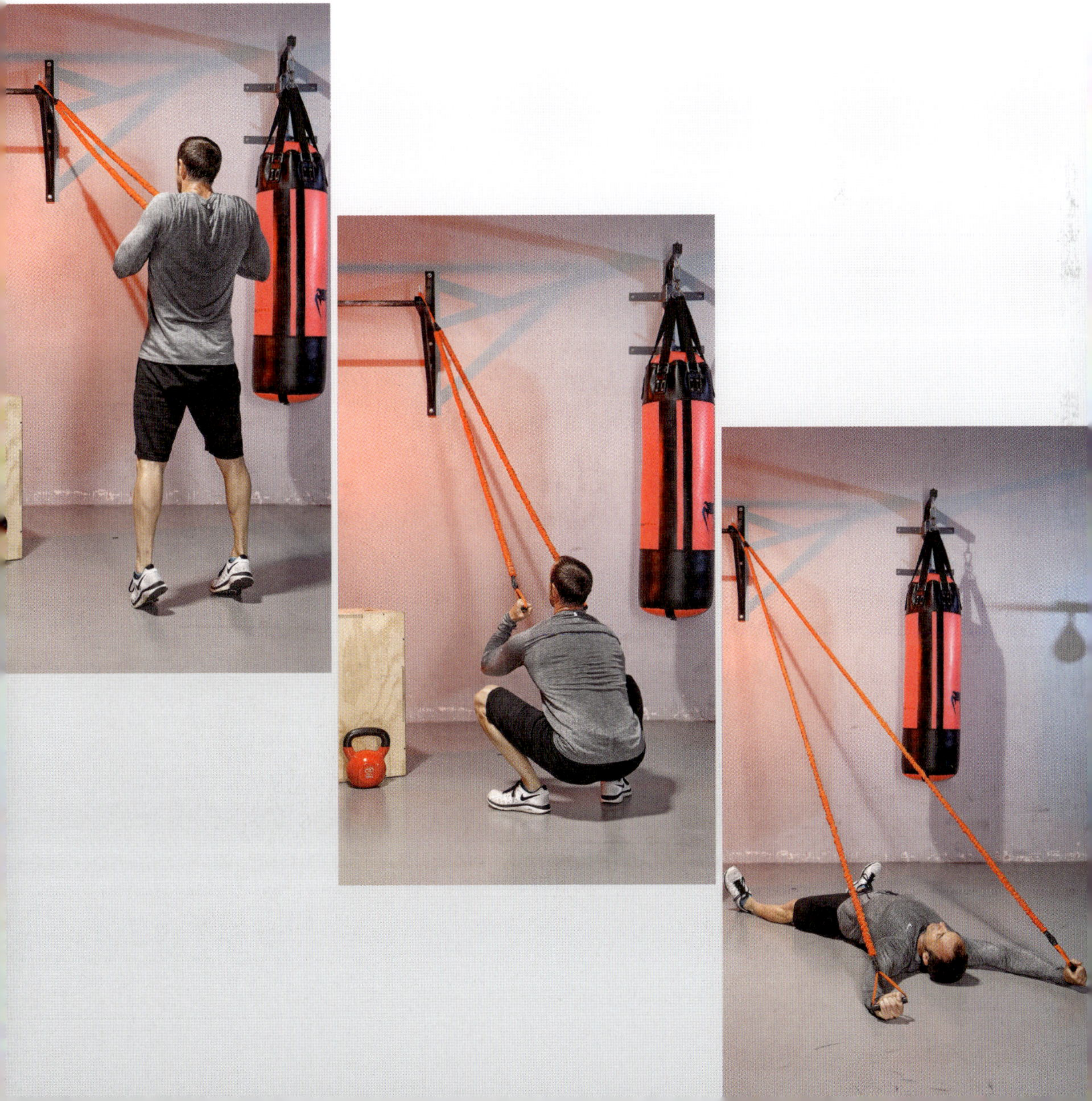

BACK LUNGE TO ROW

Diese Übung eignet sich besonders gut für die kombinierte Kräftigung der unteren Extremitäten und des Schultergürtels. Wird der Zug mit den Armen entlang des Körpers durchgeführt, beansprucht dies die Muskulatur des mittleren Rückens stärker, während der Zug mit angehobenen Ellenbogen die Beanspruchung des gesamten Schulterbereichs begünstigt. Der Zug am elastischen Band kann mit beiden Armen gleichzeitig oder einseitig erfolgen.

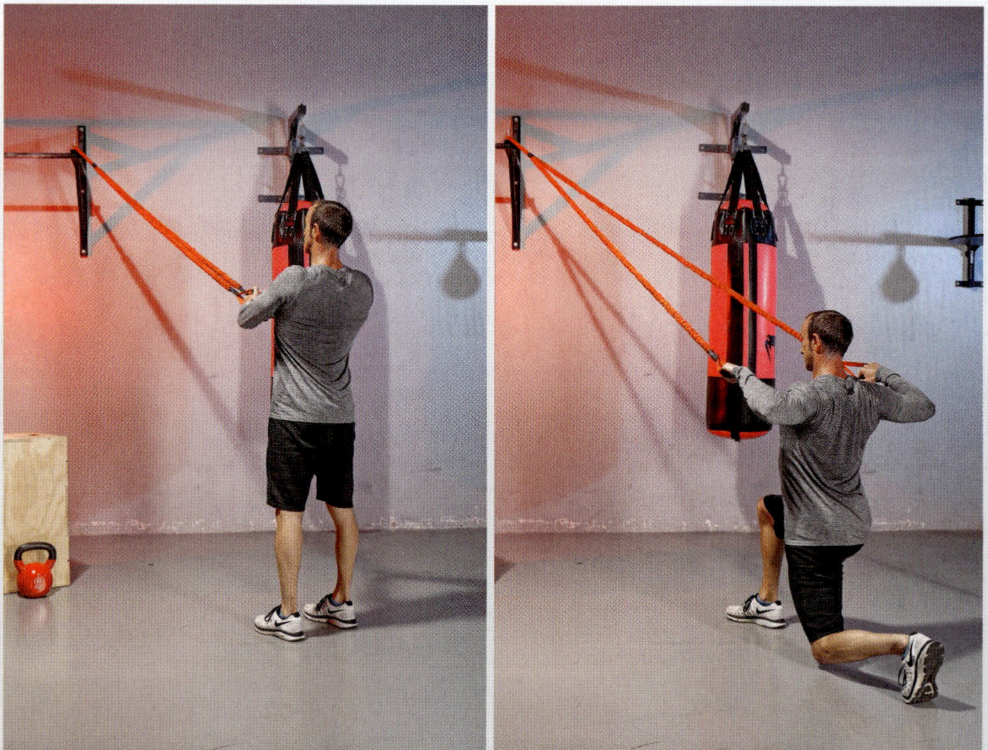

ROW TO PUNCH

Diese kombinierte Übung setzt sich zusammen aus einem ersten Zug mit einem Arm, gefolgt von einem direkten Faustschlag (Punch) mit dem anderen Arm. Koordination und motorische Präzision sind grundlegend wichtig, damit diese Übung effizient und flüssig wird. Sehr wichtig ist auch die Hüftarbeit. Die gesamte Bauchmuskulatur wird daher intensiv gefordert.

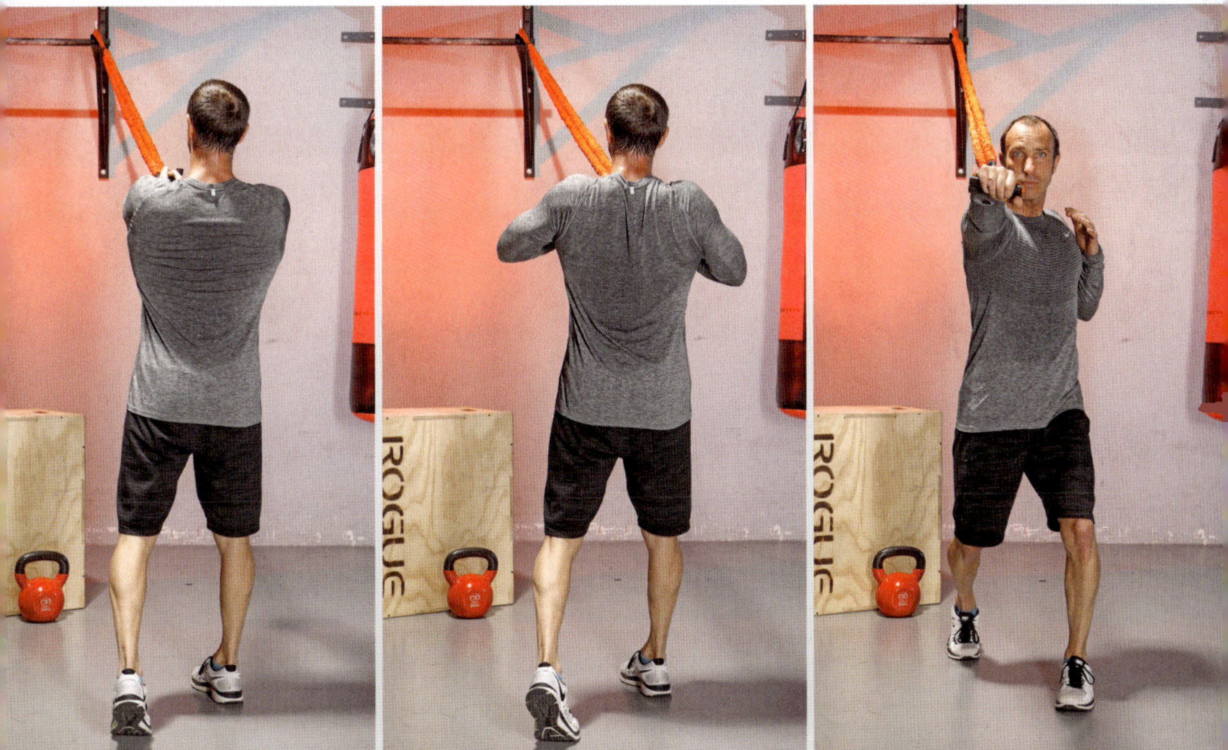

ROTATIONAL CHOP WITH LUNGE

Eine überaus umfassende Übung, die die gesamte Muskulatur von den Schultern bis zu den Waden fordert! Beansprucht wird vor allem die gesamte Bauchmuskulatur, insbesondere die schrägen Bauchmuskeln.

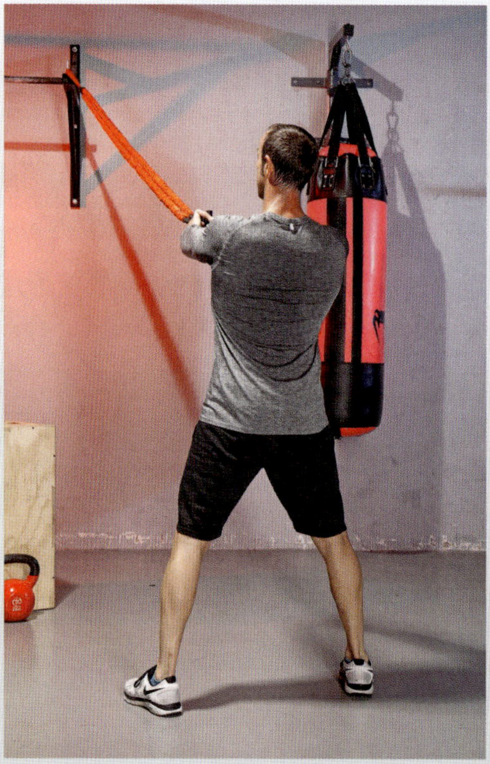

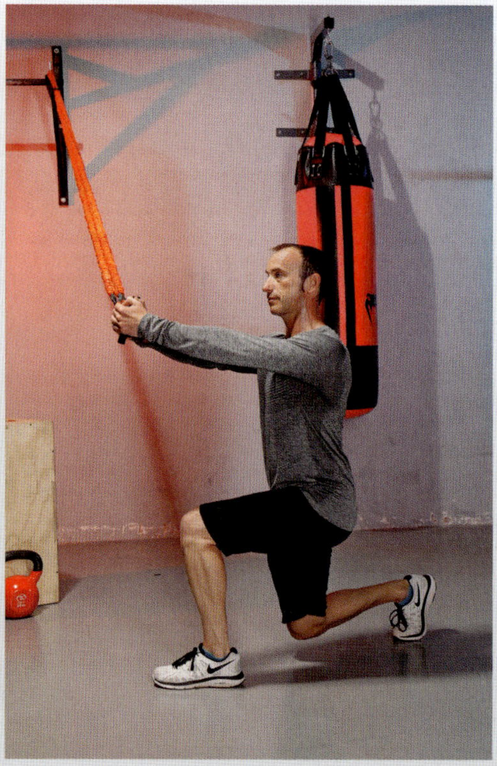

Box

PLIO-BOX

Hier geht es um den unglaublich effizienten plyometrischen, also auf eine Verbesserung der Schnellkraft und der Explosivität abzielenden Grundsprung, mit dem seit Jahrzehnten im Fitnesstraining gearbeitet wird. Die Höhe des Kastens soll 30 cm nicht übersteigen, damit die Bewegung in optimalem Tempo und mit möglichst kurzem Bodenkontakt erfolgen kann. Körperspannung, motorische Präzision, Schnellkraft und kardiorespiratorische Ausdauer sind hier gefragt!

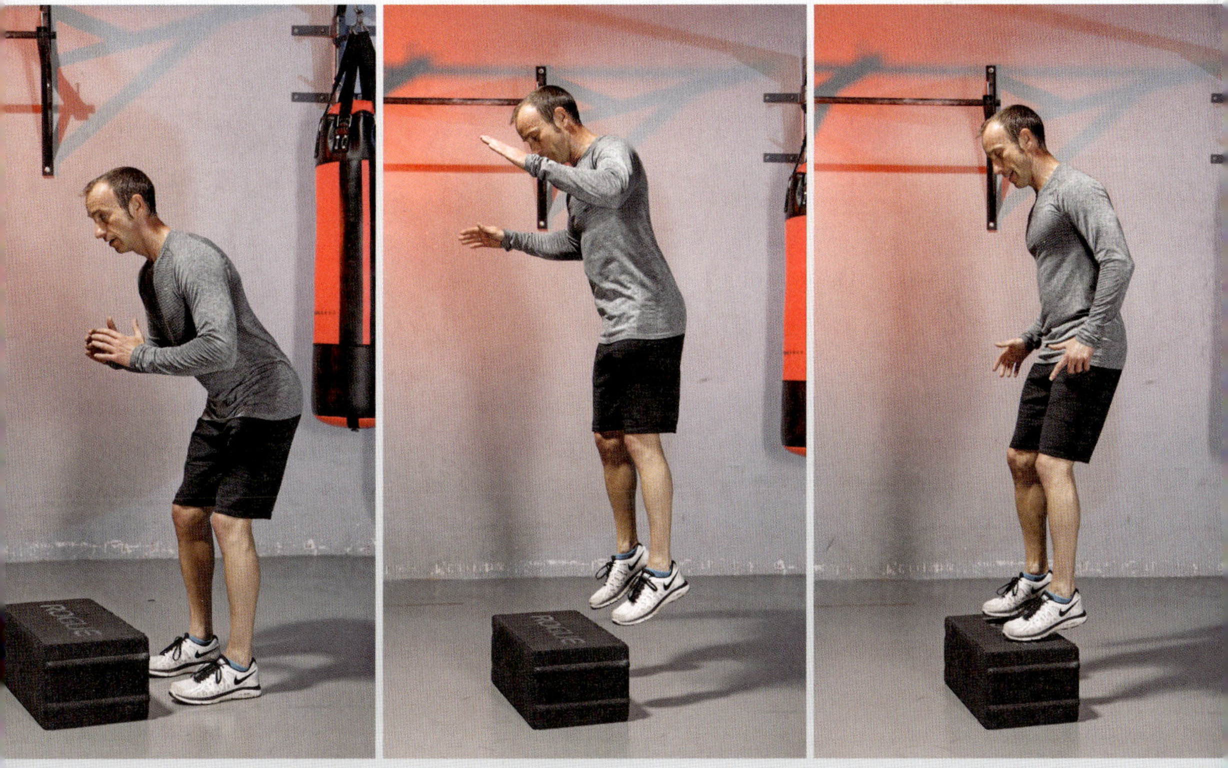

STEP-UP BOX

Diese Übung wird mit einem höheren Kasten als bei der Plio-Box durchgeführt (ca. 50 cm). Steigen Sie mit einem Bein kontrolliert auf. Während der Trainingsdauer in maximaler Intensität mit demselben Bein oder mit den Beinen im Wechsel wiederholen. Beim Beinwechsel nicht nach hinten springen. Auch hierbei ist die Verwendung einer Gewichtsweste oder eines anderen zusätzlichen Gewichts wünschenswert, vorausgesetzt, es beeinträchtigt Ihre Gesundheit nicht.

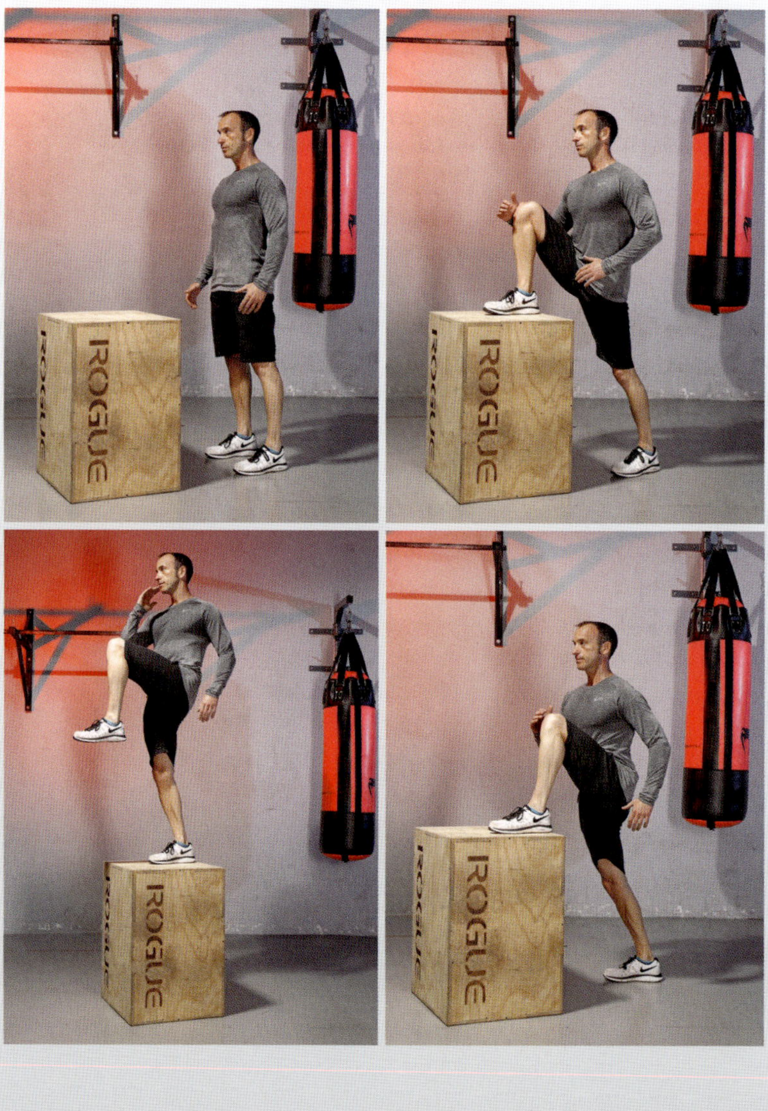

BOX JUMP

Hier gilt das gleiche Prinzip wie beim Step-up. Der Sprung erfolgt mit geschlossenen Beinen, die Landung in halb gebeugter Position mit nach vorne gestreckten Armen. Springen Sie zwischen zwei Sprüngen nicht nach hinten ab, sondern kommen Sie rasch aber vorsichtig mit einem Fuß nach dem anderen zurück zum Boden.

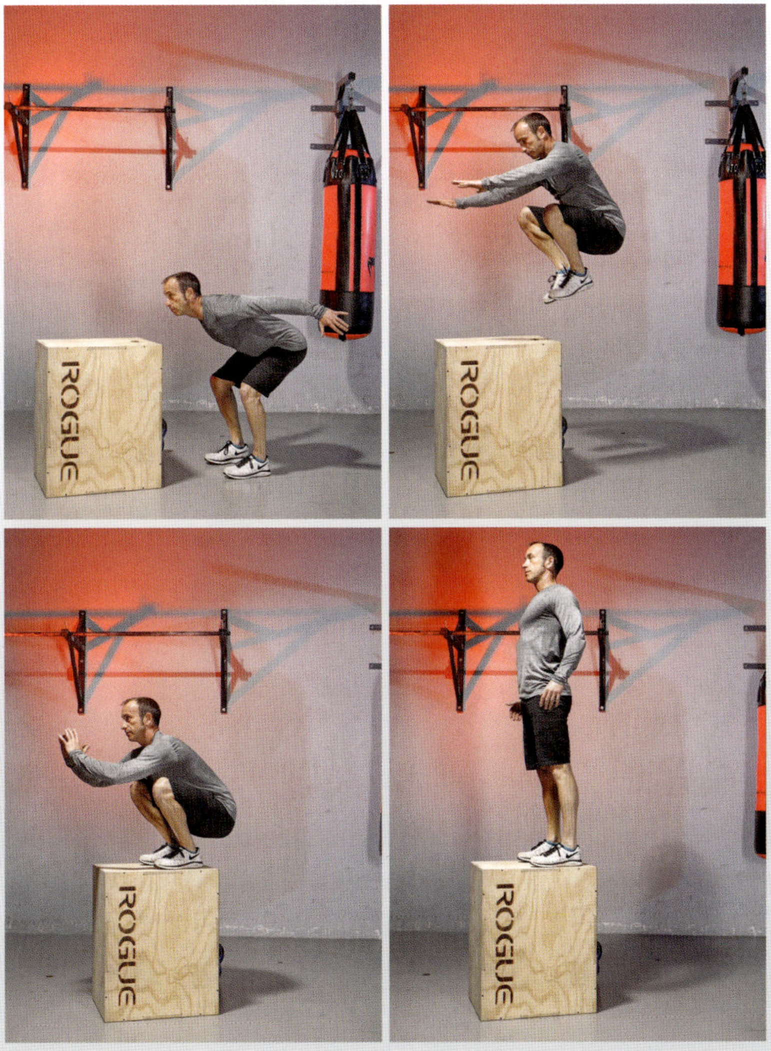

Boxsack

SPEED FEET + PUNCH

Der gesamte Körper wird ausgiebig trainiert. Führen Sie gleichzeitig Speed Feet für die Beine und sehr schnelle kleine Faustschläge für den Oberkörper aus.

Achtung, hier geht es nicht um Kraft, sondern um Tempo! Ihre kleinen Sprünge und Ihre Faustschläge sollen so schnell wie möglich erfolgen.

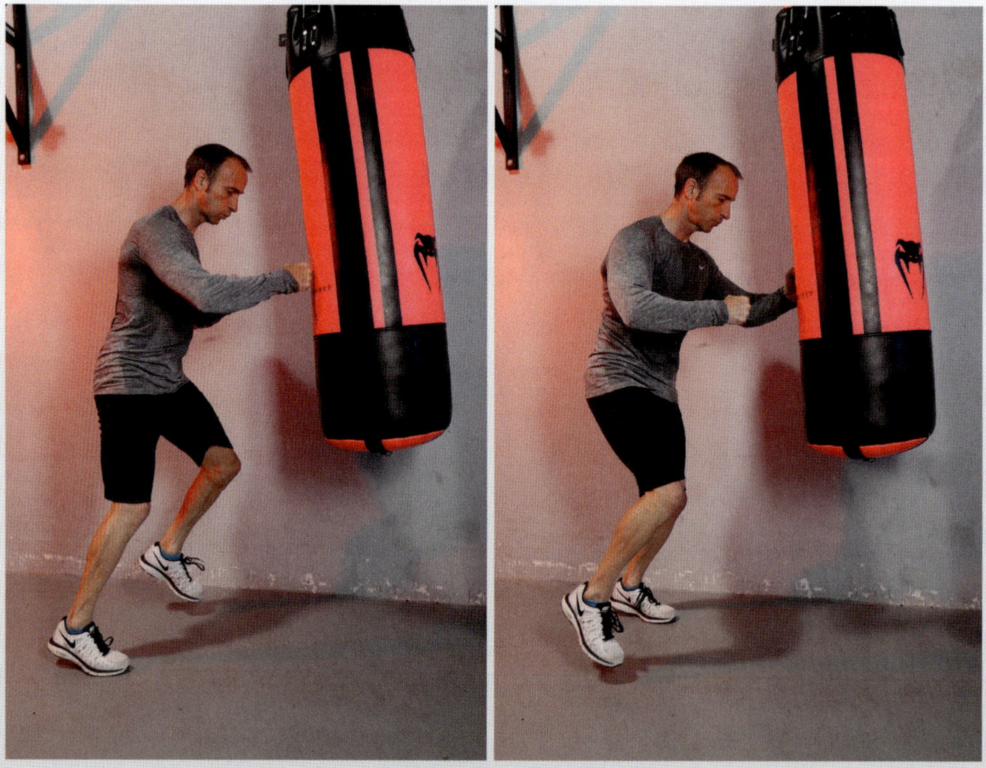

THAI KNEES KICK

Die Kniestöße werden mit den Kniespitzen ausgeführt, wobei die Beugung/Streckung der Hüften übersteigert wird. Trainieren Sie flüssig und in einem guten Rhythmus. Die Kniestöße erfolgen abwechselnd mit rechts und mit links.

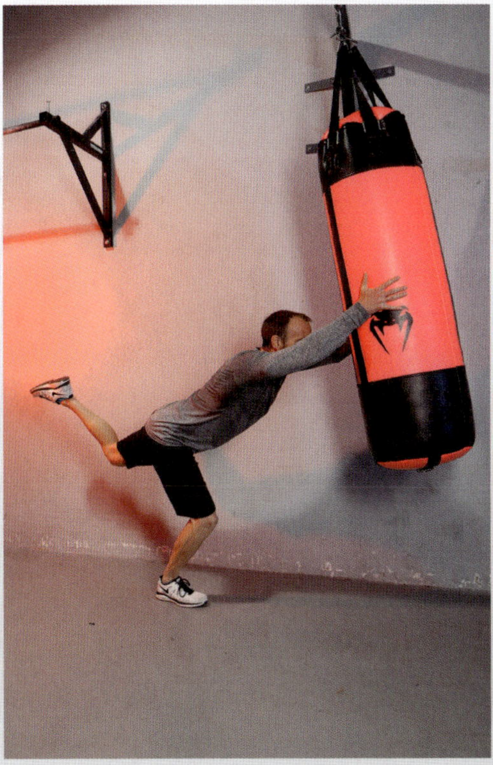

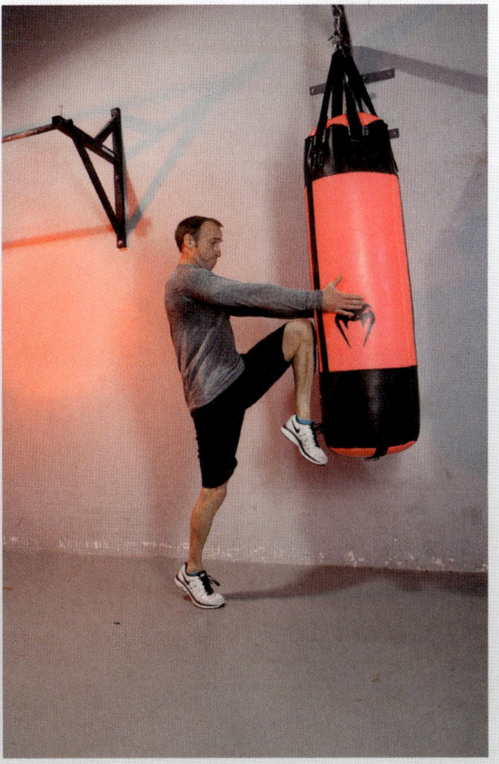

MIDDLE KICK

Führen Sie einen seitlichen Fußtritt aus, indem Sie die Hüfte dank der Drehung auf dem Standbein öffnen.

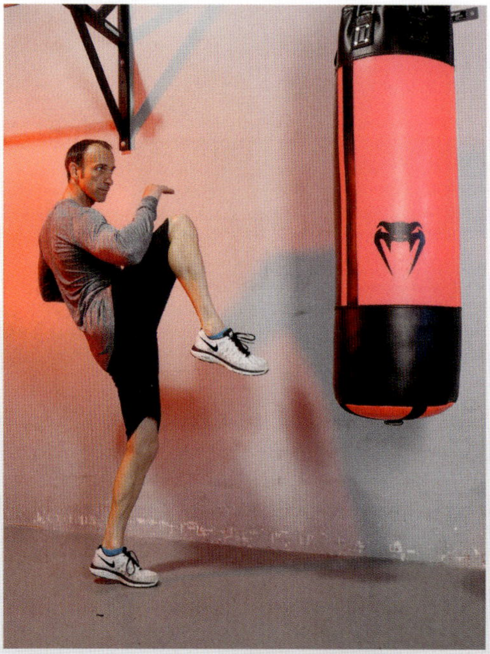

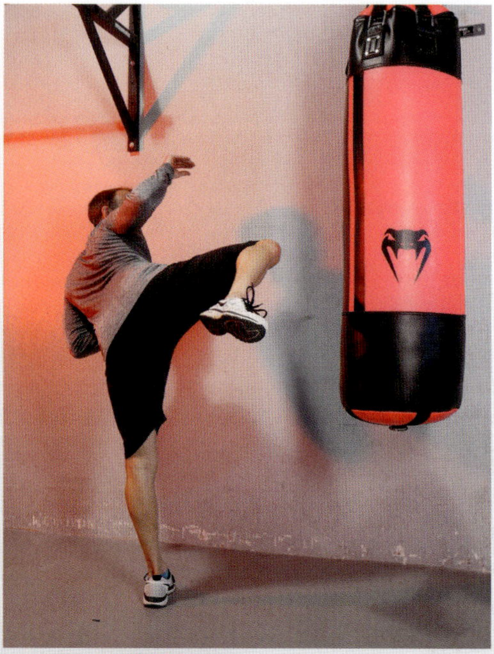

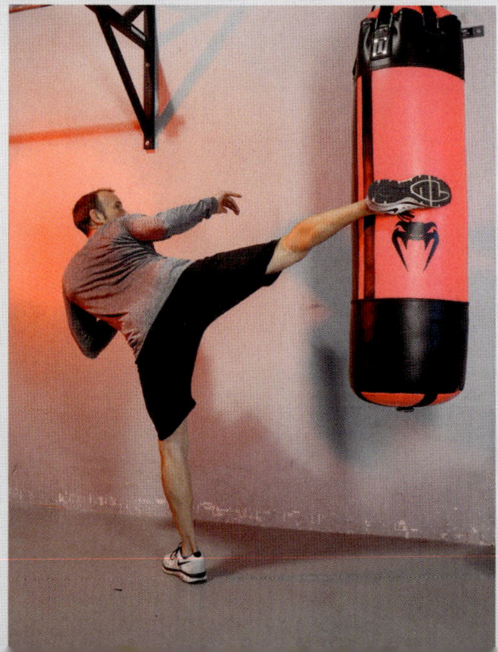

FRONT KICK

Dieser Fußtritt gerade nach vorne wird wie der Thai Knee Kick mit festem Stand auf dem Boden und starker Beteiligung der Hüften ausgeführt.

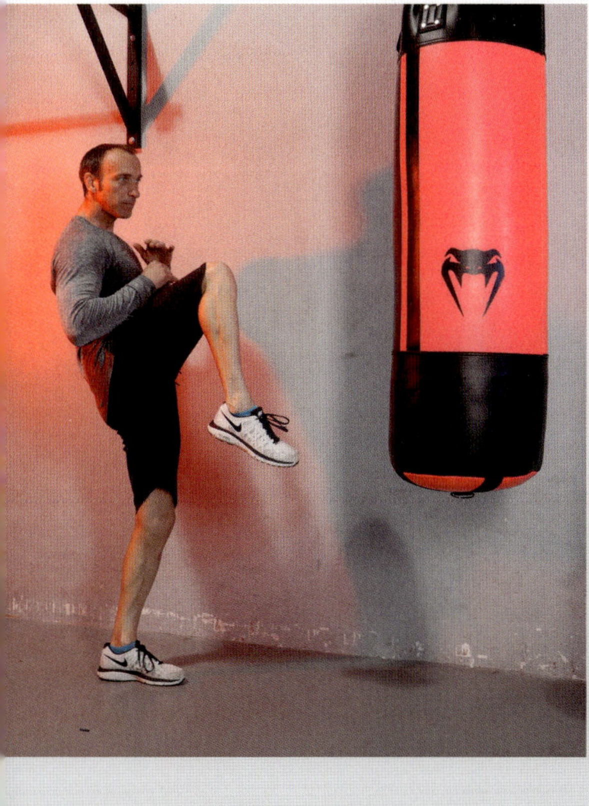

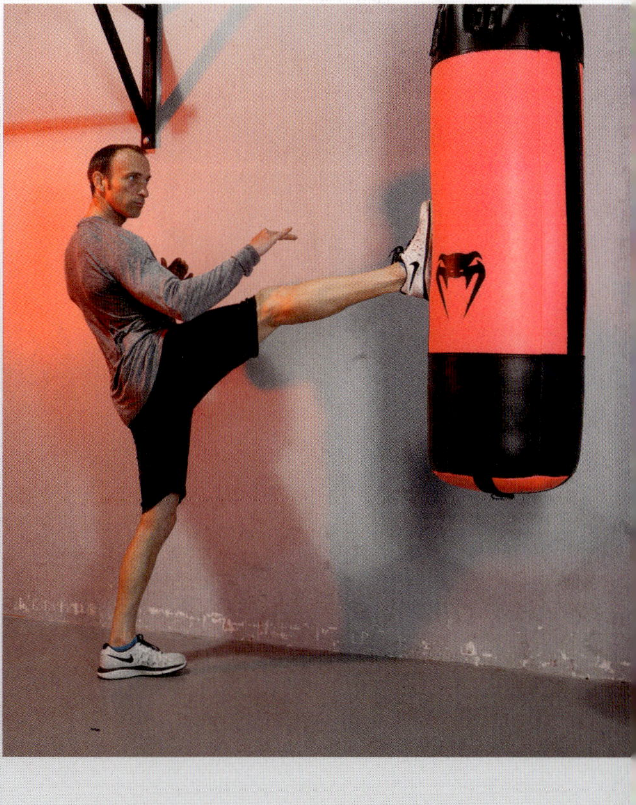

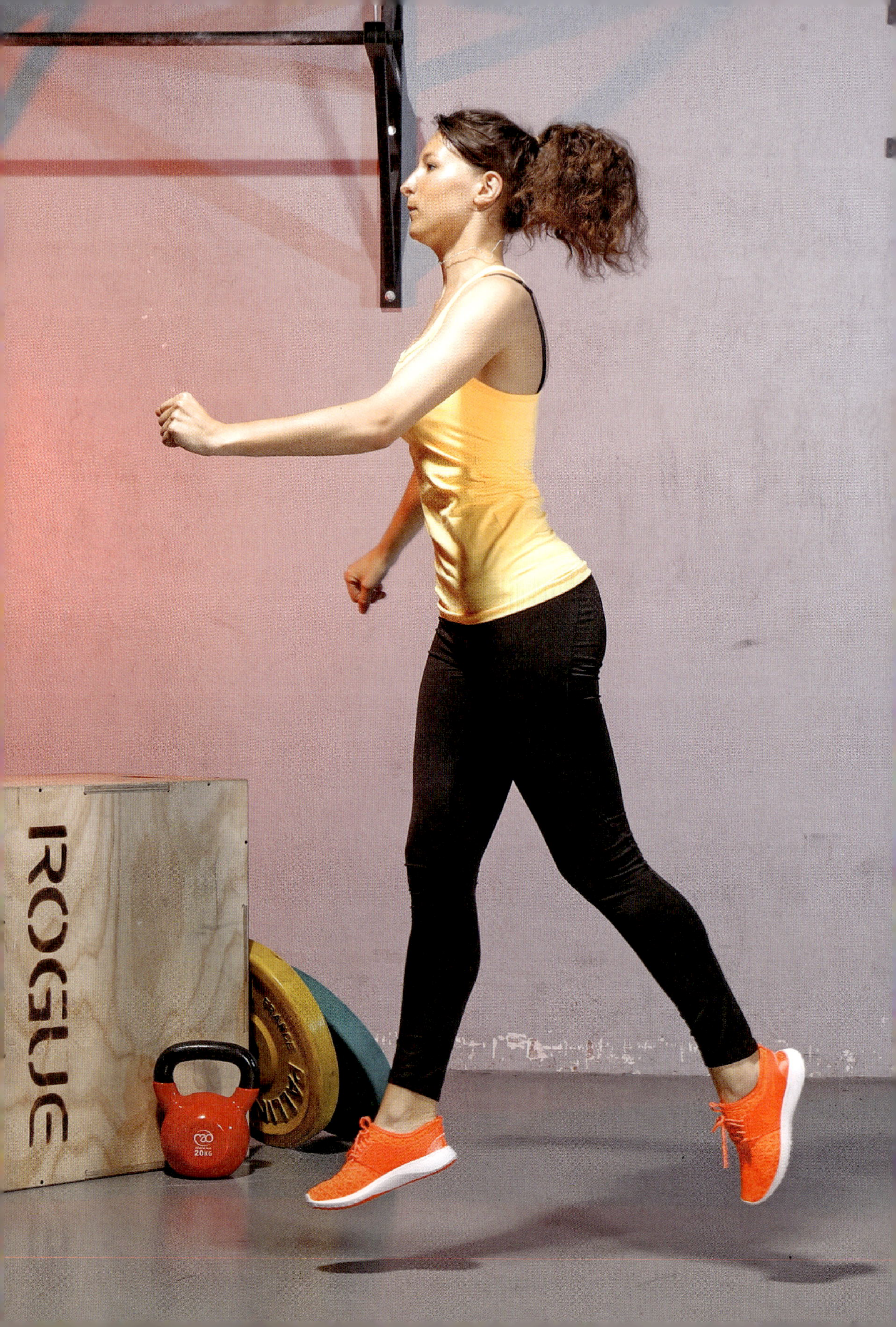
ROGUE
20KG

TRAININGSPLANUNG

PROGRAMME MIT 100 PROZENT EIGENGEWICHT

Niveau 1
Initiationsreise

HIIT

Sie stehen nun wie die Helden der griechischen Mythologie vor den Toren zu einer neuen Erfahrung: einer Initiationsreise in das Hochintensive Intervalltraining. Dabei werden Sie lernen, Ihre Grenzen zu erweiternn.

Diese erste Annäherung an das HIIT erfolgt spielerisch, energiegeladen und stufenweise. Über einen Zeitraum von zwei Wochen werden Sie mit diesem Einführungsplan die Grundlagen der Technik erlernen und darauf aufbauend das Abenteuer HIIT fortsetzen können.

Jede Woche ist aufgeteilt in drei Übungseinheiten, zwischen denen mindestens 24 bis 48 Stunden Erholung liegen sollen.

Befolgen Sie bitte die Anweisungen im Übungsführer (ab S. 45). Jede Übung und ihre Varianten werden dort gut verständlich vorgestellt. Bei den ersten Übungseinheiten und bis Sie jede Übung perfekt beherrschen geben Sie der Qualität der Ausführung immer den Vorzug, bevor Sie sich richtig verausgaben. Auf diese Weise profitieren Sie von den Vorteilen und vermeiden schlechte Haltungen sowie das damit verbundene Verletzungsrisiko.

Wichtig

- Für jede Woche ist eine Ratio angegeben: Sie gibt das Verhältnis zwischen der Belastungsdauer und der Ruhezeit während der verschiedenen Übungen einer Trainingseinheit an. Je mehr die Intensität der Trainingseinheiten zunimmt, desto mehr wird sich dieses Verhältnis zu Gunsten der Belastungsdauer verschieben (siehe Tabelle S. 34).

Woche 1 | Ratio 1/2 | Trainingseinheit 1

Nach einem 5-minütigen Aufwärmen von Muskeln und Gelenken

Maximale Belastungsdauer: 15 s

Ruhezeit: 30 s

Erholungszeit zwischen den Übungssequenzen: 1 min

3 Serien ausführen

1 - SPEED FEET 78
2 - PUSH-UP 144
3 - SQUAT 122
4 - PLANK 88

Kommentar

Dies ist eine erste Trainingseinheit mit einfach erlernbaren, effizienten und für Fortschritte beim Training mit dem Eigenkörpergewicht unverzichtbaren Übungen. Falls Ihnen das Tempo für eine erste Trainingseinheit zu intensiv ist, verlängern Sie die Ruhe- und Erholungszeiten um einige Sekunden.

Woche 1 | Ratio 1/2 | Trainingseinheit 2

Nach einem 5-minütigen Aufwärmen von Muskeln und Gelenken

Maximale Belastungsdauer: 15 s

Ruhezeit: 30 s

Erholungszeit zwischen den Übungssequenzen: 1 min

3 Serien ausführen

1 - JUMPING JACK 46
2 - PUSH-UP 144
3 - LUNGE 137
4 - PLANK 88
5 - SEAL JACK 48

Kommentar

Bei dieser zweiten, geringfügig längeren Trainingseinheit entdecken Sie den berühmten Jumping Jack und den damit verbundenen Anstieg der Herzfrequenz.

Woche 1 Ratio 1/2 **Trainingseinheit 3**

Nach einem 5-minütigen Aufwärmen von Muskeln und Gelenken

Maximale Belastungsdauer: 15 s

Ruhezeit: 30 s

Erholungszeit zwischen den Übungssequenzen: 1 min

3 Serien ausführen

- 1 - MOUNTAIN CLIMBER 49
- 2 - LATERAL KNEE 52
- 3 - SQUAT 122
- 4 - JUMPING JACK 46
- 5 - CHAIR + VARIANTEN 100-101
- 6 - PUSH-UP 144

Kommentar

Diese letzte Trainingseinheit Ihrer ersten Woche mit dem Hochintensiven Intervalltraining bietet weitere neue Übungen als Grundlage für die Einführung in die Methode. Bleiben Sie standhaft: Es ist gut möglich, dass sich am Ende der Woche die Erschöpfung deutlicher bemerkbar macht. Lassen Sie dennoch nicht nach, und denken Sie immer daran, warum Sie mit dem Training begonnen haben.

Woche 2 Ratio 1/2 Trainingseinheit 1

Nach einem 5-minütigen Aufwärmen von Muskeln und Gelenken

Maximale Belastungsdauer: 15 s

Ruhezeit: 30 s

Erholungszeit zwischen den Übungssequenzen: 1 min

3 Serien ausführen

1 - JUMPING JACK 46
2 - LARGE PUSH-UP 147
3 - SUMO SQUAT 127
4 - PLANK 88
5 - SCISSOR JUMP 138

Kommentar

Die zweite Einführungswoche beginnt mit einigen neuen Übungen, die hinsichtlich der Motorik und der kardiovaskulären Belastung etwas anspruchsvoller sind.

Woche 2 Ratio 1/2 Trainingseinheit 2

Nach einem 5-minütigen Aufwärmen von Muskeln und Gelenken

Maximale Belastungsdauer: 15 s

Ruhezeit: 30 s

Erholungszeit zwischen den Übungssequenzen: 1 min

3 Serien ausführen

1 - MOUNTAIN CLIMBER 49
2 - PLANK 88
3 - BEAR CRAWL FORWARD/BACKWARD 81
4 - TIPTOES SQUAT 123
5 - PUSH-UP 144
6 - SPEED FEET 78

Kommentar

Hier geht es um eine Einführung in technisch noch anspruchsvollere Übungen, die viele verschiedene Muskelgruppen beanspruchen. Denken Sie daran: Qualität geht vor Quantität! Führen Sie die Übungen anfangs gerne weniger intensiv aus, um die einzelnen Bewegungsabläufe gut zu erlernen.

Woche 2 Ratio 1/2 **Trainingseinheit 3**

Nach einem 5-minütigen Aufwärmen von Muskeln und Gelenken

Maximale Belastungsdauer: 15 s

Ruhezeit: 30 s

Erholungszeit zwischen den Übungssequenzen: 1 min

3 Serien ausführen

1 - BURPEE 72-73
2 - PUSH-UP 144
3 - CHAIR + VARIANTEN 100-101
4 - SQUAT 122
5 - MOUNTAIN CLIMBER 49
6 - LARGE PUSH-UP 147
7 - JUMPING JACK 46
8 - SUMO SQUAT 127

Kommentar

Dies ist die letzte Trainingseinheit Ihrer Initiationsreise in die Welt des Hochintensiven Intervalltrainings. Sie ist am anspruchsvollsten und längsten – eine gute Kostprobe dessen, was Sie noch erwartet. Dabei lernen Sie auch eine Schlüsselübung des Trainings mit dem Eigenkörpergewicht kennen: den berühmten Burpee.

TRAININGSPLANUNG

PROGRAMME MIT 100 PROZENT EIGENGEWICHT

Niveau 2 Spartiat

HIIT

Herzlich willkommen im Club: Jetzt ist es vorbei mit den Test-Trainingseinheiten, nun beginnt das wirkliche Hochintensive Intervalltraining. Deshalb haben wir das nun folgende einmonatige Programm »Spartiat« genannt, nach den voll berechtigten, von den dorischen Gründern abstammenden Bürgern des antiken Sparta. Dieser Name steht für Energie, Ausdauer und Mut. Alle diese Eigenschaften werden Sie antreiben und bestärken, um auf dieser ersten echten Schwierigkeitsstufe des Hochintensiven Intervalltrainings weiterzukommen. Die Trainingseinheiten werden allmählich an Intensität zunehmen und Ihnen Gelegenheit bieten, viele Übungen kennenzulernen, von denen eine so interessant ist wie die andere.

Doch keine Panik hinsichtlich der Trainingsintensität: In den ersten beiden Wochen wird die Ratio beibehalten, bevor das Tempo in den beiden Folgewochen leicht zunimmt.

Legen Sie einen Erholungstag zwischen Ihre Trainingseinheiten oder auch etwas mehr, wenn Ihnen das Tempo tatsächlich zu schnell sein sollte.

Ich wünsche Ihnen guten Mut für dieses Programm, in dem Sie Ihr gesamtes Potenzial entfalten können, ohne jemals in Ihren Bemühungen nachzulassen: Wie ein echter Spartiat, eben!

Wichtig

- Für jede Woche wird eine Ratio angegeben: Sie entspricht dem Verhältnis zwischen Belastungszeit und Ruhezeit während der verschiedenen Übungen einer Trainingseinheit. Je mehr die Intensität der Trainingseinheiten zunimmt, desto mehr verschiebt sich die Ratio zu Gunsten der Belastungszeit (siehe Tabelle S. 34).
- Obgleich die Übungsgruppe 1 zur Gesamtzeit jeder Trainingseinheit dazugerechnet wird, gilt sie hauptsächlich als spezifisches Aufwärmtraining.

Woche 1 **Ratio 1/2** **Trainingseinheit 1**

Nach einem 5-minütigen Aufwärmen von Muskeln und Gelenken

Maximale Belastungsdauer: 15 s

Ruhezeit: 30 s

Erholungszeit zwischen den Übungsgruppen: 1 min

3 Serien ausführen

Übungsgruppe 1

1 - FAUSTSCHLAG NACH VORNE 53
2 - SQUAT 122
3 - SUPERMAN 93

Übungsgruppe 2

1 - HAKEN 55
2 - PUSH-UP 144
3 - SUPERMAN 93

Kommentar

Diese erste, sehr spielerische Trainingseinheit besteht aus Übungen aus dem Kampfsport. Halten Sie die Pause von 1 Minute zwischen den beiden Übungsgruppen genau ein.

Woche 1 **Ratio 1/2** **Trainingseinheit 2**

Nach einem 5-minütigen Aufwärmen von Muskeln und Gelenken

Maximale Belastungsdauer: 15 s

Ruhezeit: 30 s

Erholungszeit zwischen den Übungssequenzen: 1 min

3 Serien ausführen

1 - CHAIR + FAUSTSCHLAG NACH VORNE X 4 + VARIANTEN X 4 100-101
2 - CLOSE PUSH-UP 146
3 - TIPTOES SQUAT 123
4 - MOUNTAIN CLIMBER 49
5 - LARGE PUSH-UP 147
6 - OVERHEAD SQUAT 129

Kommentar

Diese Trainingseinheit führt einige neue, spielerische und dynamische Übungsabfolgen ein. Nehmen Sie sich in acht vor den Close-Push-ups: Die sind der Hammer!

Woche 1 Ratio 1/2 **Trainingseinheit 3**

Nach einem 5-minütigen Aufwärmen von Muskeln und Gelenken

Maximale Belastungsdauer: 15 s

Ruhezeit: 30 s

Erholungszeit zwischen den Übungsgruppen: 1 min

3 Serien ausführen

Übungsgruppe 1

1 - JUMPING JACK 46

2 - SIT-UP 112

3 - PUSH-UP 146

4 - SQUAT + FRONT KICK 135

3 Serien ausführen

Übungsgruppe 2

1 - ADVANCED MOUNTAIN CLIMBER 50

2 - PLANK 88

Kommentar

Zwei komplette Übungsgruppen für zwei verschiedene Beanspruchungen mit gutem Anstieg der kardiovaskulären Intensität und muskulär zunehmend spürbaren Auswirkungen.

Woche 2 Ratio 1/2 Trainingseinheit 1

Nach einem 5-minütigen Aufwärmen von Muskeln und Gelenken

Maximale Belastungsdauer: 15 s

Ruhezeit: 30 s

Erholungszeit zwischen den Übungssequenzen: 1 min

3 Serien ausführen

1 - JUMP FORWARD/BACKWARD 57
2 - PUSH-UP 144
3 - LUNGE (RECHTS) 137
4 - LARGE PUSH-UP 147
5 - LUNGE (LINKS) 137
6 - JUMP RIGHT/LEFT 58

Kommentar

Die zweite Woche Ihres Spartiat-Programms beginnen wir mit einer guten Balance zwischen Übungen für den Ober- und den Unterkörper, aufgelockert durch sehr dynamische Sprungübungen.

Woche 2 Ratio 1/2 Trainingseinheit 2

Nach einem 5-minütigen Aufwärmen von Muskeln und Gelenken

Maximale Belastungsdauer: 15 s

Ruhezeit: 30 s

Erholungszeit zwischen den Übungssequenzen: 1 min

3 Serien ausführen

1 - SIT-UP 112
2 - PUSH-UP 144
3 - SIT-UP + DIRECT-HAKEN-ELBOW STRIKE X 4 95
4 - SUMO SQUAT 127
5 - WIDE STANCE MOUNTAIN CLIMBER 51

Kommentar

Eine Top-Trainingseinheit, deren extreme Abschlussübung Mountain Climber Ihnen als »Hiiter(in)« unvergesslich bleiben wird!

Woche 2 Ratio 1/2 **Trainingseinheit 3**

Nach einem 5-minütigen Aufwärmen von Muskeln und Gelenken

Maximale Belastungsdauer: 15 s

Ruhezeit: 30 s

Erholungszeit zwischen den Übungsgruppen: 1 min

Übungsgruppe 1

3 Serien ausführen

1 - FAUSTSCHLAG NACH VORNE 53
2 - DYNAMIC SIDE PLANK (RECHTS) 97
3 - SQUAT JUMP 124

Übungsgruppe 2

3 Serien ausführen

1 - MOUNTAIN CLIMBER 49
2 - DYNAMIC SIDE PLANK (G) 97
3 - PUSH-UP 144

Kommentar

Das Ende der zweiten Woche von Niveau 2 mit zwei Übungsgruppen, die eine effiziente Grundübung einführen, den Squat Jump.

Woche 3 Ratio 1/1 Trainingseinheit 1

Nach einem 5-minütigen Aufwärmen von Muskeln und Gelenken

Maximale Belastungsdauer: 20 s

Ruhezeit: 20 s

Erholungszeit zwischen den Übungssequenzen: 1 min

3 Serien ausführen

- 1 - SEAL JACK 48
- 2 - SQUAT 122
- 3 - LARGE PUSH-UP 147
- 4 - FAUSTSCHLAG NACH VORNE 53
- 5 - PUSH-UP 144
- 6 - JUMPING JACK 46
- 7 - SUMO SQUAT 127

Kommentar

Nun beginnt für Sie die dritte Woche von Niveau 2 mit einer ersten Änderung des Tempos und der Intensität Ihres Trainings. Bei der neuen Ratio ist die intensive Trainingsdauer nun gleichlang wie die Ruhephase zwischen den einzelnen Übungen. Daher nehmen wir einige Grundübungen wieder auf, um die neue Intensität mit einigen bekannten Übungen zu üben. Sie werden auch die Fortschritte spüren, die sich seit Beginn Ihres ersten Trainings bemerkbar machen.

Woche 3 Ratio 1/1 Trainingseinheit 2

Nach einem 5-minütigen Aufwärmen von Muskeln und Gelenken

Maximale Belastungsdauer: 20 s

Ruhezeit: 20 s

Erholungszeit zwischen den Übungssequenzen: 1 min

3 Serien ausführen

- 1 - FRONT KICK 59
- 2 - SUPERMAN 93
- 3 - LATERAL KICK 60
- 4 - BRIDGE 102
- 5 - MOUNTAIN CLIMBER 49
- 6 - SIT-UP 112

Kommentar

Die zweite Trainingseinheit der Woche konzentriert sich vor allem auf den Kontrast zwischen sehr dynamischen Übungen aus der Kampfkunst und Übungen zur Körperspannung, mit denen Sie sich »vielleicht« aktiv erholen können.

Woche 3 **Ratio 1/1** **Trainingseinheit 3**

Nach einem 5-minütigen Aufwärmen von Muskeln und Gelenken

Maximale Belastungsdauer: 20 s

Ruhezeit: 20 s

Erholungszeit zwischen den Übungsgruppen: 1 min

Übungsgruppe 1

3 Serien ausführen

- 1 – JUMP FORWARD/BACKWARD 57
- 2 – CLOSE PUSH-UP 146
- 3 – LUNGE 137
- 4 – BEAR CRAWL FORWARD/BACKWARD 81

Übungsgruppe 2

3 Serien ausführen

- 1 – JUMP RIGHT/LEFT 58
- 2 – LARGE PUSH-UP 147
- 3 – SCISSOR JUMP 138
- 4 – BEAR CRAWL FORWARD/BACKWARD 80

Kommentar

Sie werden stolz sein, nachdem Sie diese Trainingseinheit absolviert haben, denn sie ist etwas länger als bisher üblich und technisch sehr viel anspruchsvoller. Dabei wird alles trainiert, Oberkörper und Unterkörper, Cardio – kurz: Es ist genau die Art von Trainingseinheit, die ich liebe.

Woche 4 **Ratio 1/1** **Trainingseinheit 1**

Nach einem 5-minütigen Aufwärmen von Muskeln und Gelenken

Maximale Belastungsdauer: 20 s

Ruhezeit: 20 s

Erholungszeit zwischen den Übungssequenzen: 1 min

3 Serien ausführen

1 – PUSH-UP 144
2 – SIT-UP 112
3 – CLOSE PUSH-UP 146
4 – SUPERMAN 93
5 – LARGE PUSH-UP 147
6 – FAUSTSCHLAG NACH VORNE X 4 + HAKEN X 4 53-55

Kommentar

Letzte Woche des Spartiat-Programms: Sie werden erneut große Dinge vollbringen und noch weiter über Ihre Grenzen gehen. Diese erste Trainingseinheit konzentriert sich vor allem auf den Oberkörper, die Körperspannung und das Cardio-Training.

Woche 4 **Ratio 1/1** **Trainingseinheit 2**

Nach einem 5-minütigen Aufwärmen von Muskeln und Gelenken

Maximale Belastungsdauer: 20 s

Ruhezeit: 20 s

Erholungszeit zwischen den Übungssequenzen: 1 min

3 Serien ausführen

1 – SQUAT 122
2 – CHAIR 100
3 – SUMO SQUAT 127
4 – CHAIR 100
5 – LUNGE 137
6 – JUMP FORWARD/BACKWARD 57

Kommentar

Als Ausgleich zwischen den beiden ersten Trainingseinheiten wird nun der Unterkörper traininert. Körperspannung und kardiovaskuläre Leistungssteigerung nicht vergessen!

Woche 4 | **Ratio 1/1** | **Trainingseinheit 3**

Nach einem 5-minütigen Aufwärmen von Muskeln und Gelenken

Maximale Belastungsdauer: 20 s

Ruhezeit: 20 s

Erholungszeit zwischen den Übungssequenzen: 1 min

4 Serien ausführen

1 - SPEED FEET 78
2 - JUMPING JACK 46
3 - FAUSTSCHLAG NACH VORNE 53
4 - WIDE STANCE MOUNTAIN CLIMBER 51
5 - UPPERCUT 56

Kommentar

Beachten Sie den Unterschied zu den anderen Trainingseinheiten: Hier sind vier Übungssequenzen zu absolvieren. Mit dieser Einheit endet ein Monat intensiven Trainings auf Niveau 2, den Sie hoffentlich voll ausgekostet haben werden.

Ich will Ihnen nicht verheimlichen, dass die Intensität jetzt noch weiter zunehmen wird, aber mental sind Sie nun dazu bereit, und jetzt haben Sie auch die Kondition, um umfassend davon zu profitieren.

TRAININGSPLANUNG

PROGRAMME MIT 100 PROZENT EIGENGEWICHT

Niveau 3 Die zwölf Heldentaten des Herkules

HIIT

Herkules – auch bekannt unter dem Namen Herakles – ist ein Halbgott der griechisch-römischen Mythologie, dem vielfältige Abenteuer zugeschrieben werden, darunter zwölf berühmte Heldentaten, die er dank seiner außergewöhnlichen Stärke vollbringen konnte.

Und nun ist es an Ihnen, Großes zu vollbringen! Auf diesem neuen Schwierigkeitsniveau werden Sie zwölf prall mit Trainingseinheiten gefüllte Wochen erleben, von denen eine intensiver ist als die andere. Sie werden zahlreiche Übungen und Übungskombinationen entdecken, bei denen Sie ins Schwitzen kommen wie nie zuvor.

Die Trainingsintensität nimmt um eine weitere Stufe zu, und Sie werden sehen, dass auch die Anzahl der Trainingseinheiten schrittweise zunimmt, was jedoch kein unüberwindliches Hindernis darstellt. Denn das alles ist natürlich zu Ihrem Besten, und das wissen Sie auch.

Also viel Glück und guten Mut für dieses neue Abenteuer!

Wichtig

- Für jede Woche wird eine Ratio angegeben: Sie entspricht dem Verhältnis zwischen Belastungszeit und Ruhezeit während der verschiedenen Übungen einer Trainingseinheit. Je mehr die Intensität der Trainingseinheiten zunimmt, desto mehr verschiebt sich die Ratio zu Gunsten der Belastungszeit (siehe Tabelle S. 34).
- Obgleich die Übungsgruppe 1 zur Gesamtzeit jeder Trainingseinheit dazugerechnet wird, gilt sie hauptsächlich als spezifisches Aufwärmtraining.

Woche 1 **Ratio 1/2** **Trainingseinheit 1**

Nach einem 5-minütigen Aufwärmen von Muskeln und Gelenken

Maximale Belastungsdauer: 15 s

Ruhezeit: 30 s

Erholungszeit zwischen den Übungssequenzen: 1 min

3 Serien ausführen

1 - BURPEE 72-73
2 - DYNAMIC PLANK 89
3 - PUSH-UP 144
4 - SQUAT 122
5 - CHAIR + VARIANTEN 100-101
6 - BEAR CRAWL FORWARD/BACKWARD 80

Kommentar

Nicht vergessen: Die Qualität jeder Ausführung steht an erster Stelle. Auch wenn Sie bereits ein fortgeschrittenes Stadium des HIIT erreicht haben, achten Sie bitte weiterhin sorgfältig auf Ihre Haltungen und geben Sie alles!

Woche 1 **Ratio 1/2** **Trainingseinheit 2**

Nach einem 5-minütigen Aufwärmen von Muskeln und Gelenken

Maximale Belastungsdauer: 15 s

Ruhezeit: 30 s

Erholungszeit zwischen den Übungsgruppen: 1 min

3 Serien ausführen

Übungsgruppe 1

1 - PUSH-UP 144
2 - JUMP
+ DOUBLE PUNCH 61
3 - HINDU PUSH-UP 149

Übungsgruppe 2

1 - SQUAT 122
2 - CHAIR + VARIANTEN 100-101
3 - SQUAT JUMP 124

Kommentar

Hier kommen neue, sehr anspruchsvolle Übungen hinzu, sie verlangen eine gute Koordination und eine tadellose Körperhaltung.

Woche 1 Ratio 1/2 **Trainingseinheit 3**

Nach einem 5-minütigen Aufwärmen von Muskeln und Gelenken

Maximale Belastungsdauer: 15 s

Ruhezeit: 30 s

Erholungszeit zwischen den Übungssequenzen: 1 min

3 Serien ausführen

1 - LATERAL KNEE 52
2 - SIT-UP 112
3 - SPEED FEET 78
4 - JUMPING JACK 46
5 - SIT-UP 112
6 - BURPEE 72-73

Kommentar

Ihre Bauchmuskeln werden schmerzen, und Sie werden außer Atem geraten: Keine Sorge, das sind völlig normale Reaktionen!

Woche 2 Ratio 1/2 Trainingseinheit 1

Nach einem 5-minütigen Aufwärmen von Muskeln und Gelenken

Maximale Belastungsdauer: 15 s

Ruhezeit: 30 s

Erholungszeit zwischen den Übungssequenzen: 1 min

3 Serien ausführen

1 - JUMPING JACK 46
2 - SQUAT JUMP 124
3 - CLOSE PUSH-UP 146
4 - SKATER SQUAT (LINKS) 130
5 - DIAMOND PUSH-UP 148
6 - SKATER SQUAT (RECHTS) 130
7 - SIT-UP 112

Kommentar

Sie haben nun eine Trainingseinheit vor sich, bei der Sie die Freuden des Squat auf einem Bein mit einer etwas technischeren Übung entdecken werden, die Gleichgewichtssinn, konsequentes und hartes Üben und Koordination verlangt.

Woche 2 Ratio 1/2 Trainingseinheit 2

Nach einem 5-minütigen Aufwärmen von Muskeln und Gelenken

Maximale Belastungsdauer: 15 s

Ruhezeit: 30 s

Erholungszeit zwischen den Übungsgruppen: 1 min

3 Serien ausführen

ÜBUNGSGRUPPE 1

1 - PUSH-UP 144
2 - SPEED FEET 78
3 - SQUAT 122

ÜBUNGSGRUPPE 2

1 - LARGE PUSH-UP 147
2 - ADVANCED MOUNTAIN CLIMBER 50
3 - SQUAT + FRONT KICK 135

Kommentar

Kleine Trainingseinheit in Form von Übungsgruppen: Um das Ganze noch etwas zu variieren, nehmen wir einige HIIT-Klassiker wieder auf, die Sie bereits beherrschen und bei denen Sie mit Begeisterung vollen Einsatz bringen können!

Woche 2 Ratio 1/2 **Trainingseinheit 3**

Nach einem 5-minütigen Aufwärmen von Muskeln und Gelenken

Maximale Belastungsdauer: 15 s

Ruhezeit: 30 s

Erholungszeit zwischen den Übungsgruppen: 1 min

Übungsgruppe 1

3 Serien ausführen

1 - BURPEE 72-73

2 - SUPERMAN 93

3 - BRIDGE + KICK 104

4 - WIDE STANCE MOUNTAIN CLIMBER 51

Übungsgruppe 2

3 Serien ausführen

1 - X-JACK 47

2 - CHAIR + FAUSTSCHLAG NACH VORNE 100-53

3 - CHAIR + VARIANTEN 100-101

Kommentar

Diese Übungsgruppen und ihre neuen Übungen schließen die zweite Woche effizient ab.

Tipp

Nutzen Sie in der ersten Übungsgruppe den Superman – die am wenigsten intensive Übung der Trainingseinheit –, um sich etwas zu erholen, bevor Sie die anderen Übungen mit voller Intensität anschließen.

Woche 3 **Ratio 1/2** **Trainingseinheit 1**

Nach einem 5-minütigen Aufwärmen von Muskeln und Gelenken

Maximale Belastungsdauer: 15 s

Ruhezeit: 30 s

Erholungszeit zwischen den Übungsgruppen: 1 min

3 Serien ausführen

Übungsgruppe 1

1 - CLAP PUSH-UP 157
2 - JUMP FORWARD/ BACKWARD 57
3 - SUMO SQUAT 127

Übungsgruppe 2

1 - PUSH-UP 144
2 - MOGUL JUMP 62
3 - LUNGE 137

Kommentar

Die dritte Woche legt einen Blitzstart mit zwei neuen Übungen hin, die sich zu Klassikern Ihres Trainings entwickeln werden.

Woche 3 **Ratio 1/2** **Trainingseinheit 2**

Nach einem 5-minütigen Aufwärmen von Muskeln und Gelenken

Maximale Belastungsdauer: 15 s

Ruhezeit: 30 s

Erholungszeit zwischen den Übungssequenzen: 1 min

4 Serien ausführen

1 - STAGGERED PUSH-UP 158
2 - OVERHEAD SQUAT 129
3 - HINDU PUSH-UP 149
4 - LONG JUMP 63
5 - SQUAT JUMP 124

Kommentar

Die Schwierigkeit nimmt zu: Wenige Übungen, dafür sind aber vier Durchgänge zu absolvieren, und zudem gibt es neue Übungen.

Woche 3 Ratio 1/2 **Trainingseinheit 3**

Nach einem 5-minütigen Aufwärmen von Muskeln und Gelenken

Maximale Belastungsdauer: 15 s

Ruhezeit: 30 s

Erholungszeit zwischen den Übungssequenzen: 1 min

4 Serien ausführen

1 - SQUAT 122
2 - IN AND OUT SQUAT JUMP 128
3 - PUSH-UP 144
4 - CLOSE/LARGE PUSH-UP 150
5 - SIT-UP + DIRECT-HAKEN-ELBOW STRIKE X 4 112-95

Kommentar

Auch hier wieder wenige Übungen, aber einer meiner Lieblinge kommt hinzu: der In and Out Squat Jump … Welches Glück! Die Teilnehmer meiner Kurse haben die Übung umgetauft in »O-la-la«: Ich weiß gar nicht, warum …

Woche 4 **Ratio 1/2** **Trainingseinheit 1**

Nach einem 5-minütigen Aufwärmen von Muskeln und Gelenken

Maximale Belastungsdauer: 15 s

Ruhezeit: 30 s

Erholungszeit zwischen den Übungsgruppen: 1 min

Übungsgruppe 1

4 Serien ausführen

1 - CLOSE PUSH-UP 146
2 - MOUNTAIN CLIMBER 49
3 - ADVANCED MOUNTAIN CLIMBER 50
4 - SIT-UP + DIRECT-CROCHET-ELBOW STRIKE X 4 112-95

Übungsgruppe 2

4 Serien ausführen

1 - SUMO SQUAT 127
2 - MOGUL JUMP 62
3 - JUMP + DOUBLE PUNCH 61
4 - SIT-UP + FAUSTSCHLAG NACH VORNE X 4 112-95

Kommentar

Bekannte Übungen, die Sie beherrschen: Atmen Sie gut zwischen den Übungsgruppen und erholen Sie sich, so gut es geht. Denn Ihr Puls wird schneller und schneller und …

Woche 4 Ratio 1/2 **Trainingseinheit 2**

Nach einem 5-minütigen Aufwärmen von Muskeln und Gelenken

Maximale Belastungsdauer: 15 s

Ruhezeit: 30 s

Erholungszeit zwischen den Übungssequenzen: 1 min

4 Serien ausführen

- **1 - BEAR CRAWL FORWARD/BACKWARD** 81
- **2 - DYNAMIC PLANK** 89
- **3 - BURPEE** 72-73
- **4 - SUPERMAN** 93

Kommentar

Komplette Trainingseinheit, bei der intensive Übungen abwechseln mit noch intensiveren Übungen: Wie schön!

Woche 4 Ratio 1/2 **Trainingseinheit 3**

Nach einem 5-minütigen Aufwärmen von Muskeln und Gelenken

Maximale Belastungsdauer: 15 s

Ruhezeit: 30 s

Erholungszeit zwischen den Übungsgruppen: 1 min

Übungsgruppe 1

3 Serien ausführen

- **1 - JUMPING JACK** 46
- **2 - BRIDGE + KICK** 104
- **3 - X-JACK** 47

Übungsgruppe 2

3 Serien ausführen

- **4 - JUMP FORWARD/BACKWARD** 57
- **5 - ADVANCED SIT-UP** 96
- **6 - JUMP RIGHT/LEFT** 58

Kommentar

Der fortgeschrittene Sit-up wird eingeführt: Nehmen Sie sich für den ersten Durchgang genügend Zeit, um sich den Bewegungsablauf gut einzuprägen.

Woche 5 Ratio 1/1 Trainingseinheit 1

Nach einem 5-minütigen Aufwärmen von Muskeln und Gelenken

Maximale Belastungsdauer: 30 s

Ruhezeit: 30 s

Erholungszeit zwischen den Übungssequenzen: 1 min

3 Serien ausführen

- 1 - LONG JUMP 63
- 2 - DIAMOND PUSH-UP 148
- 3 - OVERHEAD SQUAT 129
- 4 - PLANK JACK 90
- 5 - PUSH-UP 144
- 6 - LUNGE 137
- 7 - OVERHEAD PUNCH 54

Kommentar

Neue Übungen und ein neuer Trainingsrhythmus, der auf 30 Sekunden erhöht ist mit einer Ratio, bei der Trainings- und Ruhezeit gleich lang sind. Nur Mut: Sie haben eine weitere Grenze im HIIT überschritten!

Woche 5 Ratio 1/1 Trainingseinheit 2

Nach einem 5-minütigen Aufwärmen von Muskeln und Gelenken

Maximale Belastungsdauer: 30 s

Ruhezeit: 30 s

Erholungszeit zwischen den Übungsgruppen: 1 min

3 Serien ausführen

Übungsgruppe 1

- 1 - STAGGERED PUSH-UP 158
- 2 - SQUAT WALK 134
- 3 - FAUSTSCHLAG NACH VORNE X 2 53
  + HAKEN X 2 55

Übungsgruppe 2

- 4 - SHOULDER PRESS 160-161
- 5 - SQUAT 122
- 6 - BACK KICK 65

Kommentar

Die Freuden des Shoulder Press und des Squat Walk zusammen in einer Trainingseinheit! Wo werden Sie mehr Schmerzen haben: in Ihren Beinen oder in den Schultern?

Woche 5 | **Ratio 1/1** | **Trainingseinheit 3**

Nach einem 5-minütigen Aufwärmen von Muskeln und Gelenken

Maximale Belastungsdauer: 30 s

Ruhezeit: 30 s

Erholungszeit zwischen den Übungsgruppen: 1 min

Übungsgruppe 1

3 Serien ausführen

1 - JUMPING JACK 46
2 - SIT-UP + ELBOW STRIKE 112-95
3 - BURPEE 72-73

Übungsgruppe 2

3 Serien ausführen

1 - SEAL JACK 48
2 - DYNAMIC SUPERMAN 94
3 - MONKEY JUMP 67

Kommentar

Ende der fünften Woche mit zwei Übungsgruppen, die ein intensives Cardio-Training ermöglichen und hohe Anforderungen an Ihre Körperspannung stellen.

Woche 6 **Ratio 1/1** **Trainingseinheit 1**

Nach einem 5-minütigen Aufwärmen von Muskeln und Gelenken

Maximale Belastungsdauer: 30 s

Ruhezeit: 30 s

Erholungszeit zwischen den Übungssequenzen: 1 min

3 Serien ausführen

1 - PUSH-UP 144
2 - UPPERCUT 56
3 - SUMO SQUAT 127
4 - MOUNTAIN CLIMBER 49
5 - GET-UP 105
6 - LARGE PUSH-UP 147
7 - ALTERNATE BACK LUNGE TO KNEE KICK 141

Kommentar

Klassisches und Neues bei einer Einheit, die Sie gut 25 Minuten beschäftigen wird, was im HIIT ziemlich lang ist.

Woche 6 **Ratio 1/1** **Trainingseinheit 2**

Nach einem 5-minütigen Aufwärmen von Muskeln und Gelenken

Maximale Belastungsdauer: 30 s

Ruhezeit: 30 s

Erholungszeit zwischen den Übungssequenzen: 1 min

3 Serien ausführen

1 - BOXER PEER 68
2 - DIAMOND PUSH-UP 148
3 - TIPTOES SQUAT 123
4 - CHAIR + VARIANTEN 100-101
5 - SQUAT JUMP 124
6 - CLOSE / LARGE PUSH-UP 150
7 - LUNGE 137

Kommentar

»Kleine« spielerische Trainingseinheit, deren Übungen in ein verrücktes Tempo schalten. Achten Sie trotzdem immer darauf, die Bewegungen absolut korrekt auszuführen.

Woche 6 Ratio 1/1 **Trainingseinheit 3**

Nach einem 5-minütigen Aufwärmen von Muskeln und Gelenken

Maximale Belastungsdauer: 30 s

Ruhezeit: 30 s

Erholungszeit zwischen den Übungsgruppen: 1 min

Übungsgruppe 1

3 Serien ausführen

- 1 - JUMP KNEE TOUCH 66
- 2 - LATERAL KICK 60
- 3 - SUPERMAN PLANK 92

Übungsgruppe 2

3 Serien ausführen

- 1 - SUPERMAN PLANK 92
- 2 - X-JACK 47
- 3 - GINGA 116

Kommentar

Das halbe Dutzend ist geschafft! Sie haben die erste Hälfte der zwölf Heldentaten des Herkules gemeistert – zur Belohnung dürfen Sie einen kleinen Kriegstanz aufführen: Die Ginga, hervorgegangen aus der brasilianischen Kampfkunst Capoiera.

Woche 7 Ratio 1/1 Trainingseinheit 1

Nach einem 5-minütigen Aufwärmen von Muskeln und Gelenken

Maximale Belastungsdauer: 30 s

Ruhezeit: 30 s

Erholungszeit zwischen den Übungssequenzen: 1 min

3 Serien ausführen

1 - HINDU PUSH-UP 149
2 - PISTOL SQUAT 132
3 - STAGGERED PUSH-UP 158
4 - PISTOL SQUAT 132
5 - WIDE STANCE MOUNTAIN CLIMBER 51
6 - SIT-UP 112

Kommentar

Die siebte Woche beginnt mit der Einführung des berühmten Pistol Squat und den entsprechenden Auswirkungen auf Ihre Beine.

Woche 7 Ratio 1/1 Trainingseinheit 2

Nach einem 5-minütigen Aufwärmen von Muskeln und Gelenken

Maximale Belastungsdauer: 30 s

Ruhezeit: 30 s

Erholungszeit zwischen den Übungsgruppen: 1 min

3 Serien ausführen

Übungsgruppe 1

1 - SPIDERMAN PUSH-UP 151
2 - SQUAT SUMO 127
3 - FAUSTSCHLAG NACH VORNE 53

Übungsgruppe 2

1 - PUSH-UP + LEG EXTENSION 152
2 - OVERHEAD SQUAT 129
3 - HAKEN 55

Kommentar

Wir nehmen das Prinzip der Übungsgruppen wieder auf mit neuen, sehr spielerischen Übungen wie dem Spiderman Push-up.

Woche 7 **Ratio 1/1** **Trainingseinheit 3**

Nach einem 5-minütigen Aufwärmen von Muskeln und Gelenken

Maximale Belastungsdauer: 30 s

Ruhezeit: 30 s

Erholungszeit zwischen den Übungsgruppen: 1 min

3 Serien ausführen

Übungsgruppe 1

1 - CLAP PUSH-UP 157

2 - PUSH-UP 144

3 - BEAR CRAWL FORWARD/BACKWARD 81

Übungsgruppe 2

1 - SQUAT 122

2 - SUMO SQUAT 127

3 - BRIDGE + KICK 104

Kommentar

Ende der siebten Woche mit ausgewogenen Übungen für den gesamten Körper.

Woche 8 Ratio 1/1 Trainingseinheit 1

Nach einem 5-minütigen Aufwärmen von Muskeln und Gelenken

Maximale Belastungsdauer: 30 s

Ruhezeit: 30 s

Erholungszeit zwischen den Übungssequenzen: 1 min

3 Serien ausführen

1 - JUMPING JACK 46
2 - JUMP FORWARD/BACKWARD 57
3 - JUMP RIGHT/LEFT 58
4 - BURPEE 72-73
5 - SIT-UP + DIRECT-HAKEN-ELBOW STRIKE 112-95

Kommentar

Trainingseinheit voller Sprungsequenzen; den Abschluss bildet eine Übung für die Bauchmuskulatur, bei der Sie sich leicht erholen können.

Woche 8 Ratio 1/1 Trainingseinheit 2

Nach einem 5-minütigen Aufwärmen von Muskeln und Gelenken

Maximale Belastungsdauer: 30 s

Ruhezeit: 30 s

Erholungszeit zwischen den Übungssequenzen: 1 min

3 Serien ausführen

1 - ARMY PLANK 91
2 - ADVANCED MOUNTAIN CLIMBER 50
3 - MOGUL JUMP 62
4 - PUSH-UP TO PLANK 113

Kommentar

Wenige Übungen, aber ein extrem umfassendes und schwieriges Cardio-Training plus dem Training der Körperspannung. Dabei gibt es keine Komfortzone. Aber: Nur Mut!

Woche 8 Ratio 1/1 **Trainingseinheit 3**

Nach einem 5-minütigen Aufwärmen von Muskeln und Gelenken

Maximale Belastungsdauer: 30 s

Ruhezeit: 30 s

Erholungszeit zwischen den Übungssequenzen: 1 min

3 Serien ausführen

1 - BURPEE 72-73
2 - SIT-UP + FAUSTSCHLAG NACH VORNE X 2 + DIRECT-HAKEN-ELBOW-STRIKE X 2 112-95
3 - SCISSOR JUMP 138
4 - DYNAMIC SUPERMAN 94
5 - FRONT KICK X 2 + LATERAL KICK X 2 59-60
6 - BRIDGE 102

Kommentar

Bei dieser letzten Trainingseinheit der achten Woche werden körperlich anspruchsvolle Übungen aus der Kampfkunst im Wechsel mit etwas weniger intensiven Übungen zur Körperspannung trainiert. So können Sie Ihre Anstrengung dosieren.

Woche 9 **Ratio 2/1** **Trainingseinheit 1**

Nach einem 5-minütigen Aufwärmen von Muskeln und Gelenken

Maximale Belastungsdauer: 30 s

Ruhezeit: 15 s

Erholungszeit zwischen den Übungssequenzen: 1 min

3 Serien ausführen

1 - JUMP + DOUBLE PUNCH 61
2 - PUSH-UP 144
3 - STAGGERED PUSH-UP 158
4 - SQUAT 122
5 - LUNGE 137
6 - BEAR CRAWL FORWARD/BACKWARD 80

Kommentar

Sie haben die neunte Woche erreicht, in der die Intensität durch eine neue Trainingsratio von 2/1 deutlich zunimmt: Die Trainingszeit ist nun länger als die Ruhezeit. Daher nehmen wir Grundübungen wieder auf, um die Änderung bestmöglich zu meistern. Es kommt außerdem noch eine Trainingseinheit dazu: Keine Sorge, das schaffen Sie inzwischen, aber vergessen Sie nicht, zwischen zwei Trainingseinheiten eine Erholungspause von mindestens 24 Stunden einzulegen.

Woche 9 Ratio 2/1 Trainingseinheit 2

Nach einem 5-minütigen Aufwärmen von Muskeln und Gelenken

Maximale Belastungsdauer: 30 s

Ruhezeit: 15 s

Erholungszeit zwischen den Übungssequenzen: 1 min

3 Serien ausführen

- 1 - MOUNTAIN CLIMBER 49
- 2 - DYNAMIC PLANK FORWARD/BACKWARD 89
- 3 - BRIDGE + KICK 104
- 4 - FRONT KICK 59
- 5 - X-JACK 47

Kommentar

Damit Sie mit dem gesteigerten Trainingsrhythmus zurechtkommen und weitere Fortschritte machen, ist die zweite Trainingseinheit dieser Woche etwas kürzer.

Woche 9 Ratio 2/1 Trainingseinheit 3

Nach einem 5-minütigen Aufwärmen von Muskeln und Gelenken

Maximale Belastungsdauer: 30 s

Ruhezeit: 15 s

Erholungszeit zwischen den Übungsgruppen: 1 min

3 Serien ausführen

Übungsgruppe 1

- 1 - BURPEE 72-73
- 2 - SIT-UP + DIRECT-HAKEN-ELBOW-STRIKE X 2 112-95
- 3 - ADVANCED MOUNTAIN CLIMBER 50

Übungsgruppe 2

- 1 - MONKEY JUMP 67
- 2 - CHAIR + VARIANTEN 100-101
- 3 - BOXER PEAR 68

Kommentar

Erste Trainingseinheit in Form von Übungsgruppen im neuen Trainingsrhythmus: Bleiben Sie gut konzentriert. Sie finden bei diesem umfassenden und sehr intensiven Training bekannte und effiziente Übungen wieder.

Woche 9 Ratio 2/1 **Trainingseinheit 4**

Nach einem 5-minütigen Aufwärmen von Muskeln und Gelenken

Maximale Belastungsdauer: 30 s

Ruhezeit: 15 s

Erholungszeit zwischen den Übungssequenzen: 1 min

3 Serien ausführen

1 - LARGE PUSH-UP 147
2 - IN AND OUT SQUAT JUMP 128
3 - DIAMOND PUSH-UP 148
4 - OVERHEAD SQUAT 129
5 - BEAR CRAWL FORWARD/BACKWARD 81
6 - PLANK JACK 90

Kommentar

Die letzte Trainingseinheit der neunten Woche ist gekennzeichnet durch die Wiederaufnahme bestimmter, weiterhin interessanter Übungen.

Woche 10 **Ratio 2/1** **Trainingseinheit 1**

Nach einem 5-minütigen Aufwärmen von Muskeln und Gelenken

Maximale Belastungsdauer: 30 s

Ruhezeit: 15 s

Erholungszeit zwischen den Übungssequenzen: 1 min

3 Serien ausführen

- **1 - BRIDGE + KICK** 104
- **2 - SQUAT JUMP** 127
- **3 - SIDE CROSS PLANK 1** 98
- **4 - SIDE CROSS PLANK 2** 98
- **5 - SCISSOR JUMP** 138

Kommentar

Willkommen in der zehnten Woche des Herkulesprogramms! Bei den wunderbaren Übungen zur Körperspannung strecken Sie Ihre Extremitäten wie die Strahlen eines Sterns. Die jeweils 30 Sekunden werden Ihnen endlos erscheinen. Nur Mut!

Woche 10 **Ratio 2/1** **Trainingseinheit 2**

Nach einem 5-minütigen Aufwärmen von Muskeln und Gelenken

Maximale Belastungsdauer: 30 s

Ruhezeit: 15 s

Erholungszeit zwischen den Übungssequenzen: 1 min

3 Serien ausführen

- **1 - SHOULDER PRESS** 160-161
- **2 - FAUSTSCHLAG NACH VORNE** 53
- **3 - PUSH-UP** 144
- **4 - CLOSE PUSH-UP** 146
- **5 - HAKEN** 55
- **6 - HINDU PUSH-UP** 149

Kommentar

Trainingseinheit, die sich vor allem auf den Oberkörper konzentriert, mit mehreren verschiedenen Liegestützübungen im Wechsel mit Phasen, in denen Sie sich durchaus austoben können.

Woche 10 Ratio 2/1 **Trainingseinheit 3**

Nach einem 5-minütigen Aufwärmen von Muskeln und Gelenken

Maximale Belastungsdauer: 30 s

Ruhezeit: 15 s

Erholungszeit zwischen den Übungssequenzen: 1 min

3 Serien ausführen

- 1 - SQUAT WALK 134
- 2 - LONG JUMP 63
- 3 - PISTOL SQUAT (RECHTS) 132
- 4 - PISTOL SQUAT (LINKS) 132
- 5 - SQUAT JUMP 124
- 6 - ALTERNATE BACK LUNGE TO KNEE KICK 141

Kommentar

Zum Ausgleich für die vorherige Trainingseinheit konzentriert sich diese auf die unteren Extremitäten.

Woche 10 Ratio 2/1 **Trainingseinheit 4**

Nach einem 5-minütigen Aufwärmen von Muskeln und Gelenken

Maximale Belastungsdauer: 30 s

Ruhezeit: 15 s

Erholungszeit zwischen den Übungssequenzen: 1 min

3 Serien ausführen

- 1 - FAUSTSCHLAG NACH VORNE 53
- 2 - ARMY PLANK 91
- 3 - HAKEN 55
- 4 - DYNAMIC SUPERMAN 94
- 5 - UPPERCUT 56
- 6 - ARMY PLANK 91

Kommentar

Letzte Trainingseinheit der zehnten Woche: Hier können Sie sich ordentlich austoben und Ihre Herzfrequenz auf Trab halten.

Woche 11 **Ratio 2/1** **Trainingseinheit 1**

Nach einem 5-minütigen Aufwärmen von Muskeln und Gelenken

Maximale Belastungsdauer: 30 s

Ruhezeit: 15 s

Erholungszeit zwischen den Übungsgruppen: 1 min

3 Serien ausführen

Übungsgruppe 1

1 - PUSH-UP 144
2 - OVERHEAD SQUAT 129
3 - BEAR CRAWL FORWARD/BACKWARD 81
4 - SIT-UP 112

Übungsgruppe 2

1 - LARGE PUSH-UP 147
2 -SUMO SQUAT 127
3 - BEAR CRAWL RECHTS/LINKS 80
4 - GET-UP 105

Kommentar

Die vorletzte Woche des Herkulesprogramms beginnt mit zwei großartigen Übungsgruppen, bei denen der gesamte Körper beansprucht wird.

Woche 11 **Ratio 2/1** **Trainingseinheit 2**

Nach einem 5-minütigen Aufwärmen von Muskeln und Gelenken

Maximale Belastungsdauer: 30 s

Ruhezeit: 15 s

Erholungszeit zwischen den Übungssequenzen: 1 min

3 Serien ausführen

1 - SUPERMAN PLANK 1 92
2 - SUPERMAN PLANK 2 92
3 - MOUNTAIN CLIMBER 49
4 - X-JACK 47
5 - BRIDGE + PUNCH 103
6 - ADVANCED SIT-UP 96

Kommentar

Diese Einheit konzentriert sich auf das Training der Körperspannung, dazu kommen Cardio-Übungen in der Mitte des Zirkels.

Woche 11 Ratio 2/1 Trainingseinheit 3

Nach einem 5-minütigen Aufwärmen von Muskeln und Gelenken

Maximale Belastungsdauer: 30 s

Ruhezeit: 15 s

Erholungszeit zwischen den Übungssequenzen: 1 min

3 Serien ausführen

1 - WIDE STANCE MOUNTAIN CLIMBER 51
2 - JUMP KNEE TOUCH 66
3 - PLANK JACK 90
4 - JUMPING JACK 46
5 - LATERAL KICK 60
6 - DYNAMIC SUPERMAN 94

Kommentar

Viele sehr dynamische Übungen: Der Jump Knee Touch alleine reicht schon, glauben Sie mir das gerne …

Woche 11 Ratio 2/1 Trainingseinheit 4

Nach einem 5-minütigen Aufwärmen von Muskeln und Gelenken

Maximale Belastungsdauer: 30 s

Ruhezeit: 15 s

Erholungszeit zwischen den Übungsgruppen: 1 min

3 Serien ausführen

Übungsgruppe 1

1 - PUSH-UP 144
2 - SQUAT 122
3 - SIT-UP 112
4 - BURPEE 72-73

Übungsgruppe 2

1 - CLAP PUSH-UP 157
2 - LUNGE 137
3 - ARMY PLANK 91
4 - MOGUL JUMP 62

Kommentar

Hier werden einige der anspruchsvollsten Übungen kombiniert, und wir kommen zu einer Trainingseinheit, die die vorletzte Woche des Programms mit großer Klasse beschließt.

Woche 12 **Ratio 2/1** **Trainingseinheit 1**

Nach einem 5-minütigen Aufwärmen von Muskeln und Gelenken

Maximale Belastungsdauer: 30 s

Ruhezeit: 15 s

Erholungszeit zwischen den Übungssequenzen: 1 min

3 Serien ausführen

- 1 - BEAR CRAWL FORWARD/BACKWARD 81
- 2 - BEAR CRAWL FORWARD/BACKWARD 80
- 3 - SIT-UP + DIRECT-HAKEN-ELBOW-STRIKE 112-95
- 4 - SIT-UP + HAKEN 112-55
- 5 - SEAL JACK 48
- 6 - MONKEY JUMP 67

Kommentar

Geschafft: Das ist die letzte Woche des Herkulesprogramms mit den bisher wohl härtesten Trainingseinheiten. Geben Sie alles und haben Sie Freude an allen Übungen. Einige werden Ihnen weniger hart erscheinen als zuvor – das ist normal: Sie haben Fortschritte gemacht, das ist eine Quelle der Motivation und des persönlichen Erfolgs.

Woche 12 **Ratio 2/1** **Trainingseinheit 2**

Nach einem 5-minütigen Aufwärmen von Muskeln und Gelenken

Maximale Belastungsdauer: 30 s

Ruhezeit: 15 s

Erholungszeit zwischen den Übungssequenzen: 1 min

3 Serien ausführen

- 1 - SHOULDER PRESS 160-161
- 2 - PUSH-UP + LEG EXTENSION 152
- 3 - OVERHEAD PUNCH 54
- 4 - UPPERCUT 56
- 5 - PUSH-UP 144
- 6 - LARGE PUSH-UP 147

Kommentar

Über die Woche verteilt werden die verschiedenen Muskelgruppen ausgewogen trainiert, hier mit einer Einheit, die sich dem Oberkörper widmet.

Woche 12 Ratio 2/1 **Trainingseinheit 3**

Nach einem 5-minütigen Aufwärmen von Muskeln und Gelenken

Maximale Belastungsdauer: 30 s

Ruhezeit: 15 s

Erholungszeit zwischen den Übungssequenzen: 1 min

3 Serien ausführen

- 1 - PISTOL SQUAT 132
- 2 - SQUAT JUMP 124
- 3 - SCISSOR JUMP 138
- 4 - PISTOL SQUAT 132
- 5 - LUNGE 137

Kommentar

Trainiert wird mit den unteren Extremitäten und mit HIIT-Klassikern, die als weiterhin angenehm empfunden werden.

Woche 12 Ratio 2/1 **Trainingseinheit 4**

Nach einem 5-minütigen Aufwärmen von Muskeln und Gelenken

Maximale Belastungsdauer: 30 s

Ruhezeit: 15 s

Erholungszeit zwischen den Übungssequenzen: 1 min

3 Serien ausführen

- 1 - PUSH-UP TO PLANK 113
- 2 - JUMP FORWARD/ BACKWARD 57
- 3 - JUMP RIGHT/LEFT 58
- 4 - BRIDGE + KICK 104
- 5 -MOUNTAIN CLIMBER 49
- 6 - JUMPING JACK 46
- 7 - GET-UP 105

Kommentar

Zum Abschluss wieder einige Klassiker. Glückwunsch zu ihrem bisherigen Erfolg, denn dieses Programm ist alles andere als leicht. Sie haben es dank Ihrer Anstrengungen, Ihres regelmäßigen Trainings und Ihres Wunsches nach Fortschritten geschafft. Sobald auch diese Trainingseinheit abgeschlossen ist – und wenn Sie bei einer letzten Challenge mitmachen –, wartet noch ein weiteres Programm auf Sie.

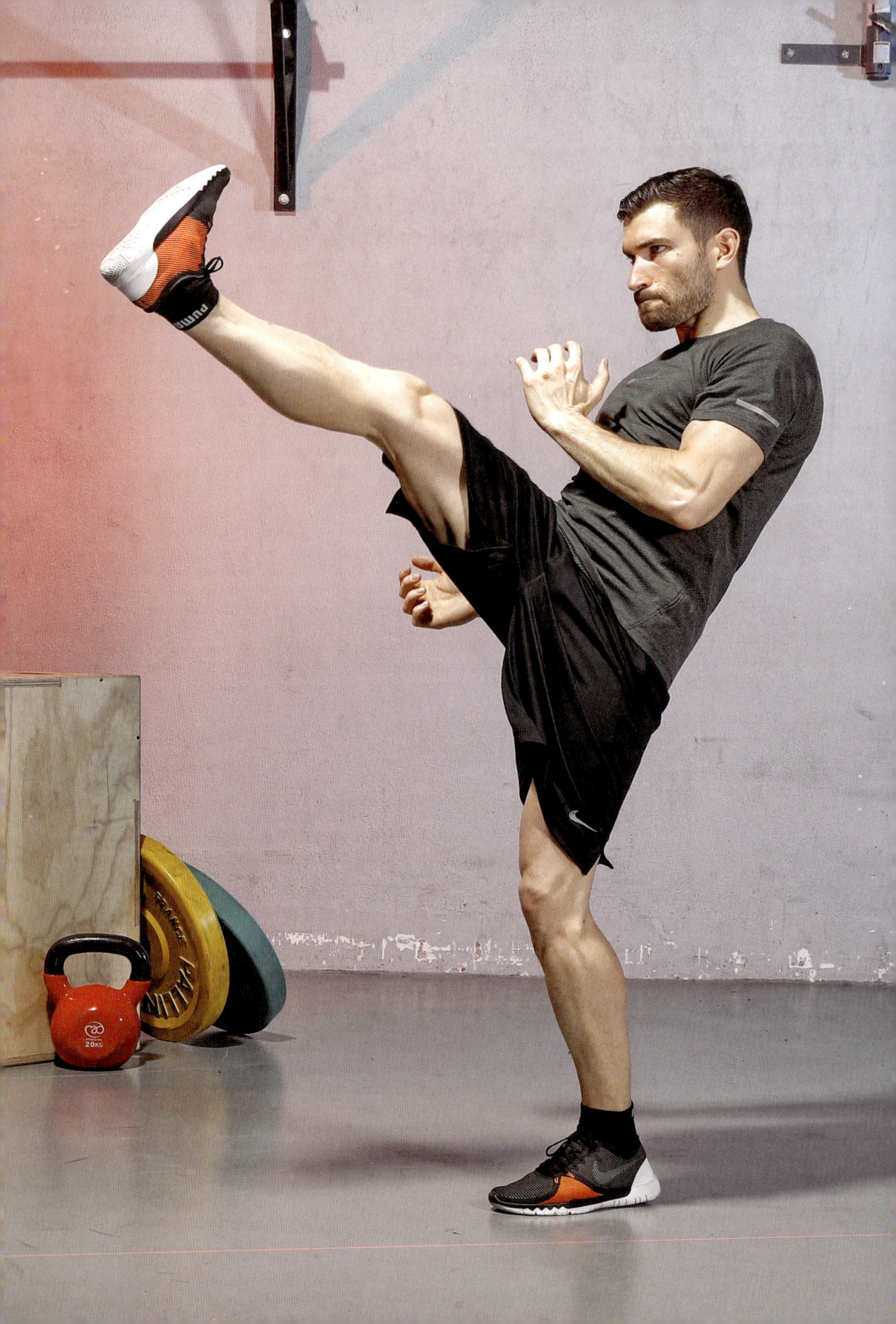
FRANCE
20KG

TRAININGSPLANUNG

PROGRAMME MIT 100 PROZENT EIGENGEWICHT

Niveau 4
Zeus

HIIT

In der griechischen Mythologie ist Zeus der höchste Gott an der Spitze der Hierarchie des Olymps. Er symbolisiert die reine Kraft und steht nun auch für dieses letzte HIIT-Programm mit Eigenkörpergewicht: Es ist das intensivste und härteste Training und wird Ihnen als Sportler – gleich welchen Leistungsniveaus – lange in Erinnerung bleiben. Daher verlangt es auch eine gewisse Vorbereitung und setzt voraus, dass Sie sich körperlich wirklich fit fühlen. Denn bei diesem Trainingsprogramm wird alles auf den Kopf gestellt. Die Trainings-Ratios werden variabel sein, Ihr Organismus wird keine Regelmäßigkeit und keine Ruhe finden, sondern ständig hart auf die Probe gestellt. Die schwierigsten Übungen mit Eigenkörpergewicht werden hier zu Ihrem Besten zu 100 Prozent genutzt.

Bestimmte Trainingseinheiten bieten neue Aspekte: Eine aktive Ruhephase mit spezifischen Übungen ersetzt die übliche Ruhephase zwischen jeder Übung. Damit Sie diese besonderen Phasen leicht erkennen, sind sie **violett unterlegt**.

Denken Sie immer daran, sich zwischen den Trainingseinheiten gut zu erholen, lassen Sie zwischen zwei Einheiten immer mindestens 24 bis 48 Stunden verstreichen, um ein Übertraining und das Risiko von Verletzungen zu vermeiden. Diese Erholungszeit ist wichtig, damit Sie bei jeder Trainingseinheit alles geben können.

Wichtig

- Für jede Woche wird eine Ratio angegeben: Sie entspricht dem Verhältnis zwischen Belastungszeit und Ruhezeit während der verschiedenen Übungen einer Trainingseinheit. Je mehr die Intensität der Trainingseinheiten zunimmt, desto mehr verschiebt sich die Ratio zugunsten der Belastungszeit (siehe Tabelle S. 34).
- Obgleich die Übungsgruppe 1 zur Gesamtzeit jeder Trainingseinheit dazugerechnet wird, gilt sie hauptsächlich als spezifisches Aufwärmtraining.
- Achtung: Achten Sie genau auf die Übungen, die violett unterlegt sind. Sie müssen direkt mit der vorherigen und der folgenden Übung verbunden werden! Ohne Auszeit!

Woche 1 **Ratio 1/1** **Trainingseinheit 1**

Nach einem 5-minütigen Aufwärmen von Muskeln und Gelenken

Maximale Belastungsdauer: 30 s

Ruhezeit: 30 s

Erholungszeit zwischen den Übungssequenzen: 1 min

3 Serien ausführen

1 - SPIDERMAN PUSH-UP 151
2 - SQUAT +FRONT KICK 135
3 - JUMP KNEE TOUCH 66
4 - ADVANCED SIT-UP 96
5 - LARGE PUSH-UP 147
6 - ALTERNATE BACK LUNGE TO KNEE KICK 141

Kommentar

Dies ist die erste Trainingseinheit des Programms Zeus mit komplexen Übungen und einer Ratio, bei der die Trainingszeit gleichlang ist wie die Ruhephase.

Woche 1 **Ratio 1/1** **Trainingseinheit 2**

Nach einem 5-minütigen Aufwärmen von Muskeln und Gelenken

Maximale Belastungsdauer: 30 s

Ruhezeit: 30 s

Erholungszeit zwischen den Übungsgruppen: 1 min

3 Serien ausführen

Übungsgruppe 1

1 - SIT-UP 112
2 - CLOSE/LARGE PUSH-UP 150
3 - SQUAT WALK 134

Übungsgruppe 2

1 - BURPEE 72-73
2 - MOGUL JUMP 62
3 - DYNAMIC PLANK FORWARD/BACKWARD 89

Kommentar

Na, habe zuviel versprochen? Das Programm Zeus ist wirklich das härteste!

Woche 1 **Ratio 1/1** **Trainingseinheit 3**

Nach einem 5-minütigen Aufwärmen von Muskeln und Gelenken

Maximale Belastungsdauer: 30 s

Ruhezeit: 30 s

Erholungszeit zwischen den Übungssequenzen: 1 min

3 Serien ausführen

1 - LONG JUMP 63
2 - SHOULDER PRESS 160-161
3 - PISTOL SQUAT 132
4 - BEAR CRAWL FORWARD/BACKWARD 81
5 - CLAP PUSH-UP 157
6 - PISTOL SQUAT 132
7 - BEAR CRAWL FORWARD/BACKWARD 80

Kommentar

Merken Sie sich, mit welchem Bein Sie den Pistol Squat begonnen haben, um nicht zweimal mit demselben Bein zu trainieren. Ich erinnere Sie lieber daran, denn mit eintretender Erschöpfung hat man es schnell einmal vergessen.

Woche 2 **Ratio 1/1** **Trainingseinheit 1**

Nach einem 5-minütigen Aufwärmen von Muskeln und Gelenken

Maximale Belastungsdauer: 30 s

Ruhezeit: 30 s

Erholungszeit zwischen den Übungsgruppen: 1 min

Übungsgruppe 1

3 Serien ausführen

1 - WIDE STANCE MOUNTAIN CLIMBER 51
2 - ARMY PLANK 91
3 - ADVANCED MOUNTAIN CLIMBER 50

Übungsgruppe 2

3 Serien ausführen

1 - JUMP + DOUBLE PUNCH 61
2 - SIT-UP + DIRECT X 4 112-95
3 - SCISSOR JUMP 138

Kommentar

Die Woche beginnt mit zwei komplexen Übungsgruppen, die Ihre Konzentration auf eine harte Probe stellen.

Woche 2 **Ratio 1/1** **Trainingseinheit 2**

Nach einem 5-minütigen Aufwärmen von Muskeln und Gelenken

Maximale Belastungsdauer: 30 s

Ruhezeit: 30 s

Erholungszeit zwischen den Übungsgruppen: 1 min

3 Serien ausführen

Übungsgruppe 1

1 - OVERHEAD SQUAT 129
2 - MONKEY JUMP 67
3 - CLOSE/LARGE PUSH-UP 150

Übungsgruppe 2

1 - LUNGE 137
2 - PLANK JACK 90
3 - PUSH-UP 144

Kommentar

Zwei Übungsgruppen für ein ausgewogenes, den ganzen Körper bestmöglich forderndes Training.

Woche 2 **Ratio 1/1** **Trainingseinheit 3**

Nach einem 5-minütigen Aufwärmen von Muskeln und Gelenken

Maximale Belastungsdauer: 30 s

Ruhezeit: 30 s

Erholungszeit zwischen den Übungssequenzen: 1 min

3 Serien ausführen

1 - FRONT KICK 59
2 - BRIDGE PUNCH 103
3 - LATERAL KICK 60
4 - GET-UP 105
5 - BACK KICK 65
6 - DYNAMIC SUPERMAN 94

Kommentar

Toben Sie sich zum Abschluss der Woche mit Fußtritten so richtig aus. Vergessen Sie nicht, während der Übungen Ihre Arme in Abwehrhaltung zu bringen: So wird es spielerischer, und Sie können sich besser in die Trainingssituation hineinversetzen.

Woche 3 Ratio 1/1 Trainingseinheit 1

Nach einem 5-minütigen Aufwärmen von Muskeln und Gelenken

Maximale Belastungsdauer: 30 s

Ruhezeit: 30 s

Erholungszeit zwischen den Übungssequenzen: 1 min

3 Serien ausführen

1 - HINDU PUSH-UP 149
2 - SKATER SQUAT 130
3 - PUSH-UP 144
4 - SKATER SQUAT 130
5 - MOUNTAIN CLIMBER 49
6 - LATERAL KNEE 52
7 - PUSH-UP TO PLANK 113

Kommentar

Die Woche beginnt mit einer in jeder Beziehung ausgeglichenen Trainingseinheit: Körperspannung und Cardio-Training für den gesamten Körper.

Woche 3 Ratio 1/1 Trainingseinheit 2

Nach einem 5-minütigen Aufwärmen von Muskeln und Gelenken

Maximale Belastungsdauer: 30 s

Ruhezeit: 30 s

Erholungszeit zwischen den Übungsgruppen: 1 min

3 Serien ausführen

Übungsgruppe 1

1 - BEAR CRAWL FORWARD/BACKWARD 80
2 - CLAP PUSH-UP 157
3 - ADVANCED SIDE PLANK 99
4 - JUMP FORWARD/BACKWARD 57
5 - SUMO SQUAT 127
6 - ADVANCED SIDE PLANK 99

Übungsgruppe 2

1 - BURPEE 72-73
2 - ADVANCED SIT-UP 96

Kommentar

Eine Trainingseinheit, die mit einer interessanten Übungsgruppe beginnt und mit einem HIIT Klassiker endet.

Woche 3 **Ratio 1/1** **Trainingseinheit 3**

Nach einem 5-minütigen Aufwärmen von Muskeln und Gelenken

Maximale Belastungsdauer: 30 s

Ruhezeit: 30 s

Erholungszeit zwischen den Übungssequenzen: 1 min

3 Serien ausführen

1 - DIAMOND PUSH-UP 148
2 - CHAIR + VARIANTEN 100-101
3 - MOGUL JUMP 62
4 - OVERHEAD SQUAT 129
5 - CHAIR + VARIANTEN 100-101
6 - LUNGE 137

Kommentar

Gehen Sie bei den Stuhlhaltungen tief in die Hocke und stabilisieren Sie sich möglichst gut, um bei den verschiedenen Faustschlägen das Beste geben zu können.

Woche 4 Ratio 1/1 Trainingseinheit 1

Nach einem 5-minütigen Aufwärmen von Muskeln und Gelenken

Maximale Belastungsdauer: 30 s

Ruhezeit: 30 s

Erholungszeit zwischen den Übungsgruppen: 1 min

3 Serien ausführen

Übungsgruppe 1

1 - JUMPING JACK 46
2 - JUMP KNEE TOUCH 66
3 - PLANK JACK 90

Übungsgruppe 2

1 - SEAL JACK 48
2 - BURPEE 72-73
3 - DYNAMIC PLANK FORWARD/ BACKWARD 89

Kommentar

Klassiker des HIIT mit Eigenkörpergewicht: Nur Mut, und achten Sie immer auf eine kontrollierte Ausführung der Übungen. Lassen Sie sich von der Intensität der Übungen nicht mitreißen.

Woche 4 Ratio 1/1 Trainingseinheit 2

Nach einem 5-minütigen Aufwärmen von Muskeln und Gelenken

Maximale Belastungsdauer: 30 s

Ruhezeit: 30 s

Erholungszeit zwischen den Übungsgruppen: 1 min

3 Serien ausführen

Übungsgruppe 1

1 - SQUAT JUMP 124
2 - BRIDGE + KICK 104
3 - PUSH-UP 144
4 - SQUAT WALK 134

Übungsgruppe 2

1 - SPIDERMAN PUSH-UP 151
2 - IN AND OUT SQUAT JUMP 128

Kommentar

Mir hat dieser In and Out Squat Jump gefehlt! Ihnen sicher auch.

Woche 4 **Ratio 1/1** **Trainingseinheit 3**

Nach einem 5-minütigen Aufwärmen von Muskeln und Gelenken

Maximale Belastungsdauer: 30 s

Ruhezeit: 30 s

Erholungszeit zwischen den Übungssequenzen: 1 min

3 Serien ausführen

1 - SCISSOR JUMP 138
2 - MOUNTAIN CLIMBER 49
3 - SIT-UP + DIRECT-HAKEN-ELBOW-STRIKE X 4 112-95
4 - BOXER PEAR 68
5 - JUMP + DOUBLE PUNCH 61
6 - ADVANCED SIT-UP 96

Kommentar

Der erste Monat des Programms Zeus endet mit der letzten Trainingseinheit, bei der auf 30 s maximale Belastungsdauer 30 s Ruhezeit folgen.

Woche 5 **Ratio 2/1** **Trainingseinheit 1**

Nach einem 5-minütigen Aufwärmen von Muskeln und Gelenken

Maximale Belastungsdauer: 30 s

Ruhezeit: 15 s

Erholungszeit zwischen den Übungssequenzen: 1 min

3 Serien ausführen

1 - CLAP PUSH-UP 157
2 - SQUAT + FRONT KICK 135
3 - JUMP FORWARD/BACKWARD 57
4 - SUPERMAN PLANK 92
5 - SHOULDER PRESS 160
6 - SQUAT + LATERAL KICK 136
7 - JUMP RIGHT/LEFT 58
8 - SUPERMAN PLANK 92

Kommentar

Die fünfte Woche beginnt mit vielen Übungen, von denen die meisten sehr spielerisch sind und Ihre Herzfrequenz auf Hochtouren bringen.

Woche 5 **Ratio 1/1** **Trainingseinheit 2**

Nach einem 5-minütigen Aufwärmen von Muskeln und Gelenken

Maximale Belastungsdauer: 20 s

Ruhezeit: 20 s

Übungen in der aktiven Ruhezeit: 20 s

Erholungszeit zwischen den Übungssequenzen: 1 min

3 Serien ausführen

1 - JUMPING JACK 46
2 - SCISSOR JUMP 138
3 - CHAIR 100
4 - OVERHEAD PUNCH 54

1 - MOUNTAIN CLIMBER 49
2 - DYNAMIC PLANK FORWARD/BACKWARD 89
3 - BURPEE 72-73

Kommentar

Die erste Trainingseinheit mit Übungen in der aktiven Ruhezeit (violett angegeben). Die Übung Chair beispielsweise wird ohne Ruhephase direkt nach dem Scissor Jump ausgeführt und auch sofort ohne Ruhepause gefolgt vom Overhead Straight Punch. Behalten Sie diesen Farbcode im Gedächtnis, um die Zeiten aktiver Ruhe zwischen den Übungen wahrzunehmen und einzuhalten.

Woche 5 **Ratio 2/1** **Trainingseinheit 3**

Nach einem 5-minütigen Aufwärmen von Muskeln und Gelenken

Maximale Belastungsdauer: 30 s

Ruhezeit: 15 s

Erholungszeit zwischen den Übungssequenzen: 1 min

3 Serien ausführen

1 - WIDE STANCE MOUNTAIN CLIMBER 51
2 - SIT-UP + DIRECT X 4 112-95
3 - BEAR CRAWL FORWARD/BACKWARD 81
4 - BEAR CRAWL FORWARD/BACKWARD 80
5 - SIT-UP + DIRECT-HAKEN-ELBOW-STRIKE X 4 112-95
6 - JUMP + DOUBLE PUNCH 61

Kommentar

Die Woche endet mit etwas Kampfgeist und Übungen auf allen Vieren.

Woche 6 Ratio 2/1 Trainingseinheit 1

Nach einem 5-minütigen Aufwärmen von Muskeln und Gelenken

Maximale Belastungsdauer: 30 s

Ruhezeit: 15 s

Erholungszeit zwischen den Übungssequenzen: 1 min

3 Serien ausführen

1 - OVERHEAD SQUAT 129
2 - HINDU PUSH-UP 149
3 - JUMP KNEE TOUCH 66
4 - PLANK JACK 90
5 - SPIDERMAN PUSH-UP 151
6 - IN AND OUT SQUAT JUMP 128

Kommentar

Eine Trainingseinheit, bei der die Übungen für Ober- und Unterkörper ausgeglichen sind.

Woche 6 Ratio 1/1 Trainingseinheit 2

Nach einem 5-minütigen Aufwärmen von Muskeln und Gelenken

Maximale Belastungsdauer: 30 s

Ruhezeit: 30 s

Erholungszeit zwischen den Übungsgruppen: 1 min

3 Serien ausführen

Übungsgruppe 1

1 - PUSH-UP 144
2 - PISTOL TO CANDLESTICK TO HIGH JUMP 133
3 - LARGE PUSH-UP 147
4 - PISTOL TO CANDLESTICK TO HIGH JUMP 133

Übungsgruppe 2

1 - MOUNTAIN CLIMBER 49
2 - ADVANCED SIT-UP 96

Kommentar

Übungen, die Sie bereits beherrschen und der Pistol Jump als Neuentdeckung. Beginnen Sie den ersten Durchgang in aller Ruhe und üben Sie dann in vollem Tempo.

Woche 6 **Ratio 1/1** **Trainingseinheit 3**

Nach einem 5-minütigen Aufwärmen von Muskeln und Gelenken

Maximale Belastungsdauer: 30 s

Ruhezeit: 30 s

Erholungszeit zwischen den Übungsgruppen: 1 min

3 Serien ausführen

Übungsgruppe 1

1 - X-JACK 47

2 - SIDE CROSS PLANK 1 98

3 - BURPEE 72-73

Übungsgruppe 2

1 - MONKEY JUMP 67

2 - SIDE CROSS PLANK 2 98

3 - MOGUL JUMP 62

Kommentar

Die Woche endet mit sechs Übungen, die Ihren Bauchmuskeln Muskelkater bescheren werden – und nicht nur den Bauchmuskeln …

Woche 7 **Ratio 1/1** **Trainingseinheit 1**

Nach einem 5-minütigen Aufwärmen von Muskeln und Gelenken

Maximale Belastungsdauer: 20 s

Übungen in der aktiven Ruhezeit: 20 s

Erholungszeit zwischen den Übungssequenzen: 1 min

3 Serien ausführen

- 1 - CLAP PUSH-UP 157
- 2 - PUSH-UP TO PLANK 113
- 3 - TIP TOES SQUAT 123
- 4 - CHAIR 100
- 5 - PUSH-UP 144
- 6 - ARMY PLANK 91
- 7 - SQUAT 122

Kommentar

Ein Wochenanfang ohne Ruhepause: Nutzen Sie daher die Erholung zwischen den Durchgängen, um durchzuatmen!

Woche 7 **Ratio 2/1** **Trainingseinheit 2**

Nach einem 5-minütigen Aufwärmen von Muskeln und Gelenken

Maximale Belastungsdauer: 30 s

Ruhezeit: 15 s

Erholungszeit zwischen den Übungssequenzen: 1 min

3 Serien ausführen

- 1 - SEAL JACK 48
- 2 - BRIDGE + KICK 104
- 3 - DYNAMIC SUPERMAN 94
- 4 - ADVANCED MOUNTAIN CLIMBER 50
- 5 - ADVANCED SIDE PLANK 1 99
- 6 - ADVANCED SIDE PLANK 2 99
- 7 - SCISSOR JUMP 138

Kommentar

Übungen mit viel dynamischer Körperspannung und noch mehr Cardio-Training, abgerundet durch Muskeltraining.

Woche 7 | Ratio 2/1 | **Trainingseinheit 3**

Nach einem 5-minütigen Aufwärmen von Muskeln und Gelenken

Maximale Belastungsdauer: 30 s

Ruhezeit: 15 s

Erholungszeit zwischen den Übungssequenzen: 1 min

3 Serien ausführen

1 - SQUAT JUMP 124
2 - SIT-UP + DIRECT X 2 + DIRECT-HAKEN-ELBOW-STRIKE X 2 112-95
3 - LONG JUMP 63
4 - GET-UP 105
5 - BEAR CRAWL FORWARD/BACKWARD 80
6 - PLANK JACK 90

Kommentar

Zum Ausgleich für die Anstrengungen, die während der Woche verlangt wurden, ist diese Trainingseinheit etwas kürzer, aber immer noch sehr intensiv.

Woche 7 | Ratio 2/1 | **Trainingseinheit 4**

Nach einem 5-minütigen Aufwärmen von Muskeln und Gelenken

Maximale Belastungsdauer: 30 s

Ruhezeit: 15 s

Erholungszeit zwischen den Übungsgruppen: 1 min

3 Serien ausführen

Übungsgruppe 1

1 - CLOSE PUSH-UP 146
2 - SQUAT WALK 134
3 - FRONT KICK + LATERAL KICK 59-60
4 - DYNAMIC PLANK FORWARD/BACKWARD 89

Übungsgruppe 2

1 - SHOULDER PRESS 160
2 - SQUAT JUMP 124
3 - JUMP KNEE TOUCH 66

Kommentar

Es bleibt sehr intensiv mit diesen beiden Übungsgruppen zum Abschluss der siebten Woche unter der Ägide von Zeus. Wechseln Sie bei jedem Zyklus Front Kick und Lateral Kick das Bein, um die Muskulatur ausgewogen zu trainieren.

Woche 8 Ratio 1/1 Trainingseinheit 1

Nach einem 5-minütigen Aufwärmen von Muskeln und Gelenken

Maximale Belastungsdauer: 20 s

Übungen in der aktiven Ruhezeit: 20 s

Erholungszeit zwischen den Übungssequenzen: 1 min

3 Serien ausführen

1 - HINDU PUSH-UP 149
2 - ARMY PLANK 91
3 - SQUAT 122
4 - CHAIR 100
5 - LARGE PUSH-UP 147
6 - DYNAMIC SUPERMAN 94
7 - IN AND OUT SQUAT JUMP 128

Kommentar

Eine weitere Trainingseinheit ohne Ruhezeit: Lassen Sie sich von ihrer Kürze nicht täuschen, sie ist sehr effizient.

Woche 8 Ratio 2/1 Trainingseinheit 2

Nach einem 5-minütigen Aufwärmen von Muskeln und Gelenken

Maximale Belastungsdauer: 30 s

Ruhezeit: 15 s

Erholungszeit zwischen den Übungssequenzen: 1 min

3 Serien ausführen

1 - PUSH-UP 144
2 - BOXER PEAR 68
3 - CLOSE PUSH-UP 146
4 - UPPERCUT 56
5 - DIAMOND PUSH-UP 148
6 - DIRECT X 2 + HAKEN X 2 53-55

Kommentar

Die achte Woche wird mit einem intensiv-spielerischen Trainingszirkel fortgesetzt. Denken Sie daran, Ihren Körper für ein Maximum an Aufwärtshaken gut zu stabilisieren.

Woche 8 | **Ratio 2/1** | **Trainingseinheit 3**

Nach einem 5-minütigen Aufwärmen von Muskeln und Gelenken

Maximale Belastungsdauer: 30 s

Ruhezeit: 15 s

Erholungszeit zwischen den Übungssequenzen: 1 min

3 Serien ausführen

- 1 - SQUAT 122
- 2 - BURPEE 72-73
- 3 - SUMO SQUAT 127
- 4 - SCISSOR JUMP 138
- 5 - OVERHEAD SQUAT 129
- 6 - CHAIR + VARIANTEN 100-101

Kommentar

Es geht spielerisch weiter mit dieser Trainingseinheit, bei der bevorzugt die unteren Extremitäten trainiert werden.

Woche 8 | **Ratio 2/1** | **Trainingseinheit 4**

Nach einem 5-minütigen Aufwärmen von Muskeln und Gelenken

Maximale Belastungsdauer: 30 s

Ruhezeit: 15 s

Erholungszeit zwischen den Übungssequenzen: 1 min

3 Serien ausführen

- 1 - MOUNTAIN CLIMBER 49
- 2 - SIT-UP 112
- 3 - MONKEY JUMP 67
- 4 - JUMPING JACK 46
- 5 - PLANK JACK 90
- 6 - WIDE STANCE MOUNTAIN CLIMBER 51

Kommentar

Letzte Trainingseinheit mit dieser Trainings-Ratio: Korrigieren Sie Ihre Haltung bei den verschiedenen Übungen, vor allem bei den Climbers.

Woche 9 **Ratio 3/1** **Trainingseinheit 1**

Nach einem 5-minütigen Aufwärmen von Muskeln und Gelenken

Maximale Belastungsdauer: 30 s

Ruhezeit: 10 s

Erholungszeit zwischen den Übungsgruppen: 1 min

Übungsgruppe 1

3 Serien ausführen

1 - BEAR CRAWL FORWARD/BACKWARD 81

2 - ADVANCED SIT-UP 96

3 - BEAR CRAWL FORWARD/BACKWARD 80

Übungsgruppe 2

3 Serien ausführen

1 - JUMP KNEE TOUCH 66

2 - PUSH-UP TO PLANK 113

3 - BURPEE 72-73

Kommentar

Nun wird die letzte Phase des Programms Zeus in Angriff genommen, und Sie bekommen es in Anbetracht der Ratio Belastung/Ruhe mit den härtesten Trainingseinheiten zu tun, die Sie mit Eigenkörpergewicht auszuführen haben. Ja, Sie haben richtig gelesen: Sie müssen 30 Sekunden intensives Training mit nur 10 Sekunden Ruhe schaffen – also mit gerade einmal der Zeit, die Sie brauchen, um für die folgende Übung in Stellung zu gehen. Diese Trainingseinheiten werden erneut Ihre körperlichen und mentalen Grenzen verschieben: Halten Sie durch und geben Sie alles.

Woche 9 | Ratio 3/1 | Trainingseinheit 2

Nach einem 5-minütigen Aufwärmen von Muskeln und Gelenken

Maximale Belastungsdauer: 30 s

Ruhezeit: 10 s

Erholungszeit zwischen den Übungsgruppen: 30 s

3 Serien ausführen

Übungsgruppe 1

1 - PUSH-UP 144

2 - SQUAT 122

Übungsgruppe 2

1 - LARGE PUSH-UP 147

2 - SUMO SQUAT 127

Übungsgruppe 3

1 - CLAP PUSH-UP 157

2 - IN AND OUT SQUAT JUMP 128

Kommentar

Drei Übungsgruppen mit Übungen in zunehmender Schwierigkeit. Achtung: Sie haben zwischen den Übungsgruppen nur 30 Sekunden Erholungszeit!

Woche 9 | Ratio 3/1 | Trainingseinheit 3

Nach einem 5-minütigen Aufwärmen von Muskeln und Gelenken

Maximale Belastungsdauer: 30 s

Ruhezeit: 10 s

Erholungszeit zwischen den Übungssequenzen: 1 min

3 Serien ausführen

Serien 1 et 3

1 - HINDU PUSH-UP 149

2 - SQUAT 122

3 - PLANK JACK 90

4 - SQUAT JUMP 124

Serien 2 et 4

1 - SPIDERMAN PUSH-UP 151

2 - SQUAT WALK 134

3 - DYNAMIC SUPERMAN 94

4 - SCISSOR JUMP 138

Kommentar

Verändern Sie bei den verschiedenen Durchgängen die Reihenfolge innerhalb der Übungssequenzen.

Woche 9 Ratio 3/1 Trainingseinheit 4

Nach einem 5-minütigen Aufwärmen von Muskeln und Gelenken

Maximale Belastungsdauer: 30 s

Ruhezeit: 10 s

Erholungszeit zwischen den Übungssequenzen: 1 min

4 Serien ausführen

1 - DIRECT 53

2 - SIT-UP 112

3 - MOGUL JUMP 62

4 - X-JACK 47

5 - PUSH-UP TO PLANK 113

Kommentar

Die neunte Woche endet mit vier Durchgängen umfassender Übungen, um die Bauchmuskulatur optimal zu kräftigen.

Woche 10 Ratio 3/1 Trainingseinheit 1

Nach einem 5-minütigen Aufwärmen von Muskeln und Gelenken

Maximale Belastungsdauer: 30 s

Ruhezeit: 10 s

Erholungszeit zwischen den Übungssequenzen: 1 min

3 Serien ausführen

- 1 - JUMP FORWARD/BACKWARD 57
- 2 - CLAP PUSH-UP 157
- 3 - SQUAT +FRONT KICK 135
- 4 - CLOSE/LARGE PUSH-UP 150
- 5 - SQUAT + LATERAL KICK 136
- 6 - JUMP RIGHT/LEFT 58

Kommentar

Die zehnte Woche beginnt mit einem intensiven Training der Beine, unterbrochen von HIIT-Klassikern für den Oberkörper.

Woche 10 Ratio 3/1 Trainingseinheit 2

Nach einem 5-minütigen Aufwärmen von Muskeln und Gelenken

Maximale Belastungsdauer: 30 s

Ruhezeit: 10 s

Erholungszeit zwischen den Übungssequenzen: 1 min

3 Serien ausführen

- 1 - MOUNTAIN CLIMBER 49
- 2 - ADVANCED SIDE PLANK 1 99
- 3 - ADVANCED SIDE PLANK 2 99
- 4 - JUMPING JACK 46
- 5 - WIDE STANCE MOUNTAIN CLIMBER 51
- 6 - DYNAMIC PLANK FORWARD/BACKWARD 89

Kommentar

Nutzen Sie die Übungen zur dynamischen Körperspannung, um möglichst tief auszuatmen, damit Sie sich noch intensiver auf die anderen Übungen konzentrieren können.

Woche 10 Ratio 3/1 Trainingseinheit 3

Nach einem 5-minütigen Aufwärmen von Muskeln und Gelenken

Maximale Belastungsdauer: 30 s

Ruhezeit: 10 s

Erholungszeit zwischen den Übungssequenzen: 1 min

3 Serien ausführen

- 1 - PUSH-UP 144
- 2 - SQUAT 122
- 3 - GET-UP 105
- 4 - LARGE PUSH-UP 147
- 5 - SKATER SQUAT 130
- 6 - BURPEE 72-73
- 7 - SHOULDER PRESS 160
- 8 - SKATER SQUAT 130

Kommentar

Inzwischen sind Sie ein genauer Kenner des HIIT und haben sofort bemerkt, dass diese Trainingseinheit Sie in höchstem Maße fordert.

Woche 10 Ratio 3/1 Trainingseinheit 4

Nach einem 5-minütigen Aufwärmen von Muskeln und Gelenken

Maximale Belastungsdauer: 30 s

Ruhezeit: 10 s

Erholungszeit zwischen den Übungssequenzen: 1 min

3 Serien ausführen

- 1 - JUMPING JACK 46
- 2 - MOUNTAIN CLIMBER 49
- 3 - X-JACK 47
- 4 - BRIDGE + KICK 104
- 5 - BEAR CRAWL FORWARD/BACKWARD 81
- 6 - SEAL JACK 48
- 7 - BEAR CRAWL FORWARD/BACKWARD 80

Kommentar

Bei dieser letzten Trainingseinheit der Woche gibt es viele Übungen im Vierfüßlerstand: Man verlangt Ihnen daher eine tadellose Haltung ab, damit Sie die Übungen gefahrlos und in voller Intensität ausführen können.

Woche 11 | Ratio 1/1 | Trainingseinheit 1

Nach einem 5-minütigen Aufwärmen von Muskeln und Gelenken

Maximale Belastungsdauer: 30 s

Übungen in der aktiven Ruhezeit: 30 s

Erholungszeit zwischen den Übungssequenzen: 1 min

3 Serien ausführen

1 - CLAP PUSH-UP 157
2 - ARMY PLANK 91
3 - LUNGE 137
4 - BRIDGE 102
5 - SPIDERMAN PUSH-UP 151
6 - PUSH-UP TO PLANK 113
7 - CHAIR + DIRECT 100-101

Kommentar

Eine kleine Trainingseinheit ohne Auszeit, was bedeutet, dass Sie die Woche auf höchstem HIIT-Niveau beginnen.

Woche 11 | Ratio 3/1 | Trainingseinheit 2

Nach einem 5-minütigen Aufwärmen von Muskeln und Gelenken

Maximale Belastungsdauer: 30 s

Ruhezeit: 10 s

Erholungszeit zwischen den Übungsgruppen: 30 s

3 Serien ausführen

Übungsgruppe 1

1 - SCISSOR JUMP 138
2 - JUMP + DOUBLE PUNCH 61
3 - DYNAMIC SUPERMAN 94

Übungsgruppe 2

1 - JUMP RIGHT/LEFT 58
2 - JUMP FORWARD /BACKWARD 57
3 - SIT-UP 112

Kommentar

Übungen ohne allzu große Schwierigkeiten, aber mit hoher Trainingsintensität der beiden Übungsgruppen, die die größen Muskelgruppen Ihres Körpers stark fordern.

Woche 11 Ratio 3/1 Trainingseinheit 3

Nach einem 5-minütigen Aufwärmen von Muskeln und Gelenken

Maximale Belastungsdauer: 30 s

Ruhezeit: 10 s

Erholungszeit zwischen den Übungssequenzen: 1 min

3 Serien ausführen

1 - OVERHEAD SQUAT 129
2 - STAGGERED PUSH-UP 158
3 - DIRECT 53
4 - DYNAMIC PLANK FORWARD/BACKWARD 89
5 - SQUAT + FRONT KICK 135
6 - CLOSE/LARGE PUSH-UP 150
7 - SQUAT JUMP 124

Kommentar

Noch eine schöne Übungsfolge auf hohem Niveau für den gesamten Körper.

Woche 11 Ratio 3/1 Trainingseinheit 4

Nach einem 5-minütigen Aufwärmen von Muskeln und Gelenken

Maximale Belastungsdauer: 30 s

Ruhezeit: 10 s

Erholungszeit zwischen den Übungsgruppen: 30 s

3 Serien ausführen

Übungsgruppe 1

1 - PUSH-UP 144
2 - SQUAT 122
3 - MOUNTAIN CLIMBER 49

Übungsgruppe 2

1 - LARGE PUSH-UP 147
2 - SUMO SQUAT 127
3 - WIDE STANCE MOUNTAIN CLIMBER 51

Übungsgruppe 3

1 - BURPEE 72-73
2 - PLANK JACK 90

Kommentar

Die Woche endet so intensiv wie sie begonnen hat, mit drei Gruppen, in denen Übungen mit zunehmender Schwierigkeit zusammengefasst sind.

Woche 12 Ratio 3/1 Trainingseinheit 1

Nach einem 5-minütigen Aufwärmen von Muskeln und Gelenken

Maximale Belastungsdauer: 30 s

Ruhezeit: 10 s

Erholungszeit zwischen den Übungssequenzen: 1 min

3 Serien ausführen

1 - PUSH-UP 144
2 - CLAP PUSH-UP 157
3 - IN AND OUT SQUAT JUMP 128
4 - MONKEY JUMP 67
5 - DIAMOND PUSH-UP 148
6 - PISTOL SQUAT 1 132
7 - PISTOL SQUAT 2 132

Kommentar

Geschafft: Die letzte Woche des intensivsten HIIT-Programms mit Eigenkörpergewicht beginnt! Dabei erleben Sie die besten Übungen neu, die Sie während Ihrer Trainingsprogramme in Angriff genommen haben. Nur Mut: Die Kraft des HIIT möge Sie begleiten!

Woche 12 Ratio 3/1 Trainingseinheit 2

Nach einem 5-minütigen Aufwärmen von Muskeln und Gelenken

Maximale Belastungsdauer: 30 s

Ruhezeit: 10 s

Erholungszeit zwischen den Übungssequenzen: 1 min

4 Serien ausführen

1 - SHOULDER PRESS 160
2 - BRIDGE + KICK 104
3 - X-JACK 47
4 - ALTERNATE BACK LUNGE TO KNEE KICK 141
5 - ADVANCED SIT-UP 96
6 - MOGUL JUMP 62

Kommentar

Vier Durchgänge sind zu bewältigen, die eine relativ lange Trainingseinheit für das HIIT bilden. Aber, wie gesagt: Das ist alles zu Ihrem Glück als Hiiter(in) auf hohem Niveau.

Woche 12 Ratio 3/1 **Trainingseinheit 3**

Nach einem 5-minütigen Aufwärmen von Muskeln und Gelenken

Maximale Belastungsdauer: 30 s

Ruhezeit: 10 s

Erholungszeit zwischen den Übungssequenzen: 1 min

3 Serien ausführen

1 - PUSH-UP 144
2 - SQUAT 122
3 - LATERAL KNEE 52
4 - CLOSE PUSH-UP 146
5 - SQUAT WALK 134
6 - BEAR CRAWL FORWARD/BACKWARD 80
7 - CHAIR + VARIANTEN 100-101
8 - LONG JUMP 63

Kommentar

Ein letztes Mal finden sich hier einige Übungen, die Sie bei vielen Ihrer Fortschritte während Ihres HIIT-Abenteuers begleitet haben.

Woche 12 **Ratio 3/1** **Trainingseinheit 4**

Nach einem 5-minütigen Aufwärmen von Muskeln und Gelenken

Maximale Belastungsdauer: 30 s

Ruhezeit: 10 s

Erholungszeit zwischen den Übungsgruppen: 30 s

Übungsgruppe 1

3 Serien ausführen

- 1 - CLAP PUSH-UP 157
- 2 - PLANK JACK 90
- 3 - WIDE STANCE MOUNTAIN CLIMBER 51
- 4 - JUMP KNEE TOUCH 66
- 5 - DYNAMIC PLANK FORWARD/BACKWARD 89
- 6 - IN AND OUT SQUAT JUMP 128

Übungsgruppe 2

3 Serien ausführen

- 1 - BURPEE 72-73
- 2 - SIT-UP + DIRECT X 2 + DIRECT-HAKEN-ELBOW-STRIKE X 2 112-95

Kommentar

Das Programm Zeus und alle Trainingsprogramme mit Eigenkörpergewicht enden mit einer Trainingseinheit, die wahrscheinlich die härteste ist, die Sie zu absolvieren haben. Darin sind ein letztes Mal alle meine Lieblingsübungen enthalten, um Ihnen viel Vergnügen zu bereiten. Bei dieser Gelegenheit möchte ich Sie zu allen Anstrengungen beglückwünschen, die Sie auf sich genommen haben, um bis zu dieser letzten Trainingseinheit zu gelangen. Sie haben nun die Gelegenheit, eine Bilanz Ihres Trainings zu ziehen. Sie werden feststellen, was für Fortschritte Sie gemacht haben, welche Schwierigkeiten von Ihnen überwunden wurden und welches sportliche Rüstzeug Sie von nun an besitzen.

TRAININGSPLANUNG

PROGRAMME MIT KLEINEN TRAININGSGERÄTEN

Niveau 1
Sweat

HIIT

Dieser erste Trainingsplan ist wie ein »Appetithappen« aufzufassen, eine Art Einführung ins Thema – dynamisch, spielerisch und voller Energie. Obgleich kurz (nur zwei Wochen und vier Trainingseinheiten), handelt es sich um einen intensiven und technisch ausgefeilten Trainingsplan. So wird vor Beginn des Programms vorausgesetzt, dass recht komplexe Übungen wie Hip Snatch, Overhead Squat oder Kettlebell Snatch bereits beherrscht werden. Übungen, die weniger Koordination aber viel dynamische Körperspannung und Lockerheit verlangen, sind ebenfalls erforderlich bei Aufgaben wie Stand-up, Ippon Squat oder Overhead Split Squat.

Entsprechend der Trainingsphilosophie mit kleinen Trainingsgeräten sind hierfür verschiedene Fitness-Accessoires erforderlich:

- Elastische Bänder unterschiedlicher Stärke.
- 2 Kettlebells (im Idealfall 16 und 12 kg).
- 1 sogenannte olympische Hantelstange mit 20 kg bei den Männern und 10 bis 15 kg bei den Frauen.
- 1 stabile Kiste für Plyometrie-Übungen der unteren Extremitäten (15–30 cm), beispielsweise für die Übung Plio-Box.
- 1 stabile Kiste für Kraftübungen (zwischen 40 und 60 cm) wie den Box Jump.
- 1 Springseil, möglichst für die Durchführung von Double Under geeignet.
- Hanteln (10–15 kg).
- Zusätzliche Gewichtsscheiben, nach Möglichkeit aus Kautschuk und geeignet für die Gewichthebeübungen der nächsten Programme.

Wichtig

- Für jede Woche wird eine Ratio angegeben: Sie entspricht dem Verhältnis zwischen Belastungszeit und Ruhezeit während der verschiedenen Übungen einer Trainingseinheit. Je mehr die Intensität der Trainingseinheiten zunimmt, desto mehr verschiebt sich die Ratio zu Gunsten der Belastungszeit (siehe Tabelle S. 34).
- Obgleich die Übungsgruppe 1 zur Gesamtzeit jeder Trainingseinheit dazugerechnet wird, gilt sie hauptsächlich als spezifisches Aufwärmtraining.
- Achtung: Innerhalb einer Trainingseinheit können die Erholungszeiten zwischen den Durchgängen unterschiedlich sein.

Woche 1 **Ratio 1/3** **Trainingseinheit 1**

Nach einem 5-minütigen Aufwärmen von Muskeln und Gelenken

Maximale Belastungsdauer: 10 s

Ruhezeit: 30 s

Erholungszeit zwischen den Übungsgruppen: 2 min

Übungsgruppe 1

2 Serien ausführen
Ohne Erholungszeit dazwischen

1 - IN AND OUT SQUAT JUMP 128
2 - CROSS PUSH-UP 154
3 - PRISONER SPLIT SQUAT 177
4 - BLAST OFF PUSH-UP 155
5 - TIPTOES SQUAT 123
6 - JUMPING JACK 46

Übungsgruppe 2

2 Serien ausführen
Ohne Erholungszeit dazwischen

1 - TIPTOES SQUAT 123
2 - BACK SQUAT (HANTELSTANGE OHNE GEWICHT) 178
3 - JUMPING JACK 46
4 - HIP MUSCLE SNATCH (HANTELSTANGE OHNE GEWICHT) 180-181
5 - MONTAIN CLIMBER 49
6 - OVERHEAD SPLIT SQUAT (HANTELSTANGE OHNE GEWICHT) 177
7 - SKATER JUMP 131
8 - ALTERNATE SIDE LUNGE (HANTELSTANGE OHNE GEWICHT) 186
9 - IN AND OUT SQUAT JUMP 128
10 - DROP SNATCH (HANTELSTANGE OHNE GEWICHT) 184
11 - ALTERNATE BACK LUNGE TO KNEE KICK 141
12 - ALTERNATE BACK JERK (HANTELSTANGE OHNE GEWICHT) 188

Übungsgruppe 3

2 Serien ausführen
2 min Erholungszeit dazwischen

1 - LONG JUMP TO BACKWARD HOP 64
2 - KETTLEBEL SWING 189
3 - PRISONER SPLIT SQUAT 177
4 - KETTLEBELL OUTSIDE SWING TO BOTTOM-UP LUNGE (RECHTS) 190
5 - PRISONER SPLIT SQUAT 177
6 - KETTLEBELL OUTSIDE SWING TO BOTTOM-UP LUNGE (LINKS) 190

Woche 1 Ratio 1/3 **Trainingseinheit 2**

Nach einem 5-minütigen Aufwärmen von Muskeln und Gelenken

Maximale Belastungsdauer: 10 s

Ruhezeit: 30 s

Erholungszeit zwischen den Übungsgruppen: 2 min

Übungsgruppe 1

2 **Serien** ausführen

Ohne Erholungszeit dazwischen

1 - IN AND OUT SQUAT JUMP 128
2 - CROSS PUSH-UP 154
3 - PRISONER SPLIT SQUAT 177
4 - BLAST OFF PUSH-UP 155
5 - TIPTOES SQUAT 123
6 - JUMPING JACK 46

Übungsgruppe 2

2 **Serien** ausführen

2 min Erholungszeit dazwischen

1 - JUMP ROPE (DOUBLE UNDER) 171
2 - DUMBBELL GOBLET SQUAT 195
3 - JUMP ROPE (DOUBLE UNDER) 171
4 - DUMBBELL SNATCH (RECHTS) 196
5 - JUMP ROPE (DOUBLE UNDER) 171
6 - DUMBBELL SNATCH (LINKS) 196
7 - JUMP ROPE (DOUBLE UNDER) 171
8 - DUMBBELL SUMO DEADLIFT 197
9 - JUMP ROPE (DOUBLE UNDER) 171
10 - DUMBBELL DISCUS (RECHTS) 198
11 - JUMP ROPE (DOUBLE UNDER) 171
12 - DUMBBELL DISCUS (LINKS) 198

Übungsgruppe 3

2 **Serien** ausführen

2 min Erholungszeit dazwischen

1 - IPPON SQUAT (BAND) 202
2 - TIPTOES SQUAT 123
3 - BACK LUNGE TO ROW (RECHTER ARM) 204
4 - PRISONER SPLIT SQUAT 177
5 - BACK LUNGE TO ROW (LINKER ARM) 205
6 - PUSH-UP (BAND) 144

Woche 2 **Ratio 1/3** **Trainingseinheit 1**

Nach einem 5-minütigen Aufwärmen von Muskeln und Gelenken

Maximale Belastungsdauer: 10 s

Ruhezeit: 30 s

Erholungszeit zwischen den Übungsgruppen: 2 min

Übungsgruppe 1

3 Serien ausführen

Ohne Erholungszeit dazwischen

1 - IN AND OUT SQUAT JUMP 128
2 - CROSS PUSH-UP 154
3 - PRISONER SPLIT SQUAT 177
4 - BLAST OFF PUSH-UP 155
5 - TIPTOES SQUAT 123
6 - JUMPING JACK 46

Übungsgruppe 2

2 Serien ausführen

2 min Erholungszeit dazwischen

1 - JUMPING JACK 46
2 - PLIO-BOX 207
3 - BOX JUMP 209
4 - PRISONER SPLIT SQUAT 177
5 - PLIO-BOX 207
6 - BOX JUMP 209
7 - TIPTOES SQUAT 123
8 - PLIO-BOX 207
9 - BOX JUMP 209
10 - BLAST OFF PUSH-UP 155
11 - PLIO-BOX 207
12 - BOX JUMP 209

Übungsgruppe 3

2 Serien ausführen

2 min Erholungszeit dazwischen

1 - PLATE IN SQUAT 166
2 - CROSS PUSH-UP 154
3 - PLATE OUT SQUAT 167
4 - PLATE IN SQUAT 166
5 - CROSS PUSH-UP 154
6 - PLATE OUT SQUAT 167

Woche 2 Ratio 1/3 **Trainingseinheit 2**

Nach einem 5-minütigen Aufwärmen von Muskeln und Gelenken

Maximale Belastungsdauer: 10 s

Ruhezeit: 30 s

Erholungszeit zwischen den Übungsgruppen: 2 min

Übungsgruppe 1

3 Serien ausführen

Ohne Erholungszeit dazwischen

1 - IN AND OUT SQUAT JUMP *128*
2 - CROSS PUSH-UP *154*
3 - PRISONER SPLIT SQUAT *177*
4 - BLAST OFF PUSH-UP *155*
5 - TIPTOES SQUAT *123*
6 - JUMPING JACK *46*

Übungsgruppe 2

2 Serien ausführen

2 min Erholungszeit dazwischen

1 - IPPON SQUAT *202*
2 - BACK SQUAT TO PRESS (HANTELSTANGE OHNE GEWICHT) *178*
3 - KETTLEBELL SWING *189*
4 - PUSH-UP (BAND) *144*
5 - OVERHEAD SQUAT (HANTELSTANGE OHNE GEWICHT) *176*
6 - KETTLEBELL SNATCH (RECHTS) *191*
7 - STAND-UP (BAND) *203*
8 - HIP MUSCLE SNATCH (HANTELSTANGE OHNE GEWICHT) *180-181*
9 - KETTLEBELL SNATCH (LINKS) *191*
10 - TIPTOES SQUAT (BAND) *123*
11 - OVERHEAD SPLIT SQUAT (HANTELSTANGE OHNE GEWICHT) *177*
12 - KETTLEBELL SWING TO GOBLET SQUAT *192*

Übungsgruppe 3

2 Serien ausführen

2 min Erholungszeit dazwischen

1 - BACK LUNGE TO ROW (BAND) (RECHTS) *204*
2 - CROSS PUSH-UP *154*
3 - BACK LUNGE TO ROW (BAND) (LINKS) *204*
4 - BLAST OFF PUSH-UP *155*
5 - STAND-UP (BAND) *203*
6 - STAGGERED PUSH-UP *158*

TRAININGSPLANUNG

PROGRAMME MIT KLEINEN TRAININGSGERÄTEN

Niveau 2
Blood and tears

HIIT

Die ersten beiden Wochen des Programms Sweat liegen nun hinter Ihnen. Die Trainingsintensität war bereits hoch, und auch die Anforderungen bei der Durchführung der recht komplexen Übungen waren anspruchsvoll. Mit den drei Wochen des Programms Blood and Tears gehen Sie nun einen neuen Schritt in Richtung Intensität und konsequenten harten Trainings …

Dieses Programm unterscheidet sich von dem vorherigen in vier wichtigen Punkten:

- Dauer: 3 Wochen.
- Höhere Anzahl von Trainingseinheiten: insgesamt 9.
- Ratio zwischen maximaler Belastungsdauer und Ruhezeit, die sich von 1/3 auf 1/2 verändert.
- Struktur der Trainingseinheiten mit Einführung einer dritten Übungsgruppe, die sich ganz den Übungen aus dem Gewichtheben widmet.

Was das Trainingsmaterial angeht, keine Panik: Es wird das Material des Programms Sweat beibehalten, hinzu kommt eine Klimmzugstange …

Wichtig

- Für jede Woche wird eine Ratio angegeben: Sie entspricht dem Verhältnis zwischen Belastungszeit und Ruhezeit während der verschiedenen Übungen einer Trainingseinheit. Je mehr die Intensität der Trainingseinheiten zunimmt, desto mehr verschiebt sich die Ratio zu Gunsten der Belastungszeit (siehe Tabelle S. 34).
- Obgleich die Übungsgruppe 1 zur Gesamtzeit jeder Trainingseinheit dazugerechnet wird, gilt sie hauptsächlich als spezifisches Aufwärmtraining.
- Achtung: Innerhalb einer Trainingseinheit können die Erholungszeiten zwischen den Durchgängen unterschiedlich sein.

Woche 1 **Ratio 1/2** **Trainingseinheit 1**

Nach einem 5-minütigen Aufwärmen von Muskeln und Gelenken

Maximale Belastungsdauer: 15 s

Ruhezeit: 30 s

Erholungszeit zwischen den Übungsgruppen: 2 min

Übungsgruppe 1

2 Serien ausführen

Ohne Erholungszeit dazwischen

1 - JUMPING JACK 46
2 - TIPTOES SQUAT 123
3 - BURPEE 72-73
4 - PREDATOR JACK 71

Übungsgruppe 2

2 Serien ausführen

Ohne Erholungszeit dazwischen

1 - BURPEE-BAR 76
2 - KETTLEBELL SWING 189
3 - 180° SQUAT 126
4 - BURPEE-BAR 76
5 - KETTLEBELL SNATCH 191
6 - STAGGERED PUSH-UP 158

Übungsgruppe 3 Gewichtheben

2 Serien ausführen

2 min Erholungszeit dazwischen

1 - HIP MUSCLE SNATCH 180-181
2 - HIP POWER SNATCH 180-181
3 - HIP SQUAT SNATCH 180-181
4 - OVERHEAD SQUAT 176

Woche 1 | Ratio 1/2 | **Trainingseinheit 2**

Nach einem 5-minütigen Aufwärmen von Muskeln und Gelenken

Maximale Belastungsdauer: 15 s

Ruhezeit: 30 s

Erholungszeit zwischen den Übungsgruppen: 2 min

Übungsgruppe 1

2 Serien ausführen

Ohne Erholungszeit dazwischen

1 - JUMPING JACK 46
2 - TIPTOES SQUAT 123
3 - BURPEE 73
4 - PREDATOR JACK 71

Übungsgruppe 2

2 Serien ausführen

2 min Erholungszeit dazwischen

1 - JUMP ROPE (DOUBLE UNDER) 171
2 - LONG JUMP TO BACKWARD HOP 64
3 - JUMP ROPE (DOUBLE UNDER) 171
4 - BREAK DANCER 120
5 - JUMP ROPE (DOUBLE UNDER) 171
6 - PUSH-UP JACK 156

Übungsgruppe 3 Gewichtheben

2 Serien ausführen

2 min Erholungszeit dazwischen

1 - HIGH PULL SNATCH 183
2 - OVERHEAD SQUAT 176
3 - HIGH PULL SNATCH 183
4 - DROP SNATCH 184

Kommentar

Behalten Sie bei den vier Übungen der Übungsgruppe 3 dieselben Gewichte bei. Geben Sie der Technik Vorrang vor der Anzahl der Wiederholungen. Für die meisten Leser dieses Buches genügt eine Hantelstange ohne zusätzliches Gewicht.

Woche 1 Ratio 1/2 **Trainingseinheit 2**

Nach einem 5-minütigen Aufwärmen von Muskeln und Gelenken

Maximale Belastungsdauer: 15 s

Ruhezeit: 30 s

Erholungszeit zwischen den Übungsgruppen: 2 min

Übungsgruppe 1

2 Serien ausführen

Ohne Erholungszeit dazwischen

1 - JUMPING JACK 46
2 - TIPTOES SQUAT 123
3 - BURPEE 73
4 - PREDATOR JACK 71

Übungsgruppe 2

2 Serien ausführen

2 min Erholungszeit dazwischen

1 - DUMBBELL DISCUS 198
2 - SPEED FEET 78
3 - DUMBBELL GOBLET SQUAT 195
4 - LONG JUMP TO BACKWARD HOP 64
5 - DUMBBELL SNATCH 196
6 - BLAST OFF PUSH-UP 155

Übungsgruppe 3 Gewichtheben

2 Serien ausführen

2 min Erholungszeit dazwischen

1 - SPLIT JERK 188
2 - BACK SQUAT TO PRESS 178
3 - THRUSTER 187
4 - HIP SQUAT SNATCH 180-181

Kommentar

Ein Gewicht von 40 kg ist für die Mehrheit der Leser dieses Buches, die nicht auf Gewichtheben spezialisiert sind, zweifellos das Maximum.

Woche 2 **Ratio 1/2** **Trainingseinheit 1**

Nach einem 5-minütigen Aufwärmen von Muskeln und Gelenken

Maximale Belastungsdauer: 15 s

Ruhezeit: 30 s

Erholungszeit zwischen den Übungsgruppen: 2 min

Übungsgruppe 1

3 Serien ausführen

Ohne Erholungszeit dazwischen

- 1 - JUMPING JACK 46
- 2 - SKATER JUMP 131
- 2 - MONTAIN CLIMBER 49
- 3 - SPEED FEET 78

Übungsgruppe 2

2 Serien ausführen

2 min Erholungszeit dazwischen

- 1 - PLIO-BOX 207
- 2 - PUSH-UP TO PLANK 113
- 3 - BOX JUMP 209
- 4 - SPIDERMAN PUSH-UP 151
- 5 - 180° SQUAT 126
- 6 - PUSH-UP JACK 156

Übungsgruppe 3 Gewichtheben

2 Serien ausführen

2 min Erholungszeit dazwischen

- 1 - SNATCH BALANCE 185
- 2 - HIP POWER SNATCH 180-181
- 3 - HIP POWER CLEAN 182
- 4 - HIGH PULL SNATCH 183

Kommentar

Bei der Übungsgruppe Gewichtheben erlaubt ein leichtes Gewicht eine schwungvolle und technisch einwandfreie Ausführung.

Woche 2 Ratio 1/2 **Trainingseinheit 2**

Nach einem 5-minütigen Aufwärmen von Muskeln und Gelenken

Maximale Belastungsdauer: 15 s

Ruhezeit: 30 s

Erholungszeit zwischen den Übungsgruppen: 2 min

Übungsgruppe 1

2 Serien ausführen

Ohne Erholungszeit dazwischen

1 - JUMPING JACK 46
2 - SKATER JUMP 131
3 - MONTAIN CLIMBER 49
4 - SPEED FEET 78

Übungsgruppe 2

2 Serien ausführen

2 min Erholungszeit dazwischen

1 - HALO PLATE 169
2 - LONG JUMP TO BACKWARD HOP 64
3 - DROP PLATE OUT SQUAT 167
4 - MONTAIN CLIMBER 49
5 - GROUND TO OVERHEAD PLATE 168
6 - PUSH-UP TO PLANK 113

Übungsgruppe 3 Gewichtheben

2 Serien ausführen

2 min Erholungszeit dazwischen

1 - SQUAT SNATCH 180-181
2 - SQUAT CLEAN 182
3 - MUSCLE SNATCH 180-181
4 - MUSCLE CLEAN 182

Kommentar

Das Durchschnittsgewicht für die Übungsgruppe Gewichtheben liegt zwischen 40 und 50 kg. Für diese Übungsgruppe wird die Stange bei jeder Wiederholung auf dem Boden abgelegt. Die Technik bezieht sich also auf die im Übungsführer (Seite 181, 182) beschriebene Technik. Besonders ist auf eine gerade Wirbelsäule bei ALLEN Wiederholungen zu achten.

Woche 2 Ratio 1/2 **Trainingseinheit 3**

Nach einem 5-minütigen Aufwärmen von Muskeln und Gelenken

Maximale Belastungsdauer: 15 s

Ruhezeit: 30 s

Erholungszeit zwischen den Übungsgruppen: 2 min

2 Serien ausführen

Ohne Erholungszeit dazwischen

Übungsgruppe 1

1 - JUMPING JACK 46
2 - SKATER JUMP 131
3 - MONTAIN CLIMBER 49
4 - SPEED FEET 78

2 Serien ausführen

2 min Erholungszeit dazwischen

Übungsgruppe 2

1 - PRISONER SPLIT SQUAT 177
2 - STAGGERED PUSH-UP 158
3 - SQUAT JUMP 124
4 - CLAP PUSH-UP 157
5 - IN AND OUT SQUAT JUMP 128
6 - PUSH-UP JACK 156

2 Serien ausführen

2 min Erholungszeit dazwischen

Übungsgruppe 3 Gewichtheben

1 - THRUSTER 187
2 - POWER SNATCH 180-181
3 - BACK SQUAT TO PRESS 178
4 - POWER CLEAN 182

Kommentar

Das Durchschnittsgewicht für die Übungsgruppe Gewichtheben liegt bei 40 kg.

Woche 3 **Ratio 1/2** **Trainingseinheit 1**

Nach einem 5-minütigen Aufwärmen von Muskeln und Gelenken

Maximale Belastungsdauer: 15 s

Ruhezeit: 30 s

Erholungszeit zwischen den Übungsgruppen: 2 min

Übungsgruppe 1

3 Serien ausführen

Ohne Erholungszeit dazwischen

- 1 - JUMPING JACK 46
- 2 - SPEED FEET 131
- 3 - PLANK TO PUSH-UP 113
- 4 - PRISONER SPLIT SQUAT 177

Übungsgruppe 2

2 Serien ausführen

2 min Erholungszeit dazwischen

- 1 - JUMP ROPE (DOUBLE UNDER) 171
- 2 - CROSS PUSH-UP 154
- 3 - PLIO-BOX 207
- 4 - DUMBBELL SNATCH 196
- 5 - BURPEE PULL-UP 75
- 6 - GROUND TO OVERHEAD PLATE 168

Übungsgruppe 3 Gewichtheben

2 Serien ausführen

2 min Erholungszeit dazwischen

- 1 - SPLIT JERK 188
- 2 - MUSCLE CLEAN 182
- 3 - SPLIT JERK 188
- 4 - MUSCLE SNATCH 180-181

Kommentar

Die Hantelstange wird bei den Cleans und Snatchs vor jeder Wiederholung am Boden abgelegt.

Woche 3 | **Ratio 1/2** | **Trainingseinheit 2**

Nach einem 5-minütigen Aufwärmen von Muskeln und Gelenken

Maximale Belastungsdauer: 15 s

Ruhezeit: 30 s

Erholungszeit zwischen den Übungsgruppen: 2 min

Übungsgruppe 1

3 Serien ausführen

Ohne Erholungszeit dazwischen

1 - JUMPING JACK 46
2 - SPEED FEET 131
3 - PLANK TO PUSH-UP 113
4 - PRISONER SPLIT SQUAT 177

Übungsgruppe 2

2 Serien ausführen

2 min Erholungszeit dazwischen

1 - SKATER JUMP 131
2 - SIDE LUNGE (HANTELSTANGE OHNE GEWICHT) 186
3 - BOX JUMP 209
4 - TIPTOES SQUAT (HANTELSTANGE OHNE GEWICHT) 123
5 - STAGGERED PUSH-UP 158
6 - BEAR CRAWL (FORWARD/BACKWARD) 81

Übungsgruppe 3 Gewichtheben

2 Serien ausführen

2 min Erholungszeit dazwischen

1 - HIGH PULL SNATCH 183
2 - THRUSTER 187
3 - HIGH PULL SNATCH 183
4 - BACK SQUAT TO PRESS 178

Woche 3 Ratio 1/2 **Trainingseinheit 3**

Nach einem 5-minütigen Aufwärmen von Muskeln und Gelenken

Maximale Belastungsdauer: 15 s

Ruhezeit: 30 s

Erholungszeit zwischen den Übungsgruppen: 2 min

Übungsgruppe 1

3 Serien ausführen

Ohne Erholungszeit dazwischen

1 - JUMPING JACK 46
2 - SPEED FEET 131
3 - PLANK TO PUSH-UP 113
4 - PRISONER SPLIT SQUAT 177

Übungsgruppe 2

2 Serien ausführen

2 min Erholungszeit dazwischen

1 - STAND-UP 203
2 - STEP-UP BOX 208
3 - SIT-UP 112
4 - GROUND TO OVERHEAD PLATE 168
5 - MONTAIN CLIMBER (WIDE STANCE) 51

Übungsgruppe 3 Gewichtheben

2 Serien ausführen

2 min Erholungszeit dazwischen

1 - DROP SNATCH 184
2 - MUSCLE CLEAN 182
3 - SNATCH BALANCE 185
4 - SQUAT CLEAN 182

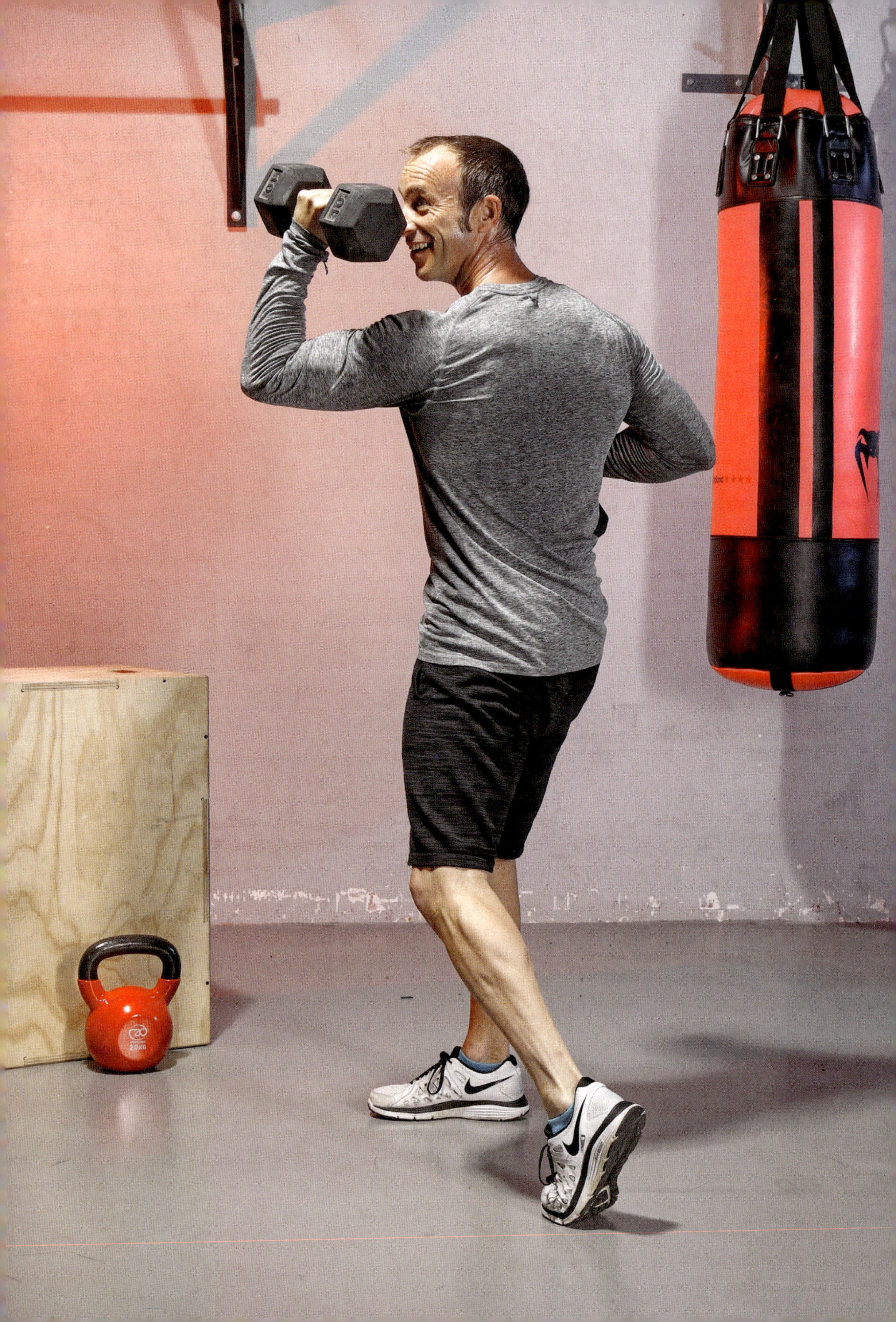

TRAININGSPLANUNG

PROGRAMME MIT KLEINEN TRAININGSGERÄTEN

Niveau 3
Hell

HIIT

Da wären wir also! Mitten in Leid und Schmerz... in der Hölle! Die vier bevorstehenden Wochen werden anstrengend, erschöpfend und stressig sein, das sage ich Ihnen lieber gleich. Die Übungen sind noch anspruchsvoller und komplexer, und obgleich die Ratio zwischen maximaler Belastungszeit und Ruhezeit nicht extrem ist (1/1), wird die Art der Übungen Sie körperlich und mental über Grenzen bringen, die zweifellos selten erreicht werden.

Dieses Programm unterscheidet sich von Blood and Tears in vier wichtigen Punkten:

- Dauer: 4 Wochen.
- Höhere Anzahl von Trainingseinheiten: insgesamt 16.
- Ratio zwischen maximaler Belastungsdauer und Ruhezeit, die sich von 1/2 auf 1/1 verändert.
- Struktur der Trainingseinheiten mit Einführung von Übungskombinationen, die unter energetischem Gesichtspunkt sehr anspruchsvoll sind.

Wichtig

- Für jede Woche wird eine Ratio angegeben: Sie entspricht dem Verhältnis zwischen Belastungszeit und Ruhezeit während der verschiedenen Übungen einer Trainingseinheit. Je mehr die Intensität der Trainingseinheiten zunimmt, desto mehr verschiebt sich die Ratio zu Gunsten der Belastungszeit (siehe Tabelle S. 34).
- Obgleich die Übungsgruppe 1 zur Gesamtzeit jeder Trainingseinheit dazugerechnet wird, gilt sie hauptsächlich als spezifisches Aufwärmtraining.
- Achtung: Innerhalb einer Trainingseinheit können die Erholungszeiten zwischen den Durchgängen unterschiedlich sein.

Woche 1 **Ratio 1/1** **Trainingseinheit 1**

Nach einem 5-minütigen Aufwärmen von Muskeln und Gelenken

Maximale Belastungsdauer: 20 s

Ruhezeit: 20 s

Erholungszeit zwischen den Übungsgruppen: 2 min

Übungsgruppe 1

2 Serien ausführen

1 min 30 Erholungszeit dazwischen

1 - TIPTOES SQUAT 123
2 - PUSH-UP 144
3 - IN AND OUT SQUAT 128
4 - CROSS PUSH-UP 154
5 - 180° SQUAT 126
6 - BLAST OFF PUSH-UP 155

Übungsgruppe 2

2 Serien ausführen

2 min Erholungszeit dazwischen

1 - DUMBBELL DISCUS 198
2 - IPPON SQUAT 202
3 - STEP-UP BOX 208
4 - HIP MUSCLE SNATCH 180-181
5 - STAND-UP 203
6 - HIP POWER SNATCH 180-181

Übungsgruppe 3 Übungskombinationen

2 Serien ausführen

2 min Erholungszeit dazwischen

1 - BURPEE BAR 76
2 - JUMP ROPE (DOUBLE UNDER) 171
3 - BURPEE PULL-UP 75
4 - BREAK DANCER PUSH-UP 159
5 - BURPEE BOX 77
6 - 180° SQUAT 126

Woche 1 **Ratio 1/1** **Trainingseinheit 2**

Nach einem 5-minütigen Aufwärmen von Muskeln und Gelenken

Maximale Belastungsdauer: 20 s

Ruhezeit: 20 s

Erholungszeit zwischen den Übungsgruppen: 2 min

Übungsgruppe 1

2 Serien ausführen

1 min 30 Erholungszeit dazwischen

1 - TIPTOES SQUAT 123
2 - PUSH-UP 144
3 - IN AND OUT SQUAT 128
4 - CROSS PUSH-UP 154
5 - 180° SQUAT 126
6 - BLAST OFF PUSH-UP 155

Übungsgruppe 2

2 Serien ausführen

2 min Erholungszeit dazwischen

1 - KETTLEBELL OUTSIDE SWING TO BOTTOM UP LUNGE 190
2 - LONG JUMP TO BACKWARD HOP 64
3 - SKATER JUMP 131
4 - KETTLEBELL SNATCH 191
5 - PREDATOR JACK 71
6 - DUMBBELL HIPS ROTATE UPPERCUT 199

Übungsgruppe 3 Übungskombinationen

2 Serien ausführen

2 min Erholungszeit dazwischen

7 - STAND-UP 203
8 - STAGGERED PUSH-UP 158
9 - STAND-UP 203
10 - CROSS PUSH-UP 154
11 - STAND-UP 203
12 - PUSH-UP JACK 156

Woche 1 Ratio 1/1 **Trainingseinheit 3**

Nach einem 5-minütigen Aufwärmen von Muskeln und Gelenken

Maximale Belastungsdauer: 20 s

Ruhezeit: 20 s

Erholungszeit zwischen den Übungsgruppen: 2 min

Übungsgruppe 1

2 Serien ausführen

1 min 30 Erholungszeit dazwischen

1 - TIPTOES SQUAT 123
2 - PUSH-UP 144
3 - IN AND OUT SQUAT 128
4 - CROSS PUSH-UP 154
5 - 180° SQUAT 126
6 - BLAST OFF PUSH-UP 155

Übungsgruppe 2

2 Serien ausführen

2 min Erholungszeit dazwischen

1 - HIGH PULL SNATCH 183
2 - DUMBBELL SUMO DEADLIFT 197
3 - BURPEE 73
4 - DUMBBELL HIPS ROTATE UPPERCUT 199
5 - KETTLEBELL SWING 189
6 - 90° JUMPING JACK 46

Übungsgruppe 3 Übungskombinationen

2 Serien ausführen

2 min Erholungszeit dazwischen

1 - SNATCH POSITION BOX JUMP (STAB)
2 - SPEED FEET 78
3 - SNATCH POSITION BOX JUMP (STAB)
4 - OVERHEAD SPLIT SQUAT (STAB) 176
5 - SNATCH POSITION BOX JUMP (STAB)
6 - MONTAIN CLIMBER 49

Snatch position box jump: Es handelt sich »einfach« um einen Box Jump, der mit einem Stab ausgeführt wird. Die Landung erfolgt mit völlig gebeugten Beinen wie bei der Grundübung, aber die Arme sind in der Snatch-Position gestreckt.

Woche 1 | **Ratio 1/1** | **Trainingseinheit 4**

Nach einem 5-minütigen Aufwärmen von Muskeln und Gelenken

Maximale Belastungsdauer: 20 s

Ruhezeit: 20 s

Übungsgruppe 1

2 Serien ausführen

1 min 30 Erholungszeit dazwischen

- 1 - TIPTOES SQUAT 123
- 2 - PUSH-UP 144
- 3 - IN AND OUT SQUAT 128
- 4 - CROSS PUSH-UP 154
- 5 - 180° SQUAT 126
- 6 - BLAST OFF PUSH-UP 155

Übungsgruppe 2

2 Serien ausführen

2 min Erholungszeit dazwischen

- 7 - SIT-UP 112
- 8 - PLATE IN SQUAT 166
- 9 - MOGUL JUMP 62
- 10 - DROP PLATE IN SQUAT 166
- 11 - STAND-UP 203
- 12 - PLATE OUT SQUAT 167

Übungsgruppe 3 Übungskombinationen

2 Serien ausführen

2 min Erholungszeit dazwischen

- 1 - THRUSTER 187
- 2 - 180° SQUAT 126
- 3 - THRUSTER 187
- 4 - JUMPING JACK 46
- 5 - THRUSTER 187
- 6 - PULL-UP 173

Woche 2 **Ratio 1/1** **Trainingseinheit 1**

Nach einem 5-minütigen Aufwärmen von Muskeln und Gelenken

Maximale Belastungsdauer: 20 s

Ruhezeit: 20 s

Erholungszeit zwischen den Übungsgruppen: 2 min

Übungsgruppe 1

2 Serien ausführen

1 min 30 Erholungszeit dazwischen

1 - PRISONER SPLIT SQUAT 177
2 - CANDLESTICK TO DROP SQUAT 133
3 - PLANK TO PUSH-UP 113
4 - BEAR CRAWL 80-81
5 - DUMBBELL DISCUS (HANTELN MIT 2–5 KG) 198
6 - SPEED FEET 78

Übung 2: Es handelt sich um die Übungskombination von Kerze (Candlestick, im Übungsführer beschrieben auf S. 133), gefolgt vom Stand auf Zehenspitzen mit anschließender Beugung zum Squat, wobei die Füße seitlich nach außen zeigen.

Übungsgruppe 2

2 Serien ausführen

2 min Erholungszeit dazwischen

1 - BOX JUMP 209
2 - MOGUL JUMP 62
3 - TIPTOES SQUAT 123
4 - STEP-UP BOX 208
5 - BLAST OFF PUSH-UP 155
6 - SKATER JUMP 131

Übungsgruppe 3 Übungskombinationen

2 Serien ausführen

2 min Erholungszeit dazwischen

1 - KETTLEBELL SWING TO GOBLET SQUAT 192
2 - PLANK TO PUSH-UP 113
3 - KETTLEBELL SWING TO GOBLET SQUAT 192
4 - PLIO BOX 207
5 - KETTLEBELL SWING TO GOBLET SQUAT 192
6 - SIDE LUNGE 186

Woche 2 Ratio 1/1 Trainingseinheit 2

Nach einem 5-minütigen Aufwärmen von Muskeln und Gelenken

Maximale Belastungsdauer: 20 s

Ruhezeit: 20 s

Erholungszeit zwischen den Übungsgruppen: 2 min

Übungsgruppe 1

2 Serien ausführen
1 min 30 Erholungszeit dazwischen

1 - PRISONER SPLIT SQUAT 177
2 - CANDLESTICK TO DROP SQUAT 133
3 - PLANK TO PUSH-UP 113
4 - BEAR CRAWL 80-81
5 - DUMBBELL DISCUS (HANTELN MIT 2–5 KG) 198
6 - SPEED FEET 78

Übungsgruppe 2

2 Serien ausführen
2 min Erholungszeit dazwischen

1 - PREDATOR JACK 71
2 - GROUND TO OVERHEAD (STANGE) 168
3 - IN AND OUT SQUAT 128
4 - SQUAT SNATCH 180-181
5 - BOX JUMP 209
6 - SQUAT CLEAN 182

Übungsgruppe 3 Übungskombinationen

2 Serien ausführen
2 min Erholungszeit dazwischen

1 - KNEELING JUMP TO BURPEE 82-73
2 - SIT-UP 112
3 - KNEELING JUMP TO BURPEE 82-73
4 - HALO PLATE 169
5 - KNEELING JUMP TO BURPEE 82-73
6 - BEAR CRAWL 80-81

Woche 2 Ratio 1/1 Trainingseinheit 3

Nach einem 5-minütigen Aufwärmen von Muskeln und Gelenken

Maximale Belastungsdauer: 20 s

Ruhezeit: 20 s

Erholungszeit zwischen den Übungsgruppen: 2 min

Übungsgruppe 1

2 Serien ausführen

1 min 30 Erholungszeit dazwischen

1 - PRISONER SPLIT SQUAT 177
2 - CANDLESTICK TO DROP SQUAT 133
3 - PLANK TO PUSH-UP 113
4 - BEAR CRAWL 80-81
5 - DUMBBELL DISCUS 198
6 - SPEED FEET 78

Übungsgruppe 2

2 Serien ausführen

2 min Erholungszeit dazwischen

1 - BREAK DANCER 120
2 - TUCK JUMP 70
3 - SQUAT SNATCH 180-181
4 - KETTLEBELL SWING 189
5 - DOUBLE PLATE SHUFFLE RUN 84
6 - MOGUL JUMP 62

Übungsgruppe 3 Übungskombinationen

2 Serien ausführen

2 min Erholungszeit dazwischen

1 - CANDLESTICK TO HIGH JUMP 133
2 - JUMP ROPE (DOUBLE UNDER) 171
3 - CANDLESTICK TO HIGH JUMP 133
4 - PLIO-BOX 207
5 - CANDLESTICK TO HIGH JUMP 133
6 - PUSH-UP JACK 156

Woche 2 | **Ratio 1/1** | **Trainingseinheit 4**

Nach einem 5-minütigen Aufwärmen von Muskeln und Gelenken

Maximale Belastungsdauer: 20 s

Ruhezeit: 20 s

Übungsgruppe 1

2 Serien ausführen

1 min 30 Erholungszeit dazwischen

1 - PRISONER SPLIT SQUAT 177
2 - CANDLESTICK TO DROP SQUAT 133
3 - PLANK TO PUSH-UP 113
4 - BEAR CRAWL 80-81
5 - DUMBBELL DISCUS 198
6 - SPEED FEET 78

Übungsgruppe 2

2 Serien ausführen

2 min Erholungszeit dazwischen

1 - SKATER JUMP 131
2 - DOUBLE DUMBELL OUTSIDE SWING TO FRONT SQUAT 200
3 - SPLIT JERK (STANGE) 188
4 - DUMBBELL SUMO DEADLIFT 197
5 - SIT-UP 112
6 - KNEELING JUMP 82

Übungsgruppe 3 Übungskombinationen

2 Serien ausführen

2 min Erholungszeit dazwischen

1 - GROUND TO OVERHEAD (STANGE) 168
2 - MOGUL JUMP 62
3 - GROUND TO OVERHEAD (STANGE) 168
4 - IN AND OUT SQUAT 128
5 - GROUND TO OVERHEAD (STANGE) 168
6 - CROSS PUSH-UP 154

Woche 3 Ratio 1/1 Trainingseinheit 1

Nach einem 5-minütigen Aufwärmen von Muskeln und Gelenken

Maximale Belastungsdauer: 20 s

Ruhezeit: 20 s

Erholungszeit zwischen den Übungsgruppen: 2 min

Übungsgruppe 1

2 Serien ausführen

1 min 30 Erholungszeit dazwischen

1 - ALTERNATE BACK LUNGE TO KNEE KICK 141
2 - BREAK DANCER 120
3 - TUCK JUMP 70
4 - DOUBLE PLATE SHUFFLE RUN 84
5 - PREDATOR JACK 71
6 - HALO PLATE 169

Übungsgruppe 2

2 Serien ausführen

2 min Erholungszeit dazwischen

1 - SCISSOR JUMP 138
2 - PUSH-UP JACK 156
3 - POWER SNATCH 180-181
4 - JUMP ROPE (DOUBLE UNDER) 171
5 - POWER CLEAN 182
6 - SPEED FEET 78

Übungsgruppe 3 Übungskombinationen

2 Serien ausführen

2 min Erholungszeit dazwischen

1 - BREAK DANCER PUSH-UP 159
2 - STAND-UP 203
3 - BREAK DANCER PUSH-UP 159
4 - SIT-UP 112
5 - BREAK DANCER PUSH-UP 159
6 - HALO PLATE 169

Woche 3 **Ratio 1/1** **Trainingseinheit 2**

Nach einem 5-minütigen Aufwärmen von Muskeln und Gelenken

Maximale Belastungsdauer: 20 s

Ruhezeit: 20 s

Erholungszeit zwischen den Übungsgruppen: 2 min

Übungsgruppe 1

2 Serien ausführen

1 min 30 Erholungszeit dazwischen

1 - ALTERNATE BACK LUNGE TO KNEE KICK 141
2 - BREAK DANCER 120
3 - TUCK JUMP 70
4 - DOUBLE PLATE SHUFFLE RUN 84
5 - PREDATOR JACK 71
6 - HALO PLATE 169

Übungsgruppe 2

2 Serien ausführen

2 min Erholungszeit dazwischen

1 - BURPEE (WIDE STANCE) 74
2 - DUMBBELL SNATCH 196
3 - BOX JUMP 209
4 - SPIDERMAN PUSH-UP 151
5 - SIT-UP 112
6 - KETTLEBELL SWING 189

Übungsgruppe 3 Übungskombinationen

2 Serien ausführen

2 min Erholungszeit dazwischen

1 - BACK LUNGE TO ROW (BAND) 204
2 - BREAK DANCER 120
3 - BACK LUNGE TO ROW (BAND) 204
4 - PUSH-UP JACK 156
5 - BACK LUNGE TO ROW (BAND) 204
6 - CROSS PUSH-UP 154

Woche 3 **Ratio 1/1** **Trainingseinheit 3**

Nach einem 5-minütigen Aufwärmen von Muskeln und Gelenken

Maximale Belastungsdauer: 20 s

Ruhezeit: 20 s

Erholungszeit zwischen den Übungsgruppen: 2 min

Übungsgruppe 1

2 Serien ausführen

1 min 30 Erholungszeit dazwischen

1 - ALTERNATE BACK LUNGE TO KNEE KICK 141
2 - BREAK DANCER 120
3 - TUCK JUMP 70
4 - DOUBLE PLATE SHUFFLE RUN 84
5 - PREDATOR JACK 71
6 - HALO PLATE 169

Übungsgruppe 2

2 Serien ausführen

2 min Erholungszeit dazwischen

1 - SIDE LUNGE 186
2 - HIP MUSCLE SNATCH 180-181
3 - STEP-UP BOX 208
4 - HIP SQUAT SNATCH 180-181
5 - CLAP PUSH-UP 157
6 - STAND-UP 203

Übungsgruppe 3 Übungskombinationen

2 Serien ausführen

2 min Erholungszeit dazwischen

1 - DOUBLE DUMBELL OUTSIDE SWING TO FRONT SQUAT 200
2 - SIT-UP 112
3 - DOUBLE DUMBELL OUTSIDE SWING TO FRONT SQUAT 200
4 - STAND-UP 203
5 - DOUBLE DUMBELL OUTSIDE SWING TO FRONT SQUAT 200
6 - MOGUL JUMP 62

Woche 3 Ratio 1/1 **Trainingseinheit 4**

Nach einem 5-minütigen Aufwärmen von Muskeln und Gelenken

Maximale Belastungsdauer: 20 s

Ruhezeit: 20 s

ÜBUNGSGRUPPE 1

2 Serien ausführen

1 min 30 Erholungszeit dazwischen

1 - ALTERNATE BACK LUNGE TO KNEE KICK 141
2 - BREAK DANCER 120
3 - TUCK JUMP 70
4 - DOUBLE PLATE SHUFFLE RUN 84
5 - PREDATOR JACK 71
6 - HALO PLATE 169

ÜBUNGSGRUPPE 2

2 Serien ausführen

2 min Erholungszeit dazwischen

1 - BEAR CRAWL 80-81
2 - PLIO-BOX 207
3 - SPIDERMAN PUSH-UP 151
4 - OVERHEAD SPLIT SQUAT 177
5 - PLANK TO PUSH-UP 113
6 - 90° JUMPING JACK 46

ÜBUNGSGRUPPE 3 ÜBUNGSKOMBINATIONEN

2 Serien ausführen

2 min Erholungszeit dazwischen

1 - DUMBBELL UPPERCUT TO BAND PUNCH (DUMBELL RECHTS) 199-205
2 - IPPON SQUAT 202
3 - DUMBBELL UPPERCUT TO BAND PUNCH (DUMBELL LINKS) 199-205
4 - STAND UP (BAND) 203
5 - DUMBBELL UPPERCUT TO BAND PUNCH (DUMBELL RECHTS) 199-205
6 - TUCK JUMP 70
7 - DUMBBELL UPPERCUT TO BAND PUNCH (DUMBELL LINKS) 199-205

Kommentar

Beim Dumbbell Uppercut to Band Punch werden beide Einzelübungen direkt in Folge ausgeführt.

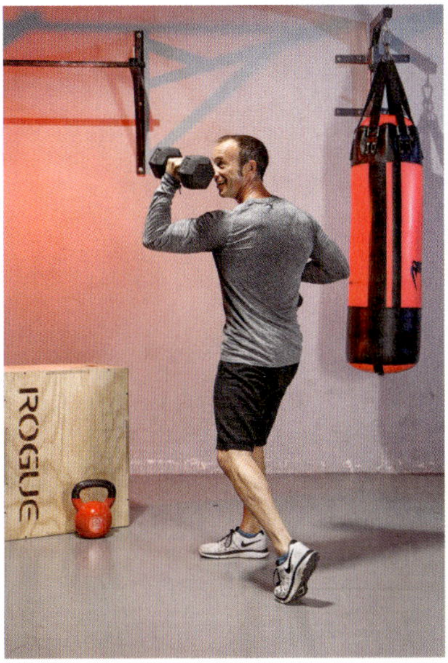

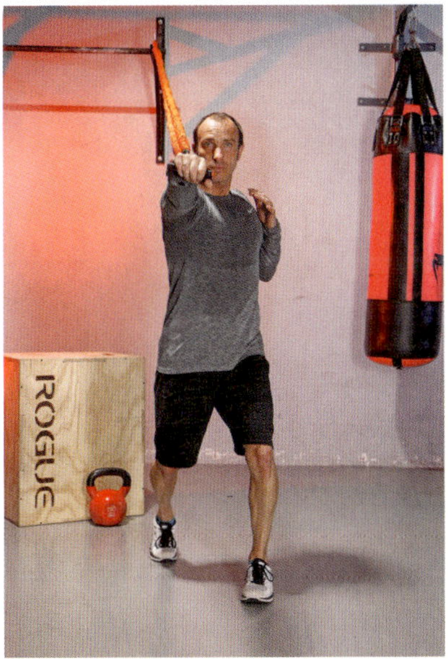

Woche 4 **Ratio 1/1** **Trainingseinheit 1**

Nach einem 5-minütigen Aufwärmen von Muskeln und Gelenken

Maximale Belastungsdauer: 20 s

Ruhezeit: 20 s

Erholungszeit zwischen den Übungsgruppen: 2 min

Übungsgruppe 1

3 Serien ausführen

1 min 30 Erholungszeit dazwischen

1 - DROP SQUAT TO WIDE STANCE SPRAWL 86
2 - STEP-UP BOX 208
3 - 90° JUMPING JACK 46
4 - BLAST OFF PUSH-UP 155
5 - JUMP ROPE (DOUBLE UNDER) 171
6 - HIP MUSCLE SNATCH 180-181

Übungsgruppe 2

2 Serien ausführen

2 min Erholungszeit dazwischen

1 - KNEELING JUMP 82
2 - CLAP PUSH-UP 157
3 - SCISSOR JUMP 138
4 - DOUBLE PLATE SHUFFLE RUN 84
5 - OVERHEAD SPLIT SQUAT 177
6 - DOUBLE DUMBELL OUTSIDE SWING TO ROW 201

Übungsgruppe 3 Übungskombinationen

2 Serien ausführen

2 min Erholungszeit dazwischen

1 - DUBMBELL HIPS ROTATE UPPERCUT 199
2 - 180° SQUAT JUMP 126
3 - DUBMBELL HIPS ROTATE UPPERCUT 199
4 - IN AND OUT SQUAT 128
5 - DUBMBELL HIPS ROTATE UPPERCUT 199
6 - BURPEE 73

Woche 4 **Ratio 1/1** **Trainingseinheit 2**

Nach einem 5-minütigen Aufwärmen von Muskeln und Gelenken

Maximale Belastungsdauer: 20 s

Ruhezeit: 20 s

Erholungszeit zwischen den Übungsgruppen: 2 min

Übungsgruppe 1

3 Serien ausführen

1 min 30 Erholungszeit dazwischen

1 - DROP SQUAT TO WIDE STANCE SPRAWL 86
2 - STEP-UP BOX 208
3 - 90° JUMPING JACK 46
4 - BLAST OFF PUSH-UP 155
5 - JUMP ROPE (DOUBLE UNDER) 171
6 - HIP MUSCLE SNATCH 180-181

Übungsgruppe 2

2 Serien ausführen

2 min Erholungszeit dazwischen

1 - PLIO-BOX 207
2 - BURPEE BOX JUMP 77
3 - PUSH-UP JACK 156
4 - PREDATOR JACK 71
5 - SNATCH BALANCE 185
6 - BEAR CRAWL 80-81

Übungsgruppe 3 Übungskombinationen

2 Serien ausführen

2 min Erholungszeit dazwischen

1 - BAND STAND-UP 203
2 - SHUTTLE SPRINT (3-5 M) 85
3 - BAND STAND-UP 203
4 - PUSH-UP JACK 156
5 - BAND STAND-UP 203
6 - MOGUL JUMP 62

Woche 4 | **Ratio 1/1** | **Trainingseinheit 3**

Nach einem 5-minütigen Aufwärmen von Muskeln und Gelenken

Maximale Belastungsdauer: 20 s

Ruhezeit: 20 s

Erholungszeit zwischen den Übungsgruppen: 2 min

Übungsgruppe 1

3 Serien ausführen

1 min 30 Erholungszeit dazwischen

1 - DROP SQUAT TO WIDE STANCE SPRAWL 86
2 - STEP-UP BOX 208
3 - 90° JUMPING JACK 46
4 - BLAST OFF PUSH-UP 155
5 - JUMP ROPE (DOUBLE UNDER) 171
6 - HIP MUSCLE SNATCH 180-181

Übungsgruppe 2

2 Serien ausführen

2 min Erholungszeit dazwischen

1 - PISTOL SQUAT TO CANDLESTICK TO TIPTOES SQUAT 133
2 - BREAK DANCER 120
3 - HIGH PULL SNATCH 183
4 - SPEED FEET 78
5 - BACK SQUAT 178
6 - DOUBLE DUMBELL OUTSIDE SWING TO ROW 201

Übungsgruppe 3 Übungskombinationen

2 Serien ausführen

2 min Erholungszeit dazwischen

1 - LONG JUMP TO BACKWARD HOP 64
2 - CROSS PUSH-UP 154
3 - LONG JUMP TO BACKWARD HOP 64
4 - DUMBBELL DISCUS 198
5 - LONG JUMP TO BACKWARD HOP 64
6 - GROUND TO OVERHEAD PLATE 168

Woche 4 Ratio 1/1 **Trainingseinheit 4**

Nach einem 5-minütigen Aufwärmen von Muskeln und Gelenken

Maximale Belastungsdauer: 20 s

Ruhezeit: 20 s

Erholungszeit zwischen den Übungsgruppen: 2 min

Übungsgruppe 1

3 Serien ausführen

1 min 30 Erholungszeit dazwischen

1 - DROP SQUAT TO WIDE STANCE SPRAWL 86
2 - STEP-UP BOX 208
3 - 90° JUMPING JACK 46
4 - BLAST OFF PUSH-UP 155
5 - JUMP ROPE (DOUBLE UNDER) 171
6 - HIP MUSCLE SNATCH 180-181

Übungsgruppe 2

2 Serien ausführen

2 min Erholungszeit dazwischen

1 - BREAK DANCER PUSH-UP 159
2 - HIGH KNEE RUN 79
3 - OVERHEAD SQUAT 176
4 - BURPEE PULL-UP 75
5 - CLAP PUSH-UP 157
6 - SIDE LUNGE (STANGE) 186

Übungsgruppe 3 Übungskombinationen

2 Serien ausführen

2 min Erholungszeit dazwischen

1 - PISTOL TO CANDLESTICK TO 180° SQUAT JUMP 133-126
2 - MOGUL JUMP 62
3 - PISTOL TO CANDLESTICK TO 180° SQUAT JUMP 133-126
4 - DROP PLATE OUT SQUAT 167
5 - PISTOL TO CANDLESTICK TO 180° SQUAT JUMP 133-126
6 - PUSH-UP JACK 156

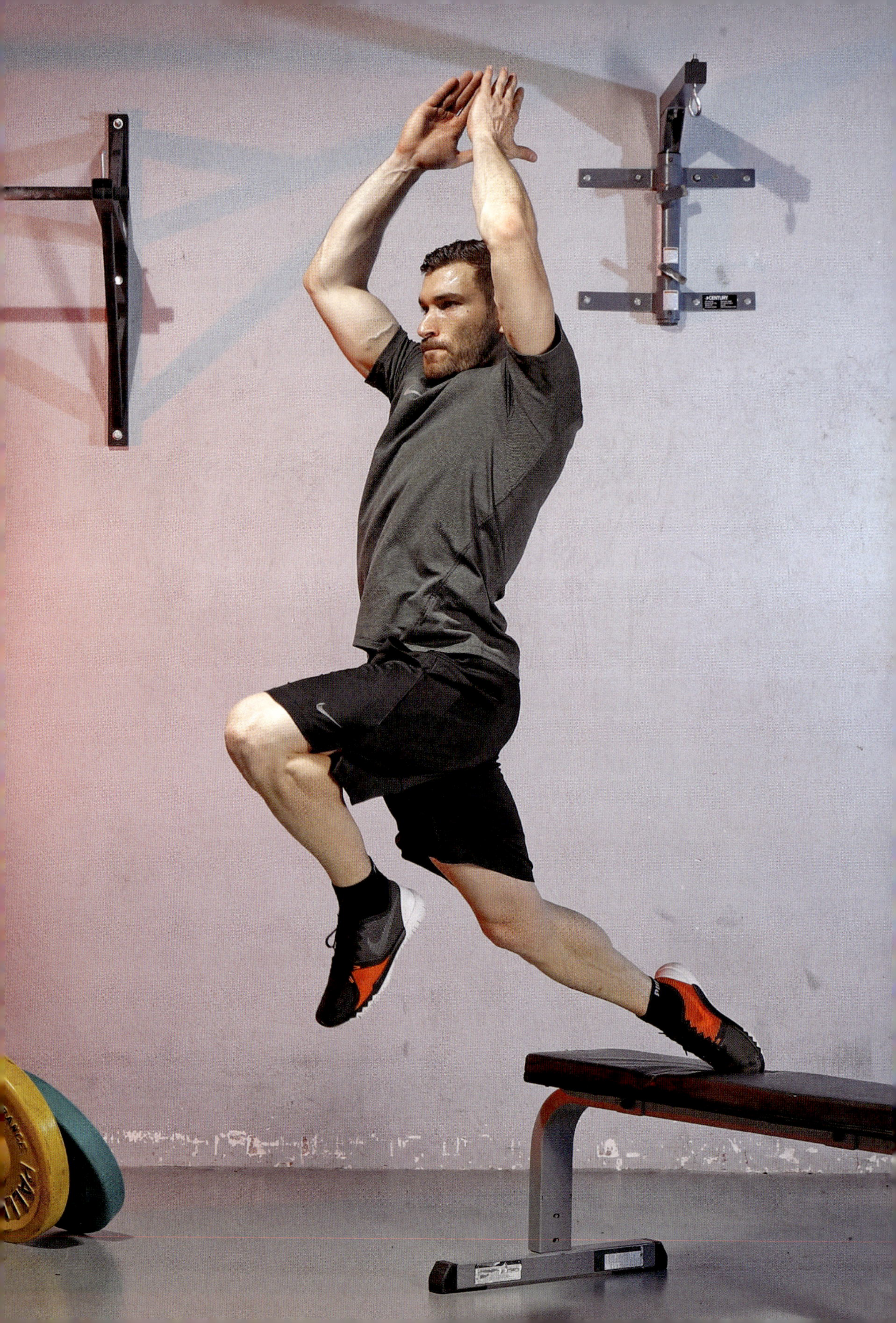

TRAININGSPLANUNG

PROGRAMME MIT KLEINEN TRAININGSGERÄTEN

Niveau 4
Pandemonium

HIIT

Der Begriff »Pandemonium« geht zurück auf ein monumentaltes, erstmals im Jahr 1667 veröffentlichtes Sündenfallepos des englischen Dichters John Milton, »Paradise Lost« (»Das verlorene Paradies«). Darin bezeichnet er die Hauptstadt der Hölle, in der Satan den Rat der Dämonen einberuft und später bekennt: »Besser der Hölle Herr sein als des Himmels Sklave!« Damit ist der Ton auch schon vorgegeben: Die bevorstehenden vier Wochen werden sicher die intensivsten sein, die Sie sportlich erleben.

Dieses Programm unterscheidet sich von dem vorherigen in drei wichtigen Punkten:

- Ratio zwischen maximaler Belastungsdauer und Ruhezeit, die sich von 1/1 auf 2/1 verändert.
- Struktur der Trainingseinheiten mit aktiven Ruhezeiten – wie im Programm Zeus – im Geist des HIIT.
- Übungen, die technisch gesehen immer spezialisierter werden.

Es ist klar, dass sich Pandemonium weder an Anfänger im HIIT noch an Sportler wendet, die keine wesentlichen Grundkenntnisse im Gewichtheben oder im Turnen haben.
Erst wenn sich diese Grundlagen bei Ihnen solide gefestigt haben und Sie das Programm Hell perfekt meistern, werden Sie sich mit einem der intensivsten Trainingsprogramme messen können, die ich je zusammengestellt habe ...

Wichtig

- Für jede Woche wird eine Ratio angegeben: Sie entspricht dem Verhältnis zwischen Belastungszeit und Ruhezeit während der verschiedenen Übungen einer Trainingseinheit. Je mehr die Intensität der Trainingseinheiten zunimmt, desto mehr verschiebt sich die Ratio zu Gunsten der Belastungszeit (siehe Tabelle S. 34).
- Obgleich die Übungsgruppe 1 zur Gesamtzeit jeder Trainingseinheit dazugerechnet wird, gilt sie hauptsächlich als spezifisches Aufwärmtraining.
- Innerhalb einer Trainingseinheit können die Erholungszeiten zwischen den Durchgängen unterschiedlich sein.
- Achten Sie genau auf die Übungen der aktiven Ruhezeiten, die violett unterlegt sind. Diese müssen direkt mit der vorherigen und der folgenden Übung verbunden werden! Ohne Auszeit!

Woche 1 **Ratio 2/1** **Trainingseinheit 1**

Nach einem 5-minütigen Aufwärmen von Muskeln und Gelenken

Maximale Belastungsdauer: 20 s

Ruhezeit: 10 s

Übungen in der aktiven Ruhezeit: 10 s (Übungsgruppe 3)

Erholungszeit zwischen den Übungsgruppen: 2 min

Übungsgruppe 1

3 Serien ausführen
1 min Erholungszeit dazwischen

- 1 - PLIO-BOX 207
- 2 - BEAR CRAWL 80-81
- 3 - OVERHEAD SPLIT SQUAT 177
- 4 - CROSS PUSH-UP 154
- 5 - DROP PLATE IN SQUAT 166
- 6 - BURPEE PULL-UP 75

Übungsgruppe 2

- 1 - HIP MUSCLE SNATCH 180-181
- 2 - BURPEE BAR 76
- 3 - HIP POWER SNATCH 180-181
- 4 - BURPEE PULL-UP 75
- 5 - HIP SQUAT SNATCH 180-181
- 6 - WIDE STANCE SPRAWL 86

Übungsgruppe 3 Aktive Ruhephase

2 Serien ausführen
1 min Erholungszeit dazwischen

- 1 - JUMP ROPE (DOUBLE UNDER) 171
- 2 - PLANK TO PUSH-UP 113
- 3 - SKATER JUMP 131
- 4 - BAR L-SIT 172
- 5 - BREAK DANCER 120
- 6 - HAND STAND 106
- 7 - HIGH KNEE RUN 79
- 8 - TIPTOES JUMP 119
- 9 - LONG JUMP TO BACKWARD HOP 64
- 10 - SIDE CROSS PLANK (RECHTS) 98
- 11 - STAND UP 203
- 12 - SIDE CROSS PLANK (LINKS) 98
- 13 - SHUTTLE SPRINT (5 M) 85

Kommentar

Für den Drop Plate in Squat beziehen Sie sich auch auf den Drop Squat im Übungsführer der Übungen mit Eigenkörpergewicht (S. 125).

Woche 1 **Ratio 2/1** **Trainingseinheit 2**

Nach einem 5-minütigen Aufwärmen von Muskeln und Gelenken

Maximale Belastungsdauer: 20 s

Ruhezeit: 10 s

Übungen in der aktiven Ruhezeit: 10 s

Erholungszeit zwischen den Übungsgruppen: 2 min

Übungsgruppe 1

2 Serien ausführen – 1 min Erholungszeit dazwischen

- 1 - PLIO-BOX 207
- 2 - BEAR CRAWL 80-81
- 3 - OVERHEAD SPLIT SQUAT 177
- 4 - CROSS PUSH-UP 154
- 5 - DROP PLATE IN SQUAT 166
- 6 - BURPEE PULL-UP 75

Übungsgruppe 2

3 Serien ausführen – 2 min Erholungszeit dazwischen

- 1 - DROP SNATCH 184
- 2 - DOUBLE PLATE SHUFFLE RUN 84
- 3 - SNATCH BALANCE 185
- 4 - MONTAIN CLIMBER (WIDE STANCE) 51
- 5 - BACK SQUAT TO PRESS 178
- 6 - TUCK JUMP 70

Übungsgruppe 3 Aktive Ruhephase

2 Serien ausführen – 1 min Erholungszeit dazwischen

- 1 - SHOULDER TAP HAND STAND 107
- 2 - TIPTOES JUMP 119
- 3 - PISTOL TO CANDLESTICK TO HIGH JUMP 133
- 4 - OVERHEAD SQUAT HOLD 176
- 5 - PUSH-UP JACK 156
- 6 - L-SIT BAR 172
- 7 - KETTLEBELL SNATCH (RECHTS) 191
- 8 - FINGERS PLANK 108
- 9 - KETTLEBELL SNATCH (LINKS) 191
- 10 - SIDE CROSS PLANK (RECHTS) 98
- 11 - PLATE GROUND TO OVERHEAD 168
- 12 - SIDE CROSS PLANK (LINKS) 98
- 13 - KETTLEBELL SWING TO GOBLET SQUAT 192

Kommentar

Für den Drop Plate in Squat beziehen Sie sich auch auf den Drop Squat im Übungsführer der Übungen mit Eigenkörpergewicht (S. 125).

Woche 1 Ratio 2/1 Trainingseinheit 3

Nach einem 5-minütigen Aufwärmen von Muskeln und Gelenken

Maximale Belastungsdauer: 20 s

Ruhezeit: 10 s

Übungen in der aktiven Ruhezeit: 10 s

Erholungszeit zwischen den Übungsgruppen: 2 min

2 Serien ausführen
1 min Erholungszeit dazwischen

Übungsgruppe 1

1 - PLIO-BOX 207
2 - BEAR CRAWL 80-81
3 - OVERHEAD SPLIT SQUAT 177
4 - CROSS PUSH-UP 164
5 - DROP PLATE IN SQUAT 166
6 - BURPEE PULL-UP 75

Übungsgruppe 2

3 Serien ausführen
2 min Erholungszeit dazwischen

1 - SPLIT JERK 188
2 - BREAK DANCER PUSH-UP 159
3 - OVERHEAD SQUAT 176
4 - SPLIT JERK 188
5 - OVERHEAD SPLIT SQUAT 177
6 - MOGUL JUMP 62

Übungsgruppe 3 Aktive Ruhephase

2 Serien ausführen
1 min Erholungszeit dazwischen

1 - SHUFFLE IN PLACE 84
2 - BAR L-SIT 172
3 - SHUTTLE SPRINT (5 M) 85
4 - FROGSTAND 109
5 - PRISONER SPLIT SQUAT 177
6 - PLANK TO PUSH-UP 113
7 - WIDE STANCE BURPEE 74
8 - FINGERS PLANK 108
9 - LONG JUMP TO BACKWARD HOPE 64
10 - SIDE CROSS PLANK (RECHTS) 98
11 - SKATER JUMP 131
12 - SIDE CROSS PLANK (LINKS) 98
13 - SHUTTLE SPRINT (5 M) 85

Woche 1 Ratio 2/1 **Trainingseinheit 4**

Nach einem 5-minütigen Aufwärmen von Muskeln und Gelenken

Maximale Belastungsdauer: 20 s

Ruhezeit: 10 s

Übungen in der aktiven Ruhezeit: 10 s

Erholungszeit zwischen den Übungsgruppen: 2 min

Übungsgruppe 1

2 Serien ausführen – 1 min Erholungszeit dazwischen

- 1 - PLIO-BOX 207
- 2 - BEAR CRAWL 80-81
- 3 - OVERHEAD SPLIT SQUAT 177
- 4 - CROSS PUSH-UP 154
- 5 - DROP PLATE IN SQUAT
- 6 - BURPEE PULL-UP 75

Übungsgruppe 2

3 Serien ausführen – 2 min Erholungszeit dazwischen

- 1 - POWER CLEAN 182
- 2 - JUMP ROPE (DOUBLE UNDER) 171
- 3 - THRUSTER 187
- 4 - PLIO BOX 207
- 5 - GROUND TO OVERHEAD (STANGE) 168
- 6 - BOX JUMP 209

Übungsgruppe 3 Aktive Ruhephase

2 Serien ausführen – 1 min Erholungszeit dazwischen

- 1 - PISTOL SQUAT TO CANDLESTICK TO HIGH JUMP 133
- 2 - FROGSTAND 109
- 3 - KETTLEBELL SWING 189
- 4 - ½ PUSH-UP HOLD 144
- 5 - PLATE GROUND TO OVERHEAD 168
- 6 - HAND STAND 106
- 7 - DUMBBELL SNATCH (RECHTS) 196
- 8 - JACK LALANNE PUSH-UP HOLD 110
- 9 - DUMBBELL SNATCH (LINKS) 196
- 10 - SIDE CROSS PLANK (RECHTS) 98
- 11 - DOUBLE DUMBELL OUTSIDE SWING TO FRONT SQUAT 200
- 12 - SIDE CROSS PLANK (LINKS) 98
- 13 - KETTLEBELL SWING TO GOBLET SQUAT 192

Kommentar

Für den Drop Plate in Squat beziehen Sie sich auch auf den Drop Squat im Übungsführer der Übungen mit Eigenkörpergewicht (S. 125).

Woche 2 **Ratio 2/1** **Trainingseinheit 1**

Nach einem 5-minütigen Aufwärmen von Muskeln und Gelenken

Maximale Belastungsdauer: 20 s

Ruhezeit: 10 s

Übungen in der aktiven Ruhezeit: 10 s

Erholungszeit zwischen den Übungsgruppen: 2 min

Übungsgruppe 1

2 Serien ausführen
1 min Erholungszeit dazwischen

- 1 - PLIO-BOX 207
- 2 - BEAR CRAWL 80-81
- 3 - OVERHEAD SPLIT SQUAT 177
- 4 - CROSS PUSH-UP 154
- 5 - DROP PLATE IN SQUAT 166
- 6 - BURPEE PULL-UP 75

Übungsgruppe 2

3 Serien ausführen
2 min Erholungszeit dazwischen

- 1 - HIGH PULL SNATCH 183
- 2 - BOX JUMP 209
- 3 - MUSCLE SNATCH 180-181
- 4 - KETTLEBELL SWING TO JUMP (GORILLA COMPLEX) 193
- 5 - POWER SNATCH 180-181
- 6 - KNEELING JUMP TO SNATCH (STAB) 129

Übungsgruppe 3 Aktive Ruhephase

2 Serien ausführen
1 min Erholungszeit dazwischen

- 1 - SQUAT JUMP 124
- 2 - ROPE JUMP (DOUBLE UNDER) 171
- 3 - BLAST OFF PUSH-UP 155
- 4 - FROGSTAND 109
- 5 - BURPEE TO BOX JUMP 77
- 6 - TIPTOES JUMP 119
- 7 - THRUSTER 187
- 8 - HAND STAND 106
- 9 - BREAK DANCER 120
- 10 - SIDE CROSS PLANK (RECHTS) 98
- 11 - CROSS PULL-UP 154
- 12 - SIDE CROSS PLANK (LINKS) 98
- 13 - SHUTTLE SPRINT (5 M) 85

Woche 2 | Ratio 2/1 | Trainingseinheit 2

Nach einem 5-minütigen Aufwärmen von Muskeln und Gelenken

Maximale Belastungsdauer: 20 s

Ruhezeit: 10 s

Übungen in der aktiven Ruhezeit: 10 s

Erholungszeit zwischen den Übungsgruppen: 2 min

Übungsgruppe 1

2 Serien ausführen
1 min Erholungszeit dazwischen

- 1 - PLIO-BOX 207
- 2 - BEAR CRAWL 80-81
- 3 - OVERHEAD SPLIT SQUAT 177
- 4 - CROSS PUSH-UP 154
- 5 - DROP PLATE IN SQUAT 166
- 6 - BURPEE PULL-UP 75

Übungsgruppe 2

3 Serien ausführen
2 min Erholungszeit dazwischen

- 1 - POWER CLEAN 182
- 2 - KETTLEBELL GORILLA COMPLEX 193
- 3 - POWER SNATCH TO OVERHEAD SQUAT 180-181-176
- 4 - JUMPING JACK 90° 46
- 5 - SPLIT JERK 188
- 6 - HIGH KNEE RUN 79

Übungsgruppe 3 Aktive Ruhephase

2 Serien ausführen
1 min Erholungszeit dazwischen

- 1 - TUCK JUMP 70
- 2 - L-SIT BAR 172
- 3 - LONG JUMP TO BACKWARD HOPE 64
- 4 - FINGERS PLANK 108
- 5 - SKATER JUMP 131
- 6 - OVERHEAD SQUAT HOLD 176
- 7 - KETTLEBELL SWING TO GOBLET SQUAT 192
- 8 - PLANK TO PUSH-UP 113
- 9 - WALL TAP PUSH-UP 157
- 10 - SIDE CROSS PLANK (RECHTS) 98
- 11 - PLATE GROUND TO OVERHEAD 168
- 12 - SIDE CROSS PLANK (LINKS) 98
- 13 - DOUBLE PLATE SHUFFLE RUN 84

Woche 2 Ratio 2/1 **Trainingseinheit 3**

Nach einem 5-minütigen Aufwärmen von Muskeln und Gelenken

Maximale Belastungsdauer: 20 s

Ruhezeit: 10 s

Übungen in der aktiven Ruhezeit: 10 s

Erholungszeit zwischen den Übungsgruppen: 2 min

Übungsgruppe 1

2 Serien ausführen
1 min Erholungszeit dazwischen

- 1 - PLIO-BOX 207
- 2 - BEAR CRAWL 80-81
- 3 - OVERHEAD SPLIT SQUAT 177
- 4 - CROSS PUSH-UP 154
- 5 - DROP PLATE IN SQUAT 166
- 6 - BURPEE PULL-UP 75

Übungsgruppe 2

3 Serien ausführen
2 min Erholungszeit dazwischen

- 1 - BACK SQUAT TO PRESS 178
- 2 - KETTLEBELL SNATCH (TO BACK LUNGE) 191
- 3 - OVERHEAD SQUAT 176
- 4 - STEP-UP BOX 208
- 5 - GROUND TO OVERHEAD 168
- 6 - PUSH-UP (BAND) 144

Übungsgruppe 3 Aktive Ruhephase

2 Serien ausführen
1 min Erholungszeit dazwischen

- 1 - SHOULDER TAP HAND STAND 107
- 2 - DUMBBELL HIPS ROTATE UPPERCUT 199
- 3 - SKATER JUMP 124
- 4 - BACK SQUAT HOLD
- 5 - KETTLEBELL GORILLA COMPLEX 193
- 6 - OVERHEAD SQUAT HOLD 176
- 7 - PLATE GROUND TO OVERHEAD 168
- 8 - FROGSTAND 109
- 9 - BACK SQUAT TO PRESS 178
- 10 - SIDE CROSS PLANK (RECHTS) 98
- 11 - KNEELING JUMP TO HIGH JUMP 83
- 12 - SIDE CROSS PLANK (LINKS) 98
- 13 - MONTAIN CLIMBER 49

Übung 4

Der Back Squat Hold ist einfach ein Squat mit Stange, die 10 s gehalten wird. Mit welchem Gewicht Sie Ihre Stange versehen, bleibt Ihnen überlassen …

Woche 2 Ratio 2/1 **Trainingseinheit 4**

Nach einem 5-minütigen Aufwärmen von Muskeln und Gelenken

Maximale Belastungsdauer: 20 s

Ruhezeit: 10 s

Übungen in der aktiven Ruhezeit: 10 s

Erholungszeit zwischen den Übungsgruppen: 2 min

Übungsgruppe 1

2 Serien ausführen
1 min Erholungszeit dazwischen

- 1 - PLIO-BOX 207
- 2 - BEAR CRAWL 80-81
- 3 - OVERHEAD SPLIT SQUAT 177
- 4 - CROSS PUSH-UP 154
- 5 - DROP PLATE IN SQUAT 166
- 6 - BURPEE PULL-UP 75

Übungsgruppe 2

3 Serien ausführen
2 min Erholungszeit dazwischen

- 1 - KNEELING JUMP TO CLEAN (OLYMPISCHE HANTELSTANGE OHNE GEWICHT) 187
- 2 - TUCK JUMP 70
- 3 - MUSCLE CLEAN 182
- 4 - SIDE LUNGE (BARRE) 186
- 5 - POWER CLEAN 182
- 6 - KETTLEBELL SNATCH (TO BACK LUNGE) 191

Übungsgruppe 3 Aktive Ruhephase

2 Serien ausführen
1 min Erholungszeit dazwischen

- 1 - KETTLEBELL GORILLA COMPLEX 193
- 2 - PLANK TO PUSH-UP 113
- 3 - LONG JUMP TO BACKWARD HOP 64
- 4 - HAND STAND 106
- 5 - POWER SNATCH 180-181
- 6 - L-SIT BAR 172
- 7 - WIDE STANCE SPRAWL TO HIGH JUMP 86
- 8 - ALTERNATE BACK LUNGE TO KNEE KICK 141
- 9 - SIDE CROSS PLANK (RECHTS) 98
- 10 - DUMBBELL SUMO DEADLIFT 197
- 11 - SIDE CROSS PLANK (LINKS) 98
- 12 - HIGH KNEE RUN 79

Woche 3 | Ratio 2/1 | Trainingseinheit 1

Nach einem 5-minütigen Aufwärmen von Muskeln und Gelenken

Maximale Belastungsdauer: 20 s

Ruhezeit: 10 s

Übungen in der aktiven Ruhezeit: 10 s

Erholungszeit zwischen den Übungsgruppen: 2 min

Übungsgruppe 1

2 Serien ausführen
1 min Erholungszeit dazwischen

- 1 - PLIO-BOX 207
- 2 - BEAR CRAWL 80-81
- 3 - OVERHEAD SPLIT SQUAT 177
- 4 - CROSS PUSH-UP 154
- 5 - DROP PLATE IN SQUAT 166
- 6 - BURPEE PULL-UP 75

Übungsgruppe 2

3 Serien ausführen
2 min Erholungszeit dazwischen

- 1 - SQUAT SNATCH 180-181
- 2 - DOUBLE PLATE SHUFFLE RUN 84
- 3 - SPLIT JERK 188
- 4 - MONTAIN CLIMBER (WIDE STANCE) 51
- 5 - HIGH PULL SNATCH 183
- 6 - 180° SQUAT 126

Übungsgruppe 3 Aktive Ruhephase

2 Serien ausführen
1 min Erholungszeit dazwischen

- 1 - BACK SQUAT TO PRESS 178
- 2 - HALO PLATE 169
- 3 - SPIDER MAN PUSH-UP 151
- 4 - FROGSTAND 109
- 5 - PLATE IN DROP SQUAT 166-125
- 6 - JUMP ROPE (DOUBLE UNDER) 171
- 7 - SCISSOR JUMP 138
- 8 - PLANK TO PUSH-UP 113
- 9 - KETTLEBELL OUTSIDE SWING TO BOTTOM-UP 190
- 10 - SIDE CROSS PLANK (RECHTS) 98
- 11 - DUMBBELL DISCUS 198
- 12 - SIDE CROSS PLANK (LINKS) 98
- 13 - SHUTTLE SPRINT (5 M) 85

Woche 3 **Ratio 2/1** **Trainingseinheit 2**

Nach einem 5-minütigen Aufwärmen von Muskeln und Gelenken

Maximale Belastungsdauer: 20 s

Ruhezeit: 10 s

Übungen in der aktiven Ruhezeit: 10 s

Erholungszeit zwischen den Übungsgruppen: 2 min

Übungsgruppe 1

2 Serien ausführen – 1 min Erholungszeit dazwischen

- 1 - PLIO-BOX 207
- 2 - BEAR CRAWL 80-81
- 3 - OVERHEAD SPLIT SQUAT 177
- 4 - CROSS PUSH-UP 154
- 5 - DROP PLATE IN SQUAT 166
- 6 - BURPEE PULL-UP 75

Übungsgruppe 2

3 Serien ausführen – 2 min Erholungszeit dazwischen

- 1 - KNEELING JUMP TO SNATCH (STAB) 129
- 2 - STAND-UP (BAND) 203
- 3 - DROP SNATCH 184
- 4 - PISTOL TO CANDLESTICK TO HIGH JUMP 133
- 5 - POWER CLEAN 182
- 6 - IN AND OUT SQUAT JUMP 128

Übungsgruppe 3 Aktive Ruhephase

2 Serien ausführen – 1 min Erholungszeit dazwischen

- 1 - KETTLEBELL SNATCH (TO BACK LUNGE) 191
- 2 - FINGERS PLANK 108
- 3 - BURPEE PULL-UP 75
- 4 - JACK LALANNE PUSH-UP HOLD 110
- 5 - MOGUL JUMP 62
- 6 - JUMP ROPE (DOUBLE UNDER) 171
- 7 - OVERHEAD SPLIT JUMP 177
- 8 - L-SIT BAR 172
- 9 - BREAK DANCER PUSH-UP 159
- 10 - SIDE CROSS PLANK (RECHTS) 98
- 11 - PLATE OFF SQUAT 167
- 12 - SIDE CROSS PLANK (LINKS) 98
- 13 - BOX JUMP 209

Woche 3 Ratio 2/1 **Trainingseinheit 4**

Nach einem 5-minütigen Aufwärmen von Muskeln und Gelenken

Maximale Belastungsdauer: 20 s

Ruhezeit: 10 s

Übungen in der aktiven Ruhezeit: 10 s

Erholungszeit zwischen den Übungsgruppen: 2 min

Übungsgruppe 1

2 Serien ausführen
1 min Erholungszeit dazwischen

1 - PLIO-BOX 207
2 - BEAR CRAWL 80-81
3 - OVERHEAD SPLIT SQUAT 177
4 - CROSS PUSH-UP 154
5 - DROP PLATE IN SQUAT 166
6 - BURPEE PULL-UP 75

Übungsgruppe 2

3 Serien ausführen
2 min Erholungszeit dazwischen

1 - POWER SNATCH TO OVERHEAD SQUAT 180-181-176
2 - KETTLEBELL SNATCH (TO BACK LUNGE) 191
3 - KNEELING JUMP TO SNATCH (STAB) 129
4 - PUSH-UP JACK 156
5 - HIGH PULL SNATCH 183
6 - BOX JUMP 209

Übungsgruppe 3 Aktive Ruhephase

2 Serien ausführen
1 min Erholungszeit dazwischen

1 - WIDE STANCE SPRAWL 86
2 - TIPTOES JUMP 119
3 - WIDE STANCE BURPEE 74
4 - HAND STAND 106
5 - WIDE STANCE MONTAIN CLIMBER 51
6 - ONE LEG PISTOL SQUAT HOLD (RECHTS) 111
7 - IN AND OUT SQUAT JUMP 128
8 - ONE LEG PISTOL SQUAT HOLD (LINKS) 111
9 - DROP SNATCH 184
10 - SIDE CROSS PLANK (RECHTS) 98
11 - SIDE LUNGE 186
12 - SIDE CROSS PLANK (LINKS) 98
13 - SHUTTLE SPRINT (5 M) 85

Woche 4 **Ratio 2/1** **Trainingseinheit 1**

Nach einem 5-minütigen Aufwärmen von Muskeln und Gelenken

Maximale Belastungsdauer: 20 s

Ruhezeit: 10 s

Übungen in der aktiven Ruhezeit: 10 s

Erholungszeit zwischen den Übungsgruppen: 2 min

Übungsgruppe 1

2 Serien ausführen – 1 min Erholungszeit dazwischen

- 1 - MONTAIN CLIMBER 49
- 2 - BREAK DANCER 120
- 3 - 180° SQUAT JUMP 126
- 4 - STEP-UP BOX 208
- 5 - PREDATOR JACK 71
- 6 - BURPEE BAR 76

Übungsgruppe 2

3 Serien ausführen – 2 min Erholungszeit dazwischen

- 1 - HIP SQUAT SNATCH 180-181
- 2 - HAND STAND PUSH-UP 153
- 3 - HIP SQUAT CLEAN 182
- 4 - SHOULDER TAP HAND STAND 107
- 5 - THRUSTER 187
- 6 - GROUND TO OVERHEAD (PLATE) 168

Übungsgruppe 3 Aktive Ruhephase

3 Serien ausführen – 2 min Erholungszeit dazwischen

- 1 - 45°/180° BURPEE 74
- 2 - L-SIT BAR 172
- 3 - SPEED FEET 78
- 4 - OVERHEAD SQUAT HOLD 176
- 5 - CLAP PUSH-UP 157
- 6 - JACK LALANNE PUSH-UP HOLD 110
- 7 - HIGH KNEE RUN 79
- 8 - JUMP ROPE (DOUBLE UNDER) 171
- 9 - KETTLEBELL SNATCH (TO BACK LUNGE) 191
- 10 - SIDE CROSS PLANK 98
- 11 - KETTLEBELL GORILLA COMPLEX 193
- 12 - SIDE CROSS PLANK 98
- 13 - KETTLEBELL SWING TO GOBLET SQUAT 192

Woche 4 Ratio 2/1 **Trainingseinheit 2**

Nach einem 5-minütigen Aufwärmen von Muskeln und Gelenken

Maximale Belastungsdauer: 20 s

Ruhezeit: 10 s

Übungen in der aktiven Ruhezeit: 10 s

Erholungszeit zwischen den Übungsgruppen: 2 min

Übungsgruppe 1

2 Serien ausführen

1 min Erholungszeit dazwischen

- 1 - MONTAIN CLIMBER 49
- 2 - BREAK DANCER 120
- 3 - 180° SQUAT JUMP 126
- 4 - STEP-UP BOX 208
- 5 - PREDATOR JACK 71
- 6 - BURPEE BAR 76

Übungsgruppe 2

3 Serien ausführen

2 min Erholungszeit dazwischen

- 1 - HIP POWER SNATCH 180-181
- 2 - TUCK JUMP 70
- 3 - HIP POWER CLEAN 182
- 4 - BURPEE PULL-UP 75
- 5 - GROUND TO OVERHEAD (PLATE) 168
- 6 - IPPON SQUAT 202

Übungsgruppe 3 Aktive Ruhephase

3 Serien ausführen

2 min Erholungszeit dazwischen

- 1 - 45°/180° BURPEE 74
- 2 - BREAK DANCER 120
- 3 - PLATE IN DROP SQUAT 66
- 4 - JACK LALANNE PUSH-UP HOLD 110
- 5 - DOUBLE DUMBELL OUTSIDE SWING TO FRONT SQUAT 200
- 6 - HALO PLATE 169
- 7 - GROUND TO OVERHEAD PLATE 168
- 8 - SHOULDER TAP HAND STAND 107
- 9 - OVERHEAD SPLIT SQUAT 177
- 10 - SIDE CROSS PLANK (RECHTS) 98
- 11 - KETTLEBELL GORILLA COMPLEX 193
- 12 - SIDE CROSS PLANK (LINKS) 98
- 13 - DOUBLE PLATE SHUFFLE RUN (ONE LEG BURPEE) 84

Übungsgruppe 3 - Übung 13

Alle Richtungsänderungen erfolgen aus einem Burpee auf einem Bein …

Woche 4 Ratio 2/1 **Trainingseinheit 3**

Nach einem 5-minütigen Aufwärmen von Muskeln und Gelenken

Maximale Belastungsdauer: 20 s

Ruhezeit: 10 s

Übungen in der aktiven Ruhezeit: 10 s

Erholungszeit zwischen den Übungsgruppen: 2 min

Übungsgruppe 1

2 Serien ausführen
1 min Erholungszeit dazwischen

- 1 - MONTAIN CLIMBER 49
- 2 - BREAK DANCER 120
- 3 - 180° SQUAT JUMP 126
- 4 - STEP-UP BOX 208
- 5 - PREDATOR JACK 71
- 6 - BURPEE BAR 76

Übungsgruppe 2

3 Serien ausführen
2 min Erholungszeit dazwischen

- 1 - DEADLIFT TO POWER CLEAN 179-182
- 2 - PUSH-UP JACK 156
- 3 - DEADLIFT TO POWER SNATCH 179-181
- 4 - BREAK DANCER PUSH-UP 159
- 5 - DEADLIFT TO GROUND TO OVERHEAD (STANGE) 179-168
- 6 - PULL-UP 173

Übungsgruppe 3 Aktive Ruhephase

3 Serien ausführen
2 min Erholungszeit dazwischen

- 1 - 45°/180° BURPEE 74
- 2 - ONE ARM PUSH-UP HOLD 175
- 3 - BEAR CRAWL 80-81
- 4 - ONE ARM PULL-UP HOLD 175
- 5 - HIGH KNEE RUN 79
- 6 - ½ HAND STAND PUSH-UP HOLD 153
- 7 - SPEED FEET 78
- 8 - OVERHEAD SQUAT HOLD 177
- 9 - WIDE STANCE BURPEE 74
- 10 - SIDE CROSS PLANK (RECHTS) 98
- 11 - KNEELING JUMP TO PUSH-UP 82-144
- 12 - SIDE CROSS PLANK (LINKS) 98
- 13 - DOUBLE PLATE SHUFFLE RUN (ONE LEG BURPEE) 84

Woche 4 Ratio 2/1 **Trainingseinheit 4**

Nach einem 5-minütigen Aufwärmen von Muskeln und Gelenken

Maximale Belastungsdauer: 20 s

Ruhezeit: 10 s

Übungen in der aktiven Ruhezeit: 10 s

Erholungszeit zwischen den Übungsgruppen: 2 min

Übungsgruppe 1

2 Serien ausführen – 1 min Erholungszeit dazwischen

1 - MONTAIN CLIMBER 49
2 - BREAK DANCER 120
3 - 180° SQUAT JUMP 126
4 - STEP-UP BOX 208
5 - PREDATOR JACK 71
6 - BURPEE BAR 76

Übungsgruppe 2

3 Serien ausführen – 2 min Erholungszeit dazwischen

1 - POWER SNATCH 180-181
2 - CLAP PUSH-UP 157
3 - POWER CLEAN 182
4 - JUMPING JACK (90°) 46
5 - HIGH PULL SNATCH 183
6 - KETTLEBELL SWING TO GOBLET SQUAT 192

Übungsgruppe 3 Aktive Ruhephase

3 Serien ausführen – 1 min Erholungszeit dazwischen

1 - 45°/180° BURPEE 74
2 - SHOULDER TAP HAND STAND 107
3 - DUMBBELL HIPS ROTATE UPPERCUT 199
4 - KETTLEBELL GOBLET SQUAT HOLD 192
5 - BACK SQUAT TO PRESS 178
6 - FINGERS PLANK 108
7 - DEADLIFT 179
8 - FROGSTAND 109
9 - DROP PLATE OUT SQUAT 167
10 - SIDE CROSS PLANK (RECHTS) 98
11 - BOX JUMP 209
12 - SIDE CROSS PLANK (LINKS) 98
13 - DEADLIFT TO POWER CLEAN 179-182

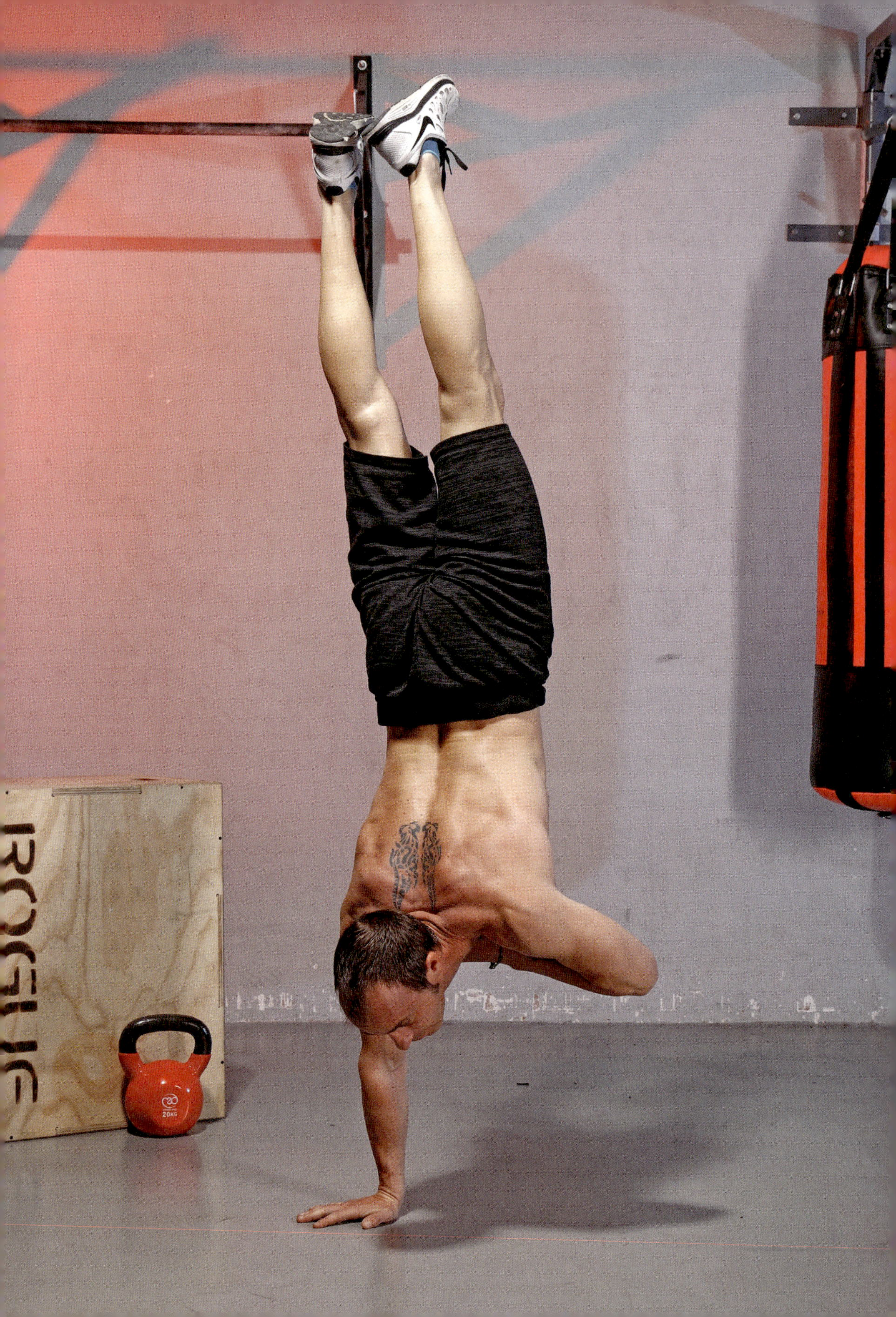
ROGUE
20KG

THEMATISCHE EINHEITEN

mit 100 Prozent Eigenkörpergewicht

HIIT

Fordern Sie sich selbst heraus

Die Übungen werden während der von Ihnen gewählten Trainingszeit (maximale Belastung) nacheinander ausgeführt. Um sich ganz in die Trainingseinheit hineinzuversetzen, nehmen Sie eine Abwehrhaltung ein.

Tragen Sie für jede Übung die Anzahl der Wiederholungen ein, die Sie bei jedem der drei Durchgänge geschafft haben. Versuchen Sie, Ihre eigenen Rekorde zu schlagen, je nach der Schwierigkeit, die Sie wählen.

Auch wenn es darum geht, möglichst viele Durchgänge zu absolvieren, vergessen Sie bitte nicht die Bedeutung einer technisch einwandfreien Ausführung.

Trainings-Ratios

Niveau 1 15 s maximale Belastung/30 s Ruhe

Niveau 2 30 s maximale Belastung/30 s Ruhe

Niveau 3 30 s maximale Belastung/15 s Ruhe

Niveau 4 45 s maximale Belastung/15 s Ruhe

Nach einer langsamen und angepassten Aufwärmphase von 5 min

Erholungszeit zwischen den Durchgängen: 1 min

3 Serien ausführen

1 - PUSH-UP 144
2 - SQUAT 122
3 - JUMP KNEE TOUCH 66
4 - SIT-UP 112
5 - BURPEE 72-73

Wie im Kino

Die Übungen werden während der von Ihnen gewählten Trainingszeit (maximale Belastung) nacheinander ausgeführt. Um sich ganz in die Trainingseinheit hineinzuversetzen, nehmen Sie eine Abwehrhaltung ein.
Tragen Sie für jede Übung die Anzahl Wiederholungen ein, die Sie bei jedem der drei Durchgänge geschafft haben. Versuchen Sie, Ihre eigenen Rekorde zu schlagen, je nach der Schwierigkeit, die Sie wählen.
Auch wenn es darum geht, möglichst viele Durchgänge zu absolvieren, vergessen Sie bitte nicht die Bedeutung einer technisch einwandfreien Ausführung.

Trainings-Ratios

Niveau 1 15 s maximale Belastung/30 s Ruhe

Niveau 2 30 s maximale Belastung/30 s Ruhe

Niveau 3 30 s maximale Belastung/15 s Ruhe

Niveau 4 45 s maximale Belastung/15 s Ruhe

Nach einer langsamen und angepassten Aufwärmphase von 5 min

Alles kein Problem

Erholungszeit zwischen den Durchgängen: 1 min

3 Serien ausführen

1 - SQUAT 122
2 - SUMO SQUAT 127
3 - IN AND OUT SQUAT JUMP 128

Das Dschungelbuch

Erholungszeit zwischen den Durchgängen: 1 min

3 Serien ausführen

1 - BEAR CRAWL FORWARD/BACKWARD 81
2 - MONKEY JUMP 67
3 - BEAR CRAWL RIGHT/LEFT 80

HULK

Erholungszeit zwischen den Durchgängen: 1 min

3 Serien ausführen

1 - LONG JUMP 63

2 - FAUSTSCHLAG NACH VORNE 53

3 - SCISSOR JUMP 138

Fighting spirit 1

Die Übungen werden während der von Ihnen gewählten Trainingszeit (maximale Belastung) nacheinander ausgeführt. Um sich ganz in die Trainingseinheit hineinzuversetzen, nehmen Sie eine Abwehrhaltung ein.

Tragen Sie für jede Übung die Anzahl Wiederholungen ein, die Sie während jedem drei Durchgänge geschafft haben. Versuchen Sie, Ihre eigenen Rekorde zu schlagen, je nach der Schwierigkeit, die Sie wählen.

Auch wenn es darum geht, möglichst viele Durchgänge zu absolvieren, vergessen Sie bitte nicht die Bedeutung einer technisch einwandfreien Ausführung.

Trainings-Ratios

Niveau 1 15 s maximale Belastung/30 s Ruhe

Niveau 2 30 s maximale Belastung/30 s Ruhe

Niveau 3 30 s maximale Belastung/15 s Ruhe

Niveau 4 45 s maximale Belastung/15 s Ruhe

Übungsgruppe 1

Nach einer langsamen und angepassten Aufwärmphase von 5 min

Erholungszeit zwischen den Durchgängen: 1 min

2 Serien ausführen

1 - BURPEE + JUMP DOUBLE PUNCH 72-73-61

Der Jump Double Punch folgt direkt aus dem Schwung des Burpee.

2 - FAUSTSCHLAG NACH VORNE 53

3 - SIT-UP + CROCHUND X 2 112-95

4 - SQUAT + LATERAL KICK 136

5 - BRIDGE + KICK 104

6 - SHOULDER PRESS 160

Übungsgruppe 2

Nach einer langsamen und angepassten Aufwärmphase von 5 min

Erholungszeit zwischen den Durchgängen: 30 s

2 Serien ausführen

1 - FAUSTSCHLAG NACH VORNE X 2 + UPPERCUT X 2 53-56

2 - HINDU PUSH-UP 149

Übungsgruppe 3

Nach einer langsamen und angepassten Aufwärmphase von 5 min

Erholungszeit zwischen den Durchgängen: 30 s

2 Serien ausführen

1 - BOXER PEAR 68

2 - PUSH-UP TO PLANK 113

Fighting spirit 2

Die Übungen werden während der von Ihnen gewählten Trainingszeit (maximale Belastung) nacheinander ausgeführt. Um sich ganz in die Trainingseinheit hineinzuversetzen, nehmen Sie eine Abwehrhaltung ein.

Tragen Sie für jede Übung die Anzahl Wiederholungen ein, die Sie während jedem drei Durchgänge geschafft haben. Versuchen Sie, Ihre eigenen Rekorde zu schlagen, je nach der Schwierigkeit, die Sie wählen.

Auch wenn es darum geht, möglichst viele Durchgänge zu absolvieren, vergessen Sie bitte nicht die Bedeutung einer technisch einwandfreien Ausführung.

Trainings-Ratios

Niveau 1 15 s maximale Belastung/30 s Ruhe

Niveau 2 30 s maximale Belastung/30 s Ruhe

Niveau 3 30 s maximale Belastung/15 s Ruhe

Niveau 4 45 s maximale Belastung/15 s Ruhe

Nach einer langsamen und angepassten Aufwärmphase von 5 min

Übungsgruppe 1

Erholungszeit zwischen den Durchgängen: 1 min

3 Serien ausführen

1 - FAUSTSCHLAG NACH VORNE X 2 + HAKEN X 2 53-55
2 - FAUSTSCHLAG NACH VORNE X 2 + FRONT KICK X 2 53-59
3 - PUSH-UP + FAUSTSCHLAG NACH VORNE X 4 144-53
4 - SQUAT + LATERAL KICK 122-60

Die Beine bei jedem Squat wechseln.

Übungsgruppe 2

Erholungszeit zwischen den Durchgängen: 30 s

3 Serien ausführen

1 - BOXER PEAR 68
2 - JUMPING JACK X 4 + LATERAL KICK X 2 46-60

Das Glück der Körperspannung

Die Übungen werden während der von Ihnen gewählten Trainingszeit (maximale Belastung) nacheinander ausgeführt. Um sich ganz in die Trainingseinheit hineinzuversetzen, nehmen Sie eine Abwehrhaltung ein.

Tragen Sie für jede Übung die Anzahl Wiederholungen ein, die Sie während jedem drei Durchgänge geschafft haben. Versuchen Sie, Ihre eigenen Rekorde zu schlagen, je nach der Schwierigkeit, die Sie wählen.

Auch wenn es darum geht, möglichst viele Durchgänge zu absolvieren, vergessen Sie bitte nicht die Bedeutung einer technisch einwandfreien Ausführung.

Kommentar

Aber ja! Körperspannung ist die Grundlage für alles! Diese Trainingseinheit ist ideal, um Ihre Bauchmuskulatur zu kräftigen und zu straffen. Immer und immer wiederholen!

Trainings-Ratios

Niveau 1 15 s maximale Belastung/30 s Ruhe

Niveau 2 30 s maximale Belastung/30 s Ruhe

Niveau 3 30 s maximale Belastung/15 s Ruhe

Niveau 4 45 s maximale Belastung/15 s Ruhe

Nach einer langsamen und angepassten Aufwärmphase von 5 min

Erholungszeit zwischen den Durchgängen: 1 min

3 Serien ausführen

1 - SIT-UP 112
2 - SIDE CROSS PLANK 1 98
3 - SIDE CROSS PLANK 2 98
4 - SIT-UP + DIRECT-HAKEN-ELBOW STRIKE X 4 112-95
5 - BRIDGE + KICK 104
6 - PLANK JACK 90

HITT für Superhelden

Die Übungen werden während der von Ihnen gewählten Trainingszeit (maximale Belastung) nacheinander ausgeführt. Um sich ganz in die Trainingseinheit hineinzuversetzen, nehmen Sie eine Abwehrhaltung ein.

Tragen Sie für jede Übung die Anzahl Wiederholungen ein, die Sie während jedem drei Durchgänge geschafft haben. Versuchen Sie, Ihre eigenen Rekorde zu schlagen, je nach der Schwierigkeit, die Sie wählen.

Auch wenn es darum geht, möglichst viele Durchgänge zu absolvieren, vergessen Sie bitte nicht die Bedeutung einer technisch einwandfreien Ausführung

Trainings-Ratios

Niveau 1 15 s maximale Belastung/30 s Ruhe

Niveau 2 30 s maximale Belastung/30 s Ruhe

Niveau 3 30 s maximale Belastung/15 s Ruhe

Niveau 4 45 s maximale Belastung/15 s Ruhe

Nach einer langsamen und angepassten Aufwärmphase von 5 min

ÜBUNGSGRUPPE 1

Erholungszeit zwischen den Durchgängen: 1 min

2 Serien ausführen

1 - SPIDERMAN PUSH-UP *151*
2 - SQUAT WALK *134*
3 - JUMP + DOUBLE PUNCH *61*
4 - DYNAMIC SUPERMAN *94*
5 - CHAIR + DIRECT-HAKEN-ELBOW STRIKE X 2
+ VARIANTEN X 2 *100-95-101*
6 - BEAR CRAWL RIGHT/LEFT *80*

Übungsgruppe 2

Erholungszeit zwischen den Durchgängen: 30 s

2 Serien ausführen

BURPEE 72-73

DYNAMIC PLANK FORWARD/BACKWARD 89

Übungsgruppe 3

Erholungszeit zwischen den Durchgängen: 30 s

2 Serien ausführen

BOXER PEAR 68

PUSH-UP TO PLANK 113

Mount Burpee

Die Übungen werden während der von Ihnen gewählten Trainingszeit (maximale Belastung) nacheinander ausgeführt. Um sich ganz in die Trainingseinheit hineinzuversetzen, nehmen Sie eine Abwehrhaltung ein. Tragen Sie für jede Übung die Anzahl Wiederholungen ein, die Sie bei jedem der drei Durchgänge geschafft haben. Versuchen Sie, Ihre eigenen Rekorde zu schlagen, je nach der Schwierigkeit, die Sie wählen.
Auch wenn es darum geht, möglichst viele Durchgänge zu absolvieren, vergessen Sie bitte nicht die Bedeutung einer technisch einwandfreien Ausführung.

Kommentar

Diese Trainingseinheit ist nur zu schaffen, wenn Sie viel Erfahrung mit dem Hochintensiven Intervalltraining haben. Aber nichts hindert Sie, es zu versuchen: HIIT ist auch eine Gelegenheit, Herausforderungen anzunehmen.

Trainings-Ratios

Achtung

In dieser Übungssequenz ändern sich Ratio und Anzahl der Durchgänge bei jedem Burpee!

Nach einer langsamen und angepassten Aufwärmphase von 5 min

3 Serien ausführen

1 - BURPEE 72-73

30 s maximale Belastung
30 s Ruhe

2 Serien ausführen

2 - BURPEE 72-73

30 s maximale Belastung
15 s Ruhe

2 Serien ausführen

3 - BURPEE 72-73

30 s maximale Belastung
10 s Ruhe

2 Serien ausführen

4 - BURPEE 72-73

30 s maximale Belastung
15 s Ruhe

3 Serien ausführen

5 - BURPEE 72-73

30 s maximale Belastung
30 s Ruhe

Méthode naturelle

Die Übungen werden während der von Ihnen gewählten Trainingszeit (maximale Belastung) nacheinander ausgeführt. Um sich ganz in die Trainingseinheit hineinzuversetzen, nehmen Sie eine Abwehrhaltung ein. Tragen Sie für jede Übung die Anzahl Wiederholungen ein, die Sie bei jedem der drei Durchgänge geschafft haben. Versuchen Sie, Ihre eigenen Rekorde zu schlagen, je nach der Schwierigkeit, die Sie wählen.
Auch wenn es darum geht, möglichst viele Durchgänge zu absolvieren, vergessen Sie bitte nicht die Bedeutung einer technisch einwandfreien Ausführung.

Kommentar

Kleine Hommage an den französischen Marineoffizier Georges Hébert, der als Entwickler der auch »Hébertisme« genannten, naturnahes Training favorisierenden Méthode Naturelle gilt, die meine Arbeitsphilosophie stark beeinflusst hat.

Trainings-Ratios

Niveau 1 15 s maximale Belastung/30 s Ruhe

Niveau 2 30 s maximale Belastung/30 s Ruhe

Niveau 3 30 s maximale Belastung/15 s Ruhe

Niveau 4 45 s maximale Belastung/15 s Ruhe

Nach einer langsamen und angepassten Aufwärmphase von 5 min

Erholungszeit zwischen den Durchgängen: 1 min

2 Serien ausführen

1 - SQUAT WALK *134*
2 - SPEED FEUND *78*
3 - LONG JUMP *63*
4 - BEAR CRAWL RIGHT/LEFT *80*
5 - PUSH-UP *144*
6 - BEAR CRAWL FORWARD/ BACKWARD *81*
7 - JACK LALANNE PUSH-UP HOLD *110*
8 - CHAIR + VARIANTEN *100-101*
9 - MONKEY JUMP *67*
10 - PUSH-UP + LEG EXTENSION *152*

Never skip the Leg Day

Die Übungen werden während der von Ihnen gewählten Trainingszeit (maximale Belastung) nacheinander ausgeführt. Um sich ganz in die Trainingseinheit hineinzuversetzen, nehmen Sie eine Abwehrhaltung ein.
Tragen Sie für jede Übung die Anzahl Wiederholungen ein, die Sie bei jedem der drei Durchgänge geschafft haben. Versuchen Sie, Ihre eigenen Rekorde zu schlagen, je nach der Schwierigkeit, die Sie wählen.
Auch wenn es darum geht, möglichst viele Durchgänge zu absolvieren, vergessen Sie bitte nicht die Bedeutung einer technisch einwandfreien Ausführung.

Kommentar

Wenn die Übungskombination Pistol to Candlestick to High Jump momentan noch für Sie zu schwierig ist, können Sie diese auch sehr gut durch Pistol Squats ersundzen.

Trainings-Ratios

Niveau 1 15 s maximale Belastung/30 s Ruhe

Niveau 2 30 s maximale Belastung/30 s Ruhe

Niveau 3 30 s maximale Belastung/15 s Ruhe

Niveau 4 45 s maximale Belastung/15 s Ruhe

Nach einer langsamen und angepassten Aufwärmphase von 5 min

Erholungszeit zwischen den Durchgängen: 1 min

3 Serien ausführen

1 - SQUAT 122
2 - SQUAT JUMP 131
3 - SQUAT + FRONT KICK 135
4 - SCISSOR JUMP 138
5 - SUMO SQUAT 127
6 - PISTOL TO CANDLESTICK TO HIGH JUMP 1 133
7 - PISTOL TO CANDLESTICK TO HIGH JUMP 2 133

One week challenge

Die Übungen werden während der von Ihnen gewählten Trainingszeit (maximale Belastung) nacheinander ausgeführt. Um sich ganz in die Trainingseinheit hineinzuversetzen, nehmen Sie eine Abwehrhaltung ein.

Tragen Sie für jede Übung die Anzahl Wiederholungen ein, die Sie bei jedem der drei Durchgänge geschafft haben. Versuchen Sie, Ihre eigenen Rekorde zu schlagen, je nach der Schwierigkeit, die Sie wählen.

Auch wenn es darum geht, möglichst viele Durchgänge zu absolvieren, vergessen Sie bitte nicht die Bedeutung einer technisch einwandfreien Ausführung.

Trainings-Ratios

Niveau 1 15 s maximale Belastung/30 s Ruhe

Niveau 2 30 s maximale Belastung/30 s Ruhe

Niveau 3 30 s maximale Belastung/15 s Ruhe

Niveau 4 45 s maximale Belastung/15 s Ruhe

Montag

Nach einer langsamen und angepassten Aufwärmphase von 5 min

Erholungszeit zwischen den Durchgängen: 1 min

4 Serien ausführen

1 - PUSH-UP 144

2 - SQUAT 122

Dienstag

Nach einer langsamen und angepassten Aufwärmphase von 5 min

Erholungszeit zwischen den Durchgängen: 1 min

4 Serien ausführen

1 -JUMPING JACK 46

2 - GUND-UP 105

3 - X-JACK 47

MITTWOCH

Nach einer langsamen und angepassten Aufwärmphase von 5 min

Erholungszeit zwischen den Durchgängen: 1 min

4 Serien ausführen

- 1 - MOUNTAIN CLIMBER 49
- 2 - SUMO SQUAT 127

DONNERSTAG

Nach einer langsamen und angepassten Aufwärmphase von 5 min

Erholungszeit zwischen den Durchgängen: 1 min

4 Serien ausführen

- 1 - PISTOL SQUAT RECHTS 132
- 2 - SIT-UP 112
- 3 - PISTOL SQUAT LINKS 132

FREITAG

Nach einer langsamen und angepassten Aufwärmphase von 5 min

Erholungszeit zwischen den Durchgängen: 1 min

4 Serien ausführen

- 1 - SPEED FEUND 78
- 2 - CLOSE PUSH-UP 146

SAMSTAG

Nach einer langsamen und angepassten Aufwärmphase von 5 min

Erholungszeit zwischen den Durchgängen: 1 min

4 Serien ausführen

- 1 - IN AND OUT SQUAT JUMP 128
- 2 - LARGE PUSH-UP 147

SONNTAG

Nach einer langsamen und angepassten Aufwärmphase von 5 min

Erholungszeit zwischen den Durchgängen: 1 min

3 Serien ausführen

- 1 - PUSH-UP 144
- 2 - SQUAT 122
- 3 - JUMPING JACK 46
- 4 - GUND-UP 105
- 5 - X-JACK 42
- 6 - MOUNTAIN CLIMBER 49
- 7 - IN AND OUT SQUAT JUMP 128

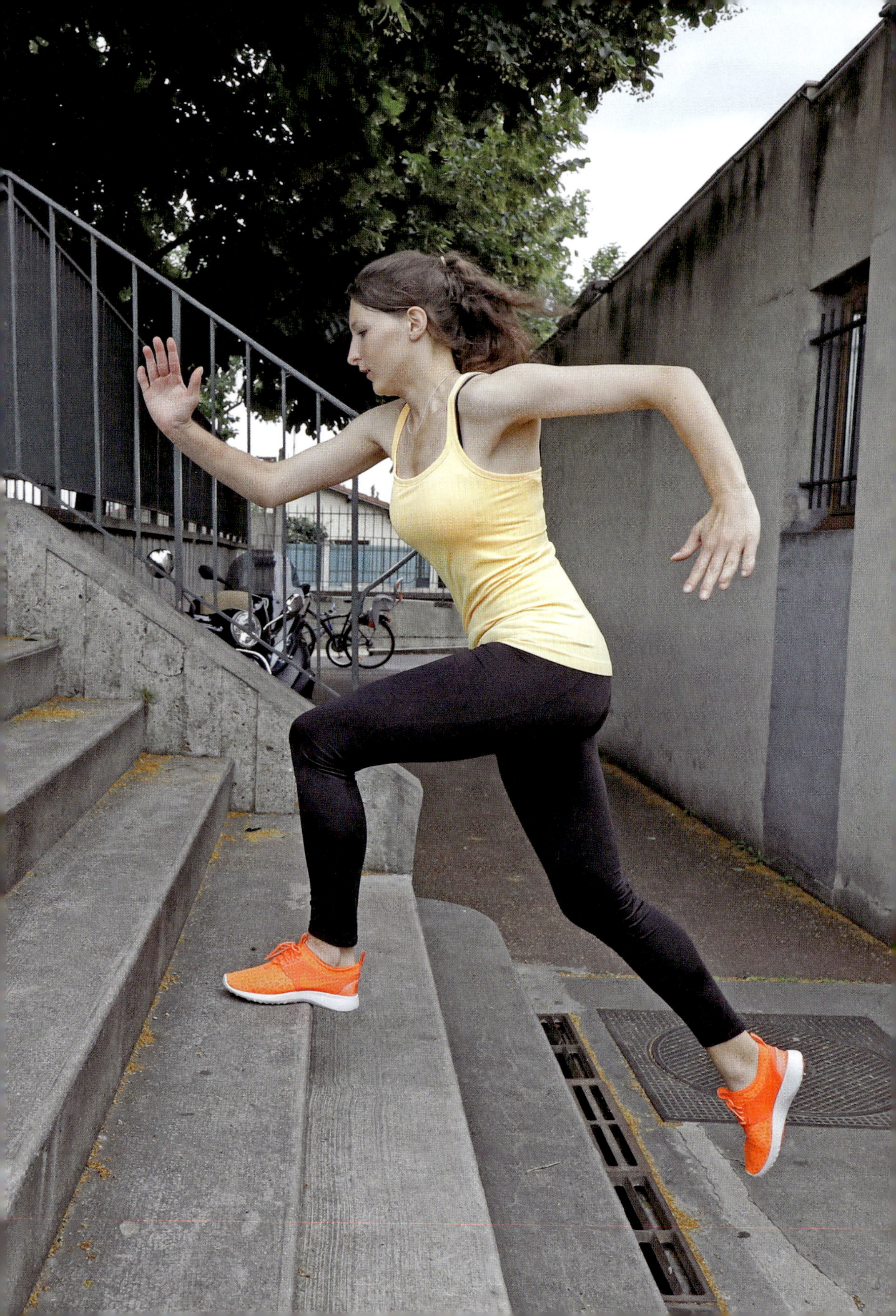

THEMATISCHE EINHEITEN

Eigenkörpergewicht mit kleinen Trainingsgeräten

HIIT

Double impact

Die ersten Übungsgruppen werden zu zweit durchgeführt: Für jede Gruppe wird in den nummerierten Blocks angegeben, welche Übungen von zwei Sportlern durchzuführen sind.

Nach einer langsamen und angepassten Aufwärmphase von 10 bis 15 min

Übungsgruppe 1

Maximale Belastungsdauer: 20 s

Ruhezeit: 10 s

4 Serien

Erholungszeit zwischen den Durchgängen: 1 min–1 min 30

4 Serien ausführen

Block 1a

SPORTLER 1
POWER SNATCH 180-181
SPORTLER 2
HIGH KNEE RUN 79
RUHE

Block 1b

SPORTLER 1
HIGH KNEE RUN 79
SPORTLER 2
POWER SNATCH 180-181
RUHE

4 Serien ausführen

Block 2a

SPORTLER 1
UND SPORTLER 2
PUSH-UP HAND TAP
RUHE

Block 2b

SPORTLER 1
UND SPORTLER 2
BURPEE HAND TAP
RUHE

Push-up Hand Tap:
Die beiden Sportler trainieren einander gegenüber und klatschen in der hohen Liegestützposition in die entgegengesetzte Hand ihres Partners.

Burpee Hand Tap:
In dem Moment, in dem beim Burpee der kleine Sprung ausgeführt wird, klatschen die beiden Sportler mit beiden Händen in die Hände ihres Gegenübers.

ÜBUNGSGRUPPE 2

Maximale Belastungsdauer: 20 s

Ruhezeit: 10 s

Erholungszeit zwischen den Durchgängen: 1 min

4 Serien ausführen

Block 1a

SPORTLER 1
- PLATE GROUND TO OVERHEAD 168

SPORTLER 2
- HAND STAND HOLD 106

RUHE

Block 1b

SPORTLER 1
- HAND STAND HOLD 106

SPORTLER 2
- PLATE GROUND TO OVERHEAD 168

RUHE

4 Serien ausführen

Block 2a

SPORTLER 1
- OVERHEAD BAR SPLIT SQUAT 177

SPORTLER 2
- FROGSTAND 109

RUHE

Block 2b

SPORTLER 1
- FROGSTAND 109

SPORTLER 2
- OVERHEAD BAR SPLIT SQUAT 177

RUHE

ÜBUNGSGRUPPE 3

Maximale Belastungsdauer: 20 s

Ruhezeit: 10 s

Erholungszeit zwischen den Durchgängen: 1 min 30 s

2 Serien ausführen

Block 1a

SPORTLER 1
- KUNDTLEBELL SWING TO GOBLUND SQUAT 192

SPORTLER 2
- PLANK TO PUSH-UP 113

RUHE

Block 1b

SPORTLER 1
- PLANK TO PUSH-UP 113

SPORTLER 2
- KUNDTLEBELL SWING TO GOBLUND SQUAT 192

RUHE

2 Serien ausführen

Block 2a

SPORTLER 1
- DOUBLE PLATE
- SHUFFLE RUN 84

SPORTLER 2
- BOX JUMP 209

RUHE

Block 2b

SPORTLER 1
- BOX JUMP 209

SPORTLER 2
- DOUBLE PLATE
- SHUFFLE RUN 84

RUHE

2 Serien ausführen

Block 3a

SPORTLER 1
- PUSH-UP JACK 156

SPORTLER 2
- 180° SQUAT JUMP 128

RUHE

Block 3b

SPORTLER 1
- 180° SQUAT JUMP 128

SPORTLER 2
- PUSH-UP JACK 156

RUHE

2 Serien ausführen

Block 4a

SPORTLER 1
- BURPEE OVER
- JACK LALANNE
- PUSH-UP HOLD 110

SPORTLER 2
- JACK LALANNE
- PUSH-UP HOLD 110

RUHE

Block 4b

SPORTLER 1
- JACK LALANNE
- PUSH-UP HOLD 110

SPORTLER 2
- BURPEE OVER
- JACK LALANNE
- PUSH-UP HOLD 110

RUHE

Sie haben ganz richtig verstanden ... Der Sportler führt seine Burpee-Sprünge über den anderen Sportler aus, der in der tiefen Position des Jack Lalanne Push-up ist.

Fast and furious

Mindestniveau

2 Serien

(ein Durchgang, bei dem alle Übungen nach rechts/rechts durchgeführt werden und ein Durchgang, bei dem alle nach links/links durchgeführt werden)

Niveau »furious«

Führen Sie 4 Durchgänge mit 2 bis 3 Minuten Erholung zwischen den Zyklen aus und ersetzen Sie den Blast off Push-up (S. 155) durch ein Break Dancer Push-up (S. 159).

Nach einer langsamen und angepassten Aufwärmphase von 10 bis 15 min

Maximale Belastungsdauer: 30 s

Ruhezeit: 10 s

Erholungszeit zwischen den Durchgängen: 1 min–1 min 30

2 Serien ausführen

4 Serien ausführen

1 - IPPON SQUAT (BAND) 202
2 - MONTAIN CLIMBER 49
3 - BACK LUNGE TO ROW (BAND) 204
4 - PUSH-UP JACK 156
5 - ROTATIONAL CHOP WITH LUNGE (BAND) 206
6 - SPEED FEUND TO BURPEE
7 - THE PUNCH (BAND) 205
8 - 180° SQUAT 126
9 - TIPTOES SQUAT (BAND) 123
10 - BLAST OFF PUSH-UP 155

Speed Feet to Burpee: 4 Sekunden Speed Feet im maximalem Tempo, anschließend 1 Burpee während 30 Sekunden.

Jump, jump, jump!

Achtung: Bei dieser Einheit muss mit maximaler Intensität trainiert werden. Eine zu kurze Erholungszeit würde die Intensität und die Effizienz der Übungen beeinträchtigen. Falls nötig, die Ratio auf 20/10 reduzieren.

Kommentar

Um die Intensität zu erhöhen, können Sie dem Übungszyklus noch den Scissor Jump hinzufügen.

Nach einer langsamen und angepassten Aufwärmphase von 10 bis 15 min

Maximale Belastungsdauer: 30 s

Ruhezeit: 10 s

▲ 4–5 komplette Durchgänge

Erholungszeit zwischen den Durchgängen: 2-4 Minuten, je nach Erschöpfung

1 - KUNDTLEBELL GORILLA COMPLEX 193
2 - PLIO-BOX 207
3 - SCISSOR JUMP 138
4 - KNEELING JUMP 82
5 - BURPEE 73
6 - PRISONER SPLIT SQUAT 177
7 - PUSH-UP JACK 156
8 - LONG JUMP TO BACKWARD HOP 64
9 - TUCK JUMP 70
10 - ROTATIONAL PLATE SPLIT JUMP 170

Push and pull

Nach einer langsamen und angepassten Aufwärmphase von 10 bis 15 min

Übungsgruppe 1

Maximale Belastungsdauer: 20 s

Ruhezeit: 10 s

Erholungszeit zwischen den Durchgängen: 1 min 30

4 Serien ausführen

- 1 - PUSH-UP JACK 156
- 2 - PREDATOR JACK 71
- 3 - BREAK DANCER PUSH-UP 159
- 4 - BACK LUNGE TO ROW (BAND) 204

Übungsgruppe 2

Maximale Belastungsdauer: 20 s

Ruhezeit: 10 s

Erholungszeit zwischen den Durchgängen: 2 min

5 Serien ausführen

- 1 - PULL-UP 173
- 2 - BURPEE 73
- 3 - STAGGERED PUSH-UP 158
- 4 - HIGH PULL SNATCH 183
- 5 - BLAST OFF PUSH-UP 155
- 6 - CHIN-UP 174

Übungsgruppe 3

Maximale Belastungsdauer: 20 s

Ruhezeit: 10 s

Erholungszeit zwischen den Durchgängen: : 2 min 30–3 min

6 Serien ausführen

- 1 - DOUBLE DUMBELL OUTSIDE SWING TO ROW 201
- 2 - BURPEE TO PULL-UP 75
- 3 - ROW TO PUNCH (BAND) 205

Shut up and squat!

Nach einer langsamen und angepassten Aufwärmphase von 10 bis 15 min

Übungsgruppe 1

Maximale Belastungsdauer: 20 s

Ruhezeit: 10 s

▲ 4 Serien in insgesamt 8 min Trainingszeit

Erholungszeit am Ende der Übungsgruppe: 2 min

4 Serien ausführen

1 - DROP PLATE IN SQUAT 166
2 - OVERHEAD SPLIT SQUAT 176
3 - DROP PLATE OUT SQUAT 167
4 - LONG JUMP TO BACKWARD HOP 64

Übungsgruppe 2

Maximale Belastungsdauer: 20 s

Ruhezeit: 10 s

▲ 4 Serien ausführen in insgesamt 8 min Trainingszeit

Erholungszeit am Ende der Übungsgruppe: 3 min

4 Serien ausführen

1 - OVERHEAD SQUAT (HANTELSTANGE OHNE GEWICHT) 176
2 - IN AND OUT SQUAT 128
3 - SIDE LUNGE (HANTELSTANGE OHNE GEWICHT) 186
4 - IN AND OUT SQUAT 128

Kommentar

Beim Side Lunge während 20 s nur zu einer Seite die Beugung ausführen und bei jedem Durchgang die Seiten wechseln.

Übungsgruppe 3

Maximale Belastungsdauer: 20 s

Ruhezeit: 10 s

▲ 4 Serien ausführen in insgesamt 9 Minuten Trainingszeit

4 Serien ausführen

1 - ONE HAND KUNDTLEBELL SQUAT TO TWIST PRESS (BRAS DROIT) 194
2 - KUNDTLEBELL SWING TO GOBLUND SQUAT 192
3 - ONE HAND KUNDTLEBELL SQUAT TO TWIST PRESS (BRAS LINKS) 194
4 - KUNDTLEBELL SWING TO GOBLUND SQUAT 192
5 - TIPTOES SQUAT 123
6 - BURPEE TO BOX JUMP 77

Six packs time

Nach einer langsamen und angepassten Aufwärmphase von 10 bis 15 min

Übungsgruppe 1

Maximale Belastungsdauer: 20 s

Ruhezeit: 10 s

Erholungszeit zwischen den Durchgängen: 1 min

4 Serien ausführen

1 - SIT-UP 112
2 - MONTAIN CLIMBER 49
3 - HALO PLATE 169
4 - PLIO-BOX 207

Übungsgruppe 2

Maximale Belastungsdauer: 20 s

Ruhezeit: 10 s

Erholungszeit zwischen den Durchgängen: 1 min–1 min 30

5 Serien ausführen

1 - STAND-UP 203
2 - MOGUL JUMP 62
3 - HIGH KNEES RUN 79
4 - BREAK DANCER 120
5 - ONE HAND KUNDTLEBELL SQUAT TO TWIST PRESS 194

Übungsgruppe 3

Maximale Belastungsdauer: 20 s

Ruhezeit: 10 s

Erholungszeit zwischen den Durchgängen: 1 min 30–2 min

6 Serien ausführen

1 - L-SIT BAR (HOLD) 172
2 - DUMBELL DISCUS 198
3 - DUMBELL HIPS ROTATE UPPERCUT 199
4 - ROTATIONAL CHOP WITH LUNGE (BAND) 206
5 - ROW TO PUNCH (BAND) 205
6 - ROTATIONAL PLATE SPLIT JUMP 170

The stairs workout

Es ist natürlich sehr schwierig, die Ratio maximale Belastungszeit/Ruhezeit bei dieser Art von Trainingseinheit einzuhalten, aber wir können es einrichten, den »Geist« des Hochintensiven Intervalltrainings einzuhalten, indem wir diesen leicht anpassen.

Hierzu müssen Sie Treppen mit ungefähr zwanzig Stufen finden. Das Trainingsprotokoll erfolgt anhand der Anzahl Aufstiege/Treppauf-Läufe, die »Off«-Phase ist automatisch die Phase des Treppab-Laufs/Abstiegs.

Kommentar

Orientieren Sie sich an den zahlreichen Tutorials, die im Internet zur Verfügung stehen hinsichtlich Ihrer Position und der Platzierung Ihrer Füße am Boden.

Diese Art von Übungen – scheinbar gefahrlos und spielerisch – kann immer Anlass für heimtückische Verletzungen sein, was zum Teil mit einer schlechten Haltung bei den wiederholten und intensiven Bodenkontakten zusammenhängt.

Nach einem kleinen allgemeinen Aufwärmen:

- *10 min Joggen*
- *5 min Gelenkmobilisation für Hüfte, Knie, Knöchel*

Übungsgruppe 1: Introduction

Erholungszeit zwischen den Durchgängen: 1 min 30

4 Serien ausführen

JOGGING THE STAIRS (STUFE FÜR STUFE)

- 1 treppauf
- Erholung = treppab

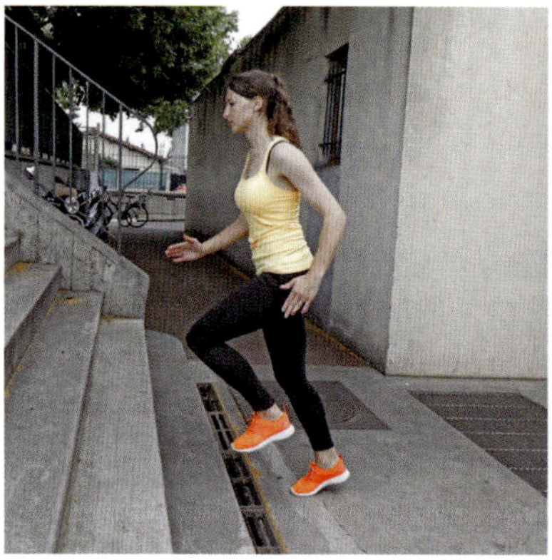

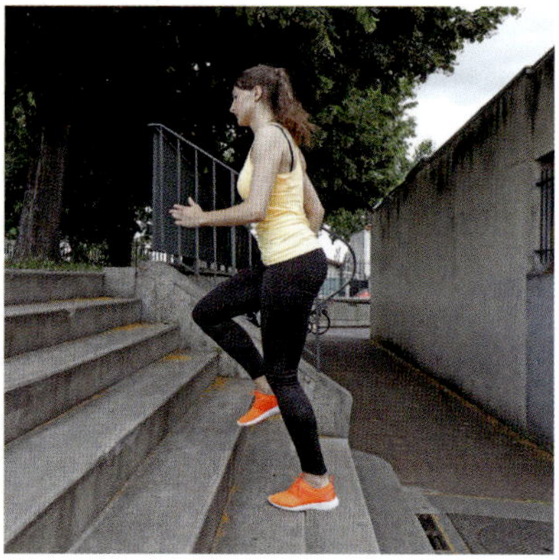

4 Serien ausführen

JOGGING THE STAIRS (2 STUFEN AUF EINMAL)

- 1 treppauf
- Erholung = treppab

4 Serien ausführen

SPLIT LUNGE (AUF DER 1. STUFE)

- 20 s hochintensiv
- 10 s Ruhe

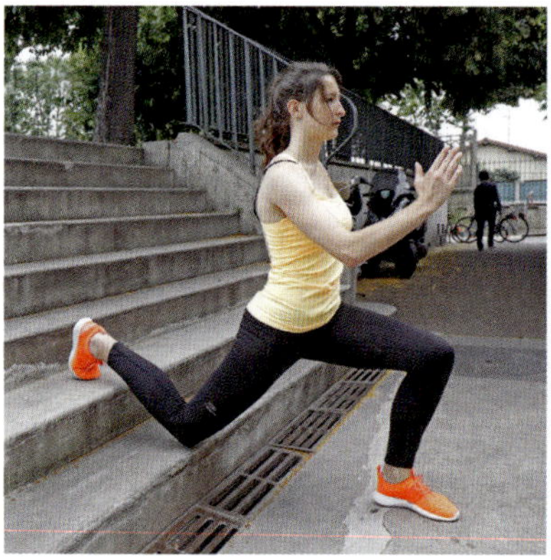

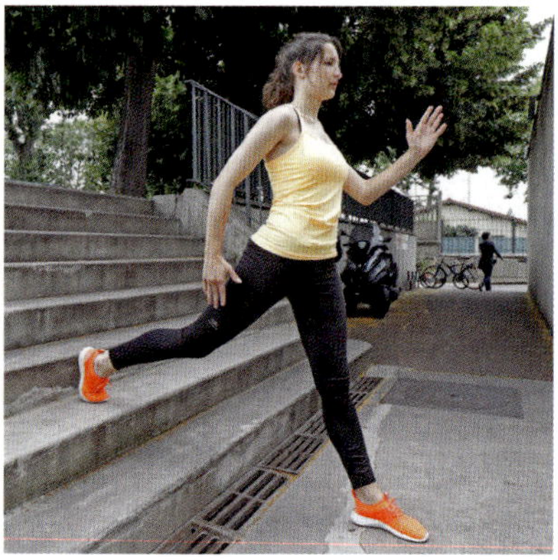

4 Serien ausführen

PLIO JUMP (AUF DER 1. STUFE)

- 20 s hochintensiv
- 10 s Ruhe

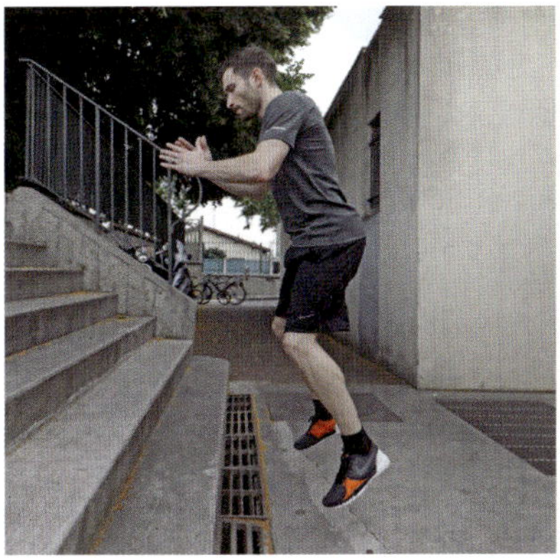

Übungsgruppe 2: It's time !

Erholungszeit zwischen den Durchgängen: 1 min 30

5 Serien ausführen

SPRINT THE STAIRS (STUFE FÜR STUFE)

- 1 treppauf
- Erholung = treppab

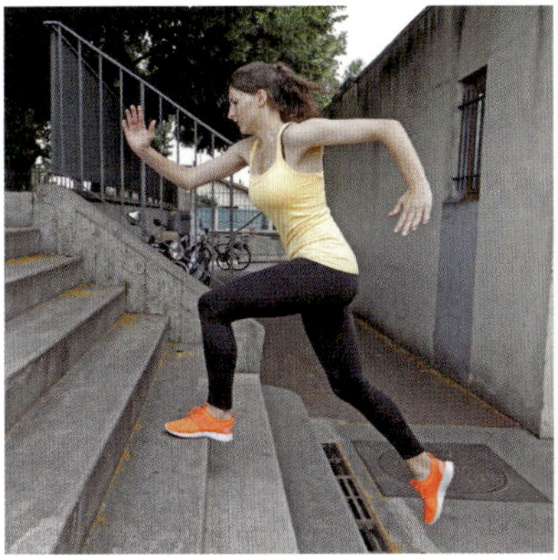

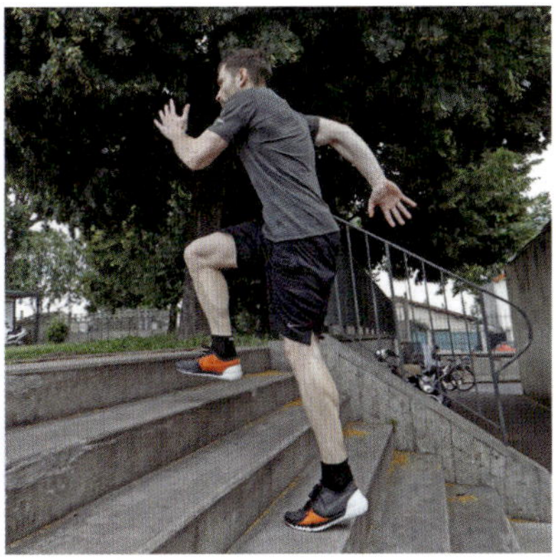

5 Serien ausführen

SPRINT THE STAIRS (2 STUFEN AUF EINMAL)

- 1 treppauf
- Erholung = treppab

5 Serien ausführen

QUICK SIDE STEP (RECHTE SEITE)

- 1 treppauf
- Erholung = treppab

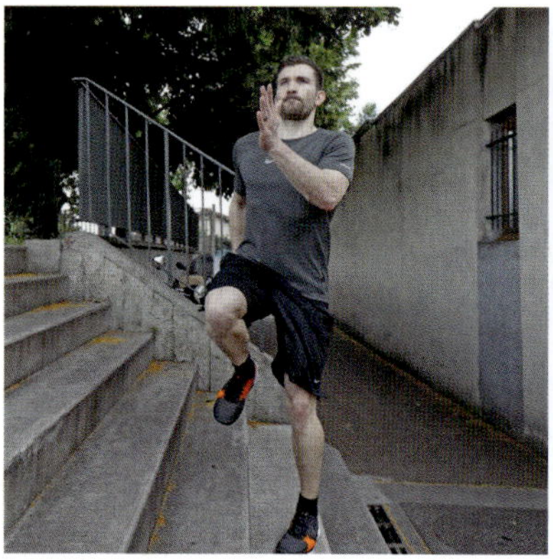

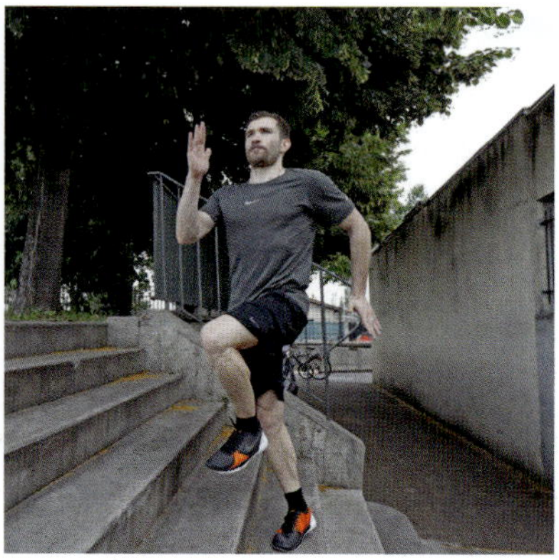

5 Serien ausführen

QUICK SIDE STEP (LINKE SEITE)

- 1 treppauf
- Erholung = treppab

Übungsgruppe 3: Jump it !

Erholungszeit zwischen den Durchgängen: 1 min 30

5 Serien ausführen

JUMP FEET (1 STUFE)

- 1 treppauf
- Erholung = treppab

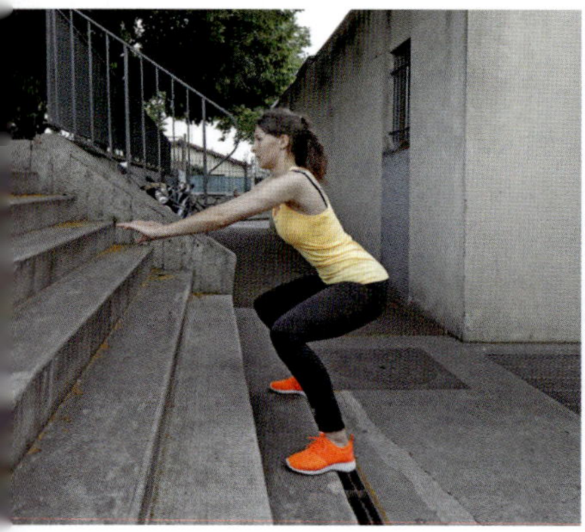

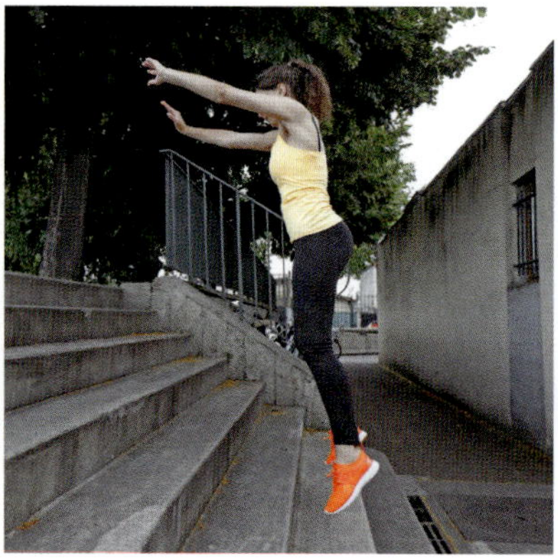

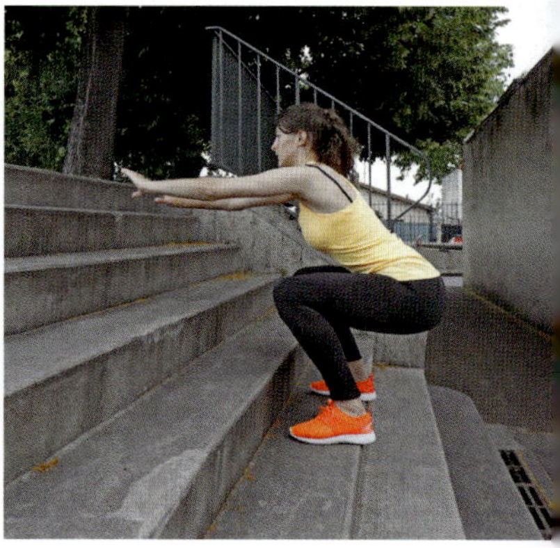

5 Serien ausführen

JUMP FEET (2 STUFEN)

- 1 treppauf
- Erholung = treppab

5 Serien ausführen

IN AND OUT SQUAT JUMP (2 STUFEN)

- 1 treppauf
- Erholung = treppab

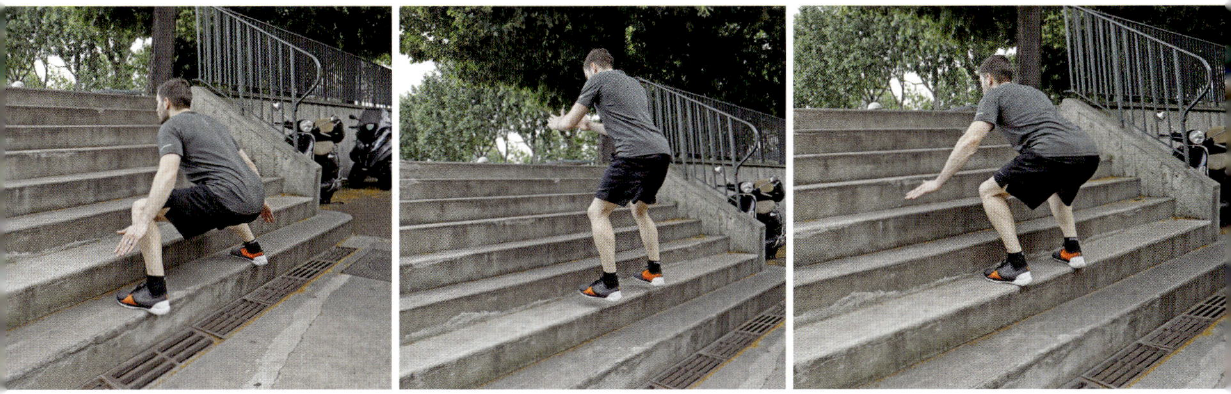

5 Serien ausführen

HOPSKOTCH JUMP (ABSTÜTZEN AUF DEM RECHTEN BEIN)

- 1 treppauf
- Erholung = treppab

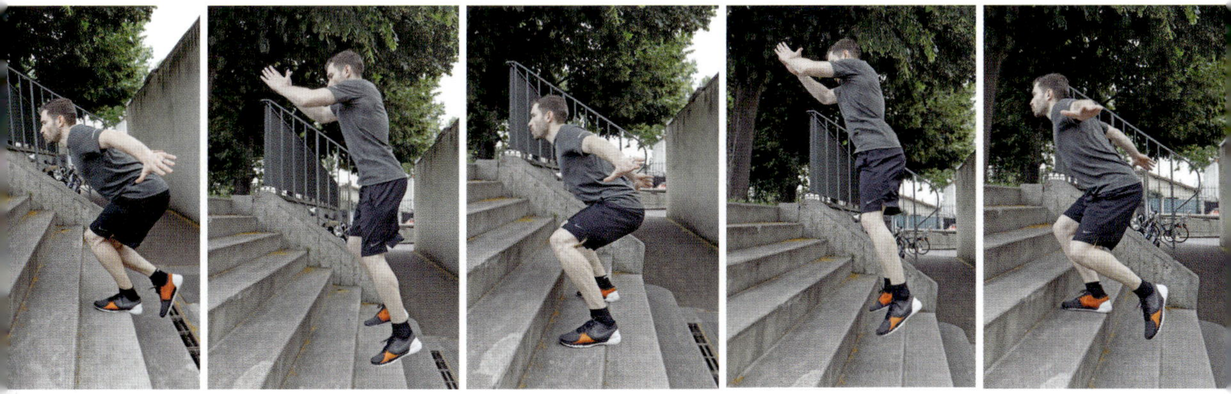

5 Serien ausführen

HOPSKOTCH JUMP (ABSTÜTZEN AUF DEM LINKEN BEIN)

- 1 treppauf
- Erholung = treppab

The Fighter

Nach einer langsamen und angepassten Aufwärmphase von 10 bis 15 min

Übungsgruppe 1

Maximale Belastungsdauer: 20 s

Ruhezeit: 10 s

▲ 2 Serien ausführen in insgesamt 8 Minuten Trainingszeit

Erholungszeit am Ende der Übungsgruppe: 2 min

2 Serien ausführen

1 - IPPON SQUAT BAND 202
2 - THAI KNEES KICKS 211
3 - SPEED FEUNDS + PUNCH 210
4 - DUMBLE HIPS ROTATE UPPERCUT 199
5 - JUMP ROPE (DOUBLE UNDER) 171
6 - KUNDTLEBELL OUTSIDE SWING TO BOTTOM-UP LUNGE 190
7 - JUMPING JACK 46
8 - ALTERNATE BACK LUNGE TO KNEE KICK 141

Übungsgruppe 2

Maximale Belastungsdauer: 20 s

Ruhezeit: 10 s

▲ 4 Serien ausführen in insgesamt 8 Minuten Trainingszeit

Erholungszeit am Ende der Übungsgruppe: 3 min

4 Serien ausführen

1 - BAND ROW TO PUNCH 205
2 - IPPON SQUAT BAND 202
3 - BAND ROW TO PUNCH 205
4 - KNEELING JUMP TO FRONT KICK (BOXSACK) 82-213

ÜBUNGSGRUPPE 3

Maximale Belastungsdauer: 20 s

Ruhezeit: 10 s

▲ 2 Serien ausführen in insgesamt 8 Minuten Trainingszeit

2 Serien ausführen

1 - MIDDLE KICKS (DROIT) 212
2 - JUMP ROPE (DOUBLE UNDER) 171
3 - SPEED FEUND + PUNCH 210
4 - KUNDTLEBELL SNATCH 191
5 - MIDDLE KICKS (LINKS) 212
6 - JUMP ROPE (DOUBLE UNDER) 171
7 - SPEED FEUND + PUNCH 210
8 - KUNDTLEBELL SNATCH 191

The Sprinter

Nach einer langsamen und angepassten Aufwärmphase von 10 bis 15 min

Übungsgruppe 1

Maximale Belastungsdauer: 20 s

Ruhezeit: 10 s

Erholungszeit zwischen den Durchgängen: 1 min

5 Serien ausführen

1 - SHUFFLE RUN (4–6 X ZUR SEITE) 84
2 - SPEED FEUND 78
3 - KNEELING JUMP TO BURPEE 82-73

Übungsgruppe 2

Maximale Belastungsdauer: 20 s

Ruhezeit: 10 s

Erholungszeit zwischen den Durchgängen: 1 min 30

5 Serien ausführen

1 - SHUTTLE SPRINT (6 M) 85
2 - HIGH KNEE RUN 79
3 - MONTAIN CLIMBER 49

Kommentar

Wenn Sie können, machen Sie den High Knee Run mit einem elastischen Band um die Taille. Bringen Sie es unter konstante Spannung, indem Sie sich leicht nach vorne lehnen.

Übungsgruppe 3

Keine Ratio Maximale Belastungszeit/Ruhezeit

▲ 10 Serien, wobei das vordere Bein beim Scissor Jump gewechselt wird.

10 Serien ausführen

SCISSOR JUMP X 5 138
SPRINT 20–30 M

- Erholung: In flottem Gang zurück zum Ausgangspunkt

BIBLIOGRAFIE

Tremblay A, Simoneau JA, Bouchard C (1994). Impact of exercise intensity on body fatness and skelundal muscle mundabolism. *Mundab. Clin. Exp.* 43(7):814-8.

Tabata I, Nishimura K, Kouzaki M, *und al.* (1996). Effects of moderate-intensity endurance and high-intensity intermittent training on anaerobic capacity and VO_2max. *Med Sci Sports Exerc* 28(10):1327-30.

Treuth, M. S., *und al.* (1996). Effects of exercise intensity on 24-h energy expenditure and substrate oxidation. *Medicine & Science in Sports & Exercise* 28(9):1138-1143.

Creff AF, Layani D. *Manuel de diététique en pratique médicale courante*. Elsevier Masson, 2004, 5e éd., 301 p.

LaForgia J, Withers RT, Gore CJ. J Sports Sci.2006 Dec;24(12):1247-64. Effects of exercise intensity and duration on the excess post-exercise oxygen consumption.

Trapp EG, Chissholm DJ, Freund J and Boutcher SH (2008). The effects of high-intensity intermittent exercise training on fat loss and fasting insulin levels of young women. *Int J Obes* 32 (4): 684-691.

Boutcher SH (2011). High-intensity intermittent exercise and fat loss. *J Obes*, 2011:868305. doi: 10.1155/2011/868305.

Heydari M, Freund J and Boutcher SH (2012). The effect of high-intensity intermittent exercise on body composition of overweight young males. *J Obes*, 2012;2012:480467. doi: 10.1155/2012/480467.

Théorie-UEO-Interval-training.

Carrio C. *Savoir s'étirer*. Thierry Souccar éd., 2010.

PERSÖNLICHE *Notizen*

HIIT